石志超全国名老中医药专家传承工作室
大连市中医医院名老中医传承工作室

U0122152

石志超医案

主　编　石志超

副主编　石鉴泉　江　红　张　洋　李享辉

编　者　（以姓氏笔画为序）

　　　　王　达　王冬阳　尹晓磊　乔淑茹

　　　　刘涌涛　安照华　李　舒　张奎军

　　　　张雪莉　薄文斌

全国百佳图书出版单位
中国中医药出版社
·北京·

图书在版编目（CIP）数据

石志超医案 / 石志超主编 . — 北京：中国中医药
出版社，2021.1
ISBN 978–7–5132–6493–8

Ⅰ . ①石… Ⅱ . ①石… Ⅲ . ①医案—汇编—中国—现
代 Ⅳ . ① R249.7

中国版本图书馆 CIP 数据核字（2020）第 211049 号

中国中医药出版社出版

北京经济技术开发区科创十三街 31 号院二区 8 号楼
邮政编码 100176
传真 010–64405721
河北省武强县画业有限责任公司印刷
各地新华书店经销

开本 880×1230 1/32 印张 11.5 字数 232 千字
2021 年 1 月第 1 版 2021 年 1 月第 1 次印刷
书号 ISBN 978–7–5132–6493–8

定价 58.00 元
网址 www.cptcm.com

社 长 热 线 010–64405720
购 书 热 线 010–89535836
维 权 打 假 010–64405753

微信服务号 zgzyycbs
微商城网址 https://kdt.im/LIdUGr
官 方 微 博 http://e.weibo.com/cptcm
天猫旗舰店网址 https://zgzyycbs.tmall.com

如有印装质量问题请与本社出版部联系（010–64405510）
版权专有 侵权必究

大医精诚

——大连市中医医院主任医师石志超

《东北之窗》杂志 主任记者　李佳睿

　　石志超，原大连市中医医院、大连市中西医结合医院副院长，现任大连市中医医院石志超全国名老中医专家传承工作室导师，并兼任大连市金普新区中医药事业发展特邀顾问、大连市中医药研究院长兴医院业务院长、大连市神谷中医院业务院长、金州区中医医院名誉院长；主任医师、教授。出身于五代世医之家，师承国医大师任继学、朱良春等名师，从事临床工作40多年，潜心研究中医，治学严谨，精勤不息，汇百家之长为已用，形成自己独特的学术观点和经验，笔耕不倦，著作等身。临床推崇经典运用，以阴阳气血为核心，重视养阴，着眼"大法"，辨证与辨病结合，以辨证论治为根本而应万变，擅长治疗疑难重病，每自出机杼，另辟蹊径，创造性地继承和发展了中医学的学术思想。对风、毒、瘀等病理产物有独特理解，擅长应用虫类药。入选中国现代百名中医临床家，堪称当代中医界学验俱丰的实力派。

　　在当代中医界，石志超是讲"大法"者。在他看来，中医的根本之"法"也是最高之"法"，便是辨证法。"辨证法是中医的灵魂，舍此，中医就支离破碎了。"他丰富犀利的讲辞，深邃的思辨，不仅常常让他的学生留恋于课堂，也让患者知其病更知其所以病进而敬佩之情、信服之感油然而生。因此，石志超不仅有名医之名，更有大医之象。

一、少秉家学，精勤不怠；师出名门，继承创新

石志超出生于吉林五代世医之家。祖父石春荣于20世纪80年代被国家中医药管理局评选为吉林省中医学界近百年代表人物之一（共入选2人）。石志超少秉家学，熟诵《药性四百味》《汤头歌诀》《医宗金鉴》，17岁下乡，便为乡里把脉问诊。后有幸在1973年入吉林卫校中医专业学习。参加工作后，为求中医真谛，在职完成了大学、研究生学业，曾先后拜师十余人，尤其是研究生就读于当代名医任继学老师门下，严师教学，耳提面命，学验精进。后在大连市中医医院工作期间，"每天进步还嫌慢"，几十年如一日坚持白天出诊、晚上六点半必端坐桌前至午夜，著书立说，即使作为副院长，仍然坚持查房、出诊、讲学，20余年从不间断。精勤不怠的学习和实践，使之学验日长。

他先后师从任继学、朱良春等国医大师，以及诸多名师。老师的言传身教，不仅让他学到了专业知识，而且影响了他的治学态度和学术观点，激励他对中医真谛纵深以求。

石志超始终牢记导师任继学教诲，融古贯今，溯本澄源，才能发展中医；以《黄帝内经》为根基，持之以恒，勤奋苦读，才能学到中医的真髓。"要从浅处起步，妙在浅而易知，从易处入门，从基础开始，逐步由低向高、精、尖发展；要有计划地学习经典著作，如《内经》《难经》《伤寒论》《金匮要略》《温病条辨》等，先是粗读、泛读，了解全貌，找出重点，然后更精细地将诵、释、体会三者互用，深谙医理，探求经旨，最后

客观地将所学的知识融会贯通，施于临床，指导实践。"同时要研究诸家，知常达变，"读书须知出入法，始当求所以入，终当求所以出"，进而打牢了中医学的坚实基础，奠定了他哲学思辨的学风。

作为中医心血管病急症专业研究生，石志超在中医治疗顽固性心衰上，从理法方药总结出一整套治疗经验，并提出标本并重、阴阳兼顾、化痰逐瘀、针药并用等具体方法，提高了中医药治疗心衰病的疗效。他的研究生毕业论文"论心衰及其论治规律的研究"，获年度优秀硕士论文奖，并发表中医论治心衰的学术论文 5 篇，学术见解的锋芒逐渐显露。

对石志超学术思想影响深刻的还有一个重要人物，这个人就是"偏于一隅而名闻天下者的一代名医朱良春"。石志超心中一直以朱良春的私淑弟子自居。虽无师徒之名，却有师徒之实。石志超常言，自从走上中医之路，就是学习朱老的学术思想成长的，朱老的每一本著作，每一篇论文，都是自己反复学习的教材，扶持自己走向成长。朱老为中医界擅用虫类药第一人，石志超也曾以一本《虫类药证治拾遗》专著引起业界的高度重视，朱老还在他的一本著作中专门提到此书。朱老 90 岁高龄还四处看病讲学，使中医薪火相传。他常说，世上只有"不知"之症，没有"不治"之症。石志超也常把自己平生所得的"妙法"毫无保留地教给他的学生。导师任继学博大精深的理论根底，思辨的学术观点；老师朱良春擅用虫类药，创新发展中医，穷尽一切可能的治学态度，对石志超的影响极深。这在他的著述中，在他的言谈中，在他的教学中，处处可见。受恩师的影响，他勤求古训，博采众长，汇百家之长为己用，临床上推崇辨证与辨病结合,熟读经典,古为今用,中西互参。擅治疑难重症,每自出机杼,逐渐形成自己独特的学术观点和经验。

二、观点独到,高屋建瓴

石志超是 20 世纪 80 年代为数不多的中医学研究生之一,在综合类医院及中医医院都进行过临床、科研及教学,加之心智超群,且博极医源,衷中参西,勤于临证,善于总结,逐渐形成了逻辑严密、高屋建瓴的学术思想。石志超几十年来一直身体力行。他自述:"早年治病处方用药以大刀阔斧为特点,每喜用峻剂,在辨证基础上擅长运用虫类刚猛之品以壮药势,峻剂猛攻,直捣黄龙。而近些年来,随着阅历的增长,临证实践的不断总结,对传统中医辨证论治的精髓又有了更深刻的理解和认识,每能辨证入微,直指病源,不论最喜用何法、何方、何药,治病立法处方,看似平淡,却能深入而浅出,于平淡之中暗孕神奇。"他形象地比喻,"中医的最高境界,就如同金庸笔下的武术最高境界,即无招胜有招,信手拈来皆为神来之法。"

在这样的思想指导下,他的中医诊疗思想就更加立意高远,内涵精辟,说理深刻。"医之终极在预防,而不单治疗。"对于先哲的"上工治未病"理念他不仅用文字在医学杂志上、在报纸的医药版面上解读,更利用一切机会向广大群众普及。

他在一篇名为《中医养生医疗中的哲学》的论述中指出,中医养生观的根本基础是"中庸",是以调节人体的内在平衡和内界与外界的协调为最高境界。中医在养生保健,治病调养的过程中,其根本就是"辨证论治",原则是"谨查阴阳之所在而调之，以平为期"。在健康的状况下，人体与外界适应状况一定处于最佳的动态平衡，即阴阳平衡。反之则阴阳逆乱，则为病患。恰合古代哲学的"中庸"之道，所谓"过犹不及"。过虚过耗不好，过盈过补亦不好。药无好坏、贵贱、关键在于应用得当，药症相符。调养进补要以辨证论治为根本，只有最适合自己的才是最好。调养正确，粗茶淡饭可为仙丹，应用错误，美味珍馐亦为毒药。应当在辨证的基础上，因证、因时、因地、因人用药或施膳。

他提倡"天人相应"的养生观念，所谓天人相应，概而论之，即顺应四时季节之变化，昼夜寒暑之更替，阴阳盛衰与转化。力求不做违背自然规律，扰乱自身生物钟，干扰饮食规律的事情。

他指出，养生调补无近功，持之以恒自有益。在对待养生保健的态度上，他说："我最欣赏一位哲人的观点，即养生一如做人，'勿以善小而不为，勿以恶小而为之'。"

1993年，38岁的石志超即成为获得国务院政府特殊津贴的中医专家，在1995年就荣获中国首届百名杰出青年中医十大金奖，这位青年才俊的才气在中医界逐渐出了名。他主编《中医学概论》《中医性医学》《阳痿论治》《中医房事验方集成》《中华性医学大辞典》《中国药膳大辞典》《虫类药证治拾遗》等医学著作33部。发表"前列安丸治疗慢性前列腺炎临床研究""论心衰及其证治规律的研究""肾炎蛋白尿辨治经验撷萃"等学术论文130余篇。几十年来还发表医学科普、中医养生等科普文章300余篇。临床上有前列安丸、祛脂化瘀片、糖脂消胶囊、青兰素片、速效性复康胶囊、肾石丸、胆石片、百合益

胃片、乌蛇解毒丸、水蛭胶囊等 19 首科研方获批产文号，广泛
应用，获得满意疗效。主持及参加"前列安丸治疗慢性前列腺
炎临床试验研究""祛脂化瘀丸治疗脂肪肝及高脂血症临床与实
验研究""祛瘀固本法治疗慢性肾炎血尿临床与实验研究"等科
研课题 22 项，获省、市级科技进步奖。他的论文和专著精辟独
到，字里行间透出的是他对中医学的热爱，对中医学传承和发
展的迫切之情。

三、师古不泥，医术不凡；辨证施治，乐在其中

　　"吾师治病多能在常法基础上另辟蹊径、独具妙想。好像
与常法相左，实际上却又暗合中医辨证论治、治病求本之宗旨。
比如治疗慢性前列腺炎，常法多以清热利湿为主，或见性功能
障碍而以补肾壮阳为治。石师于九十年代前即提出'精瘀'的
理论及'血瘀精道'之论点，认为现在临床所见精瘀主要表现
为排精不畅或排精不能，并伴有精道疼痛、睾丸小腹重坠、精
索小核硬结如串珠，以及腰痛、头晕等症。精瘀致病特点：胀
（闷胀、坠胀），痛（抽痛、掣痛、跳痛），晕（昏晕、晕痛）；
肾络滞阻，精瘀不通而致胀、痛证。其实这些都是狭义的精
瘀。而现代临床论述精瘀不单单是指男子排精无能或不畅，更
广泛的病因病机是泛指精道、水道，或更广泛的下焦盆腔的血
瘀血滞，石师称为精道血瘀。临床不仅应用于男科相关疾病的
辨证论治，同时已经涵盖了相应的女科类似病机所发疾病的辨
证治疗。尤其强调血瘀精道是慢性前列腺炎之病理本质，通精
化瘀之法当贯穿慢性前列腺炎治疗之始终，单事清利则愈寒愈
凝，一味温补则愈补愈壅。又比如治疗冠心病，临床多数医生

都以活血化瘀通脉为主，而吾师提出'心病本源虚，大发补为上'之论点，总结出大多数冠心病心绞痛都属于中医'不荣则痛''虚痛'的范畴，以养心、荣心之法治之，屡获良效。"跟随石志超学习、侍诊多年，瓦房店中心医院中医科主任、主任医师李享辉如此评价恩师之"艺"。

李享辉在他的毕业论文中对恩师之德评价道："吾师在日常工作中全心全意为广大患者服务，凡来求医者贫富贵贱勿问，远近亲疏勿问，风雨寒暑勿避，救死扶伤，竭尽心力。他告诫我们，无论做什么职业，德行必须放在第一位，所谓德艺双馨，德在前，艺在后。传统中医作为国学精粹，尤其注重对医德的培养，只有在高尚的医德基础上，抱定治病救人的宗旨，才能成就精湛的医术，如此才能成为苍生大医，反此则为含灵巨贼。在学习过程中，恩师多次教诲弟子要始终牢记先贤'大医精诚'的教诲。恩师良好的医德风范在我心中留下了深深的烙印，成为我终身效法的榜样。"

辽宁故宫博物院院长杨仁恺曾因病就治于石志超处，他感慨于其医术之精、疗患之切，遂为之题字："神手佛心。"正是因为有了这样的神手佛心，石志超常说："给患者看病，我乐在其中。"

石志超在诊疗上，始终重视治疗大法的应用。他强调，诊治任何疾病，首先要确定治疗大法，法则为上，方药为下，具体的治疗方剂是在"法"的规范之下组立的。历代医家在长期医疗实践中制定了许多治法，以治疗复杂多变的各种疾病。石志超尤其推崇清代医家程钟龄在《医学心悟》中将诸多治法概括在证治八法之中。程氏说："论病之情，则以寒热虚实表里阴阳八字统之。而论治病之方，则又以汗和下消吐清温补八法尽之。"又说："一法之中，八法备焉；八法之中，百法备焉。"石志超强调，八法涵盖诸法，是一切具体治法的总原则。正因为其是宏观意义上的治则，而常常被医生忽视。而临床遣方用药，南辕北辙；屡犯虚虚之戒、实实之戒者，皆因管中窥豹，只知小法而不知大法（治则）者。

在"大法"指导之下，石志超多年来每能独辟蹊径治疗疑难重症。他善以辨证论治为根本而应万变，推崇辨证与辨病结合，临床擅治多种疑难重病。比如以祛风解毒化瘀法治疗肾炎、肾衰，以祛脂轻身法治疗脂肪肝，以虫蚁化瘀法治疗结缔组织病，以通精化浊法治疗前列腺病，以化瘀通络法治疗神经精神系统的顽疾怪病等。学术观点不断创新，临床屡获良效。

把哲学的思辨用于临床诊疗，石志超越来越强调"三因制宜"，即"因人施治""因病施治""因药施治"，以及"有是证则用是药"。因此，石志超十分注重用药准确，认为中药学乃中医基础中的基础，应该是每一位中医生毕生学以致用、身体力行的大学问。但每易被医者忽略，临床行医谬误多有因对药性理论不清所致。在数十年的诊疗、教学生涯中，他对于中药学的学习和使用也形成了自己独特行之有效的方法和体会，并言及："因家学渊源，很早即可熟练背诵中药四百味、药性赋、汤头歌诀等中医方药基础书籍。临床似觉上手很快，但是随着学验的成长和进步，总觉得难以将中药药理、药性贯穿理解，纲目分明。后经学习总结，逐渐有了一些经验和体会。后以中药教材为纲目，再具体结合中药四百味、药性赋等内容，融会贯通。始可言医而司医道也。"创立了一种条理清晰、内容精准、容易学习、不易忘记的学习中药学的方法，并广为传授，极获好评。具体的方法是：从总论到各论，把繁杂的内容，精炼成七言韵诗的形式加以记忆。他认为："学中药重在学总论，是理解中药的钥匙，四气、五味、升降浮沉、药物配伍、药物用法、十八反、十九畏等均需理解背熟；学各论重在学共性（即每一类药其小的总论），其中包括每一类药物共同的药性、归经、主要治疗作用、共同的副作用及使用注意等。如此，可用最少的时间熟练记忆及掌握中药学最主要的内容。而后再逐渐将各个药的不同点及特殊作用了解掌握即可。这样就可以用最少的精力学好中药。"

曾有同道学后见其著此文字，惑言："如此大家怎还诵此如儿歌类药诀？"其曰："广厦万间基础始，治大国如烹小鲜。"

如今，在大连的中医界，有一支他带出的熟读中医基础理论及临床医技精湛的队伍，在东北很多地区都有他培养的高徒。他言传身教，垂范后人，其诊疗思想正在被认识、研究和发扬。

"我们做中医的人，在学术上最终要做到大医精诚，学验俱丰。但面对患者，必做到诚惶诚恐；面对顽疾，要做到尽心竭力。"石志超说，"既然出身于中医世家，这辈子就献给了中医。也让我的下一代继续献身中医。"从医四十多年，他依然每天认真地读书、写作、讲课、讲座、坐诊、带教，誓为中医事业贡献毕生的力量。

白 序

余之中医挚友石志超教授，其先世渊源吉林，石氏一门家学渊远，业医者众，祖父春荣公为中医外伤科大医，乃岐黄圣手，国之名医，为吉林中医外科学界近百年代表人物。志超少禀家学，耳提面命；心性聪颖，早涉岐黄；博学多才，尤精于医；参悟国术，颇具灵根。20世纪80年代中医研究生毕业，为大连中医界第一代中医硕士；初入滨城即英姿勃发，精勤不倦，90年代初即获国务院政府特殊津贴及中国首届百名杰出青年中医十大金奖，真才俊也。其治学，禀五世家传而穷究《内经》《难经》《伤寒论》，守正治八法乃推演时方妙览。虽本世医而复从名师指授，为国医大师任继学之高足，亦遥从国医大师朱良春老，以私淑弟子称之。故学验俱丰，成果硕然。如此禀赋且能谦恭勤勉苦行者，未之数觏。然未见功成之自诩，无须扬鞭自奋蹄。

石氏临证，首重病机，病证结合，遣布大法，执简驭繁。因言古方今病不相能，故多有发皇古义、融汇新知处。其于虫类药物应用多具慧目，风毒痰瘀拿捏恰当自如；采八法多主和，拟扶正擅养阴。虽诊务繁忙，仍笔耕不辍；专利十九项，著作三十卷，科普三百余，论文逾百篇。其新作《石志超医案》，取法平淡者有诸，立意新奇者亦有诸，然总不离"切中病机"四字。其功力之深厚、见识之不凡、遣布之老辣，非精于此道者实难为之。且书中每多金针暗度之处，后学者可不重欤？惜之，惜之。大作付梓，漫书数语以为序。

岁在庚子仲秋白长川题于大连

注：白长川先生为大连市中医药学会会长、全国名老中医。

南 序

　　粤若稽古，华夏医学，发皇商周，滥觞秦汉。上古先贤，探赜索隐，格致钩沉，共臻《灵枢》《素问》理论之宝藏；仲师承继，穷究理法，方药化机，遂有《伤寒》《金匮》临床之大成。嗣后，乃有王叔和、巢元方、孙思邈、张景岳等，赫赫然，煌煌然，岂可胜数哉！

　　观其理论建构，皆系恢鸿巨制，洋洋大观，靡不赅备；考其临床大略，多为奇方异术，起废活人，效如桴鼓！然则，汉太史司马公《史记·扁鹊仓公列传》有云："人之所病，病疾多；医之所病，病道少。"今有国医大师裘沛然者，感慨于斯，遂有"民犹多病愧称医"之吁！噫！两千余载，医患浩叹，未绝于耳！

　　今人多黠，诲人每以"从大处着眼"，又云"细节决定成败"！考诸临床，疏漏安在？罅隙何有？以我管窥蠡测，答曰：临床各科之憾，在经验总结，在医案，在医话，在医论诸环节尔。

　　《周礼·天官》云："疾医，掌养万民之疾病。……凡民有疾病者，分而治之，死终，则各书其所以，而入于医师。"此论为后世视为医家之鼻祖；西汉名医淳于意留下廿五例"诊籍"，是为医案之专著；宋时名医许叔微，据其临床经验所得，撰成《伤寒九十论》，乃成医案撰著之分水岭！而后明季江瓘、江应宿父子，清代魏之琇、薛己、汪石山、叶天士、徐大椿诸辈，将医案、医话、医论整编成籍，都为后世医家临床研习之楷模。惜民国多难，肉食者不谋国故，毁医灭典，医案整理更是不彰，医案如此，医话如此，医论更是如此！中华人民共和国成立以来，理论探究、临床研究、医案医话医论之研究，纷纷然，堂堂然，一时蔚为大观！然玩味其内容，大师学说不彰，流金散玉，论著且多为弟子捉刀，以隙视文，难窥全豹，每有雷同教材之憾，脱落于前人之窠臼，胶柱于理论之范本！金针之不度，亦久矣！

我友石君志超，少禀家学，精勤不倦，积吉林石氏中医五代世家之经验；师出名门，继承创新，受国医大师任继学、朱良春当代名医耆宿亲炙。潜心临床，专攻疑症，累有所获，活人无数。石君禀古仁人之心，苍生大医之志，痛感临床之阙，集腋积沙而成《石志超医案》。我展视卷帙，虽多出奇制胜之处，然更多平淡处蕴奇；其理论发掘，皆从大处着眼，多有心悟；与临床相结合，在细节用功，每有灼见：论理高人一等于平淡无奇，取法灵运通幽在以常达变。然清淡只因看透，非世俗尝言之真清淡，故而每有发力即可立起沉疴。以不变应万变，方可大症有可辨、急症有可凭，且涣然冰释矣。且发他人所未发，信手拈来，多有创意，虽非字字珠玑，亦近言言金石，皆为卌余载临证与读书所得，真知灼见，其于科研思路之启迪，临床诊疗之门径，必当大有裨益！

医，岂小道哉？医案，岂小道哉？观石君大作，大遂吾侪之胸怀，故乐为之序。

岁在庚子仲秋南征题于春城

注：南征先生为长春中医药大学博士生导师、全国名老中医。

目　录

1.外感发热久治不愈案

王某，女，75岁，住院号84346。

2009年5月8日因"咳嗽，间断咳痰带血伴发热7天"由我院急诊以"肺炎"收入呼吸科病房。

入院后考虑为支气管扩张并感染引起的发热，给予头孢他啶、头孢吡肟、盐酸左氧氟沙星氯化钠、替硝唑注射液联合应用，间断应用解热药对乙酰氨基酚，中药治以清热化痰、润肺止咳。方以清金化痰汤加减，药味如下：冬瓜仁30g，知母15g，鱼腥草30g，金银花20g，石膏50g，芦根100g，海浮石15g，蛤壳10g，金荞麦15g，薏苡仁30g，竹茹15g，白术15g。病情毫无起色，只是在用了解热药后患者热势暂退，随即复热。并出现了严重的耐药绿脓杆菌感染和菌群失调及继发的念珠菌感染。

5月15日上午请我会诊，详细询问病史，得知患者发热前微恶寒，且每日午时发热较甚，体温最高达39℃，身体消瘦，精神萎靡不振，面色少华，少气懒言，活动后气短，时有咳嗽，咳少许白黏痰，偶有心烦，轻微恶心，口干，纳呆，寐欠宁，二便尚调。舌质淡嫩，苔白腻，舌中部苔略黄腻，脉弦细弱。新检血常规：白细胞$11.5×10^9$/L，中性粒细胞数$9.18×10^9$/L；

痰培养：铜绿假单胞菌生长（++++）。

中医诊断：外感发热久治不愈。

辨证：邪羁少阳，气阴两虚。

治法：和解少阳，扶正祛邪，标本兼治。

方药：小柴胡汤合生脉散加减。柴胡 10g，黄芩 10g，半夏 3g，党参 30g，山药 30g，黄精 30g，麦冬 20g，百合 30g，生甘草 10g，知母 15g，玄参 15g，僵蚕 15g，蜈蚣 3 条，藿香 3g，牛蒡子 10g。急煎，频频饮服，不必计较药量，以热退为度。并嘱减少抗菌药物的种类和用量。

患者午后开始服药，傍晚热势减轻，次日已无发热，偶有咳嗽，咳少许白黏痰，神清息平，效不更方，继服前方。

5 月 19 日二诊，患者无发热，时有干咳，少痰，汗多，纳可，寐宁，二便调。舌质淡嫩，苔黄略干，脉弦滑。诸证好转，处方如下：前方去藿香、半夏、牛蒡子，加太子参 30g、五味子 10g，柴胡减至 6g。调理 5 天，发热咳嗽痊愈并带药出院。

按语：这个患者病情复杂而危重，中西药并进而无显效，我从少阳病为主要病机立论论治，而收立竿见影之效。在此主要谈一下我治疗此病的辨证用药思路。首先是少阳证的立论。一者患外感热病约半月余，邪气有入里之势，但仍有表象，故半表半里之少阳证是首先考虑的；二者患者尚有轻度恶心、纳呆、口干苦等少阳证，所谓"但见一证便是，不必悉具"；三者少阳为枢机，气机阴阳转换的枢纽，本患者发热有相对明显的时间发病因素（每于午时 11 时左右始热），持续不退；四者本病发病的热象显现夹湿夹浊，邪恋膜原之象，故可从少阳立论；五者患者身热不退，里热之象又显，但每发热之初，每有轻度恶寒恶风之象，可谓"有一分恶寒，即有一分表证"，故患者现证有太阳、少阳、阳明三经之象，可谓三阳合病治从"少阳"。因此我以小柴胡汤为主方治疗本病。

又所谓治病必求于本，本者本于阴阳而已。这例患者虽然外现高热，口渴，但已是古稀之年，身体消瘦，精神萎靡不振，面色少华，少气懒言，活动后气短，口干，舌质淡嫩，苔白腻，脉弦细弱，显然是一派气阴两虚的征象，因此在治疗时又当合用生脉散之方意，顾护气阴，扶正祛邪，标本兼治。故组方之中柴胡和解退热；黄芩清泄肺热；半夏降逆止呕；党参、山药、黄精、麦冬、百合、玄参、知母、生甘草补气养阴，清热生津；藿香清热化浊；蜈蚣解毒化浊；僵蚕化痰通络；牛蒡子疏散风热。小量频服，以使药力递增，还可以防止服药发生格拒之弊。二诊患者已无发热，干咳少痰，汗多，乃于前方去藿香、半夏、牛蒡子等温燥、清利之品；加太子参，五味子以增强顾护气阴之效；柴胡减量，是因为患者已无发热，故突出其升阳气的作用。从本病的诊治过程看，关键就在于辨证论治，治病求本。

另本患出现了严重的耐药绿脓杆菌感染和菌群失调及继发念珠菌感染，是病重难治的主因，临床上经常会出现这种情况，特别是联合应用大量抗菌药物之后。故方中我选用三味药：蜈蚣、黄精、藿香。现代药理研究表明，蜈蚣具有较强的抗菌作用，尤其是抗耐药菌作用。蜈蚣水提取液对金黄色葡萄球菌、大肠杆菌有较弱的抑制作用，对各种致病性真菌和绿脓杆菌则有较强的抑制作用，绿脓杆菌为浊毒、顽毒内蕴而成，蜈蚣性味辛温，入厥阴肝经，乃化瘀解毒，通络剔邪之良药，因此具有较好的抗绿脓杆菌的作用。黄精，甘，平。归脾、肺、肾经，是大学《中药学》教材补阴药中唯一补脾阴的药物。具有补气养阴，健脾，润肺，益肾之功效。现代药理研究表明，黄精能提高机体免疫功能，对各种致病性真菌有抑制作用，对该患既治疗本虚，又抗真菌，起到了双重功效。藿香，辛微温。具有化湿、止呕、解暑之功效。现代药理研究表明，藿香具有较好的抗真菌的作用，对于本患湿浊内蕴化热，邪恋半表半里之膜原所致的身热不扬等症，具有较好的化湿祛浊的作用，且与百合、麦冬、知母、黄芩等凉药配伍应用，抑制了其温性，保留其化浊、抗真菌的作用，即去性存用。正如《本草正义》："藿香芳香而不嫌其猛烈，温煦而不偏于燥烈，能祛除阴霾湿邪，而助脾胃正气，为湿困脾阳，倦怠无力，饮食不甘，舌苔浊垢者最捷之药。"

本病虽为外感热病，但论治之时不选汗、清等法，而选以和法为主，小柴胡汤是和法的代表方剂。小柴胡汤首见于张仲景的《伤寒杂病论》，由柴胡、黄芩、半夏、生姜、人参、大枣、炙甘草七味药组成，成无己《伤寒明理论》上说："伤寒邪在表者，必渍形以为汗；邪气在里者，必荡涤以为利。其于不内不外，半表半里，既非发汗之所宜，又非吐下之所对，是当和解则可以矣。"该方当时是为邪在少阳半表半里而设，以柴胡、生姜解表，黄芩、半夏清里，人参、大枣、炙甘草补中；

柴胡可使邪从里出而解，生姜即助柴胡运气使邪从表出本身又可行气止呕，黄芩清中上焦表里之湿热，半夏降泻中下焦痰邪滞气，邪在半表半里是因为正气已虚邪才能从表而入，故稍加人参、大枣、炙甘草三药以补人之气血阴阳，稍加以补又不会助邪，正气足方能抗邪出。又如此类久病亏耗、高龄、久服攻散伤正药物（包括抗菌药物），导致正气亏虚，即使有表热，也不能唯用汗、清等法，当以和解为主。

又据整体论治的原则，我在以和解法为主治疗本病的同时，往往在方药中加入生脉散类方药加减变化贯穿治疗的始终。对于高龄，久病的患者，火热之邪（炅则气泄，高热、久热耗气伤津）、燥邪（燥性干涩，易伤津液）、暑邪（暑性升散，耗气伤津）等邪气侵袭人体而发病，西药应用大量抗菌药物，中药治以汗、清、下、温等耗伤气阴之法时，可以考虑应用生脉散加减变化以顾护气阴，扶正祛邪，标本兼治。另生脉散不单纯是人参、麦冬、五味子，而是反映在气阴不足的情况下有选择性地应用补气、益阴、敛阴的方剂配伍（组方）。如气虚偏重者：人参、党参、太子参、甘草皆宜；而阴亏偏甚者：麦冬、百合、沙参、石斛、玉竹等均可；如兼见汗多亡津，滑脱不禁则可适当伍以五味子、山茱萸、白芍等敛阴之味。临床上可以灵活运用此法则，而不应该拘泥于原方药。

（石志超　张雪莉）

2.小儿外感发热久治不愈案

韩某，女，4岁半。初诊日期：2018年10月30日。

主诉：间断发作瘾疹4年，间断发热2年。

现病史：病儿4年前始皮肤反复出现潮红伴瘙痒，时轻时重，曾多家医院就诊诊为"荨麻疹、丘疹性荨麻疹"，治疗效果不显，时轻时重，每于夏季潮湿时加重。2年前始出现夜间发热，多于午夜后1～6点发热，最高达39.8℃，发热前先有寒战，自行用扑热息痛后汗出热退，曾去中国医科大学附属第一医院检查，仅见C反应蛋白45.9有明显异常，无法确诊，未予治疗。现症见：精神稍疲，面色微红，皮肤微痒，食欲不振，眠可，大便略稀，小便正常。

过敏史：无。

体格检查：皮肤微红，散见风团，红疹。舌质淡红，脉细略数。

辅助检查：暂缺。

西医诊断：发热待查，荨麻疹。

中医诊断：外感发热，瘾疹。

辨证：风毒之邪外感，太阳、少阳合病。

治法：和解少阳，疏风解毒。

方药：小柴胡汤合消风散加减。柴胡 3g，麻黄 3g，牛蒡子 6g，防风 3g，荆芥 3g，蝉蜕 3g，黄芩 10g，半夏 3g，石膏 10g，苍术 6g，山药 15g，薏苡仁 15g，当归 6g，生地黄 10g，白鲜皮 10g，丹皮 3g，炙甘草 6g。7 剂，水煎，频频饮服。

11 月 8 日二诊：仍有夜间发热，但发热温度较前略低，最高 38.5℃，新感咽痛微咳，前方加连翘 10g，杏仁 5g。续服 10 剂。

11 月 18 三诊：咽痛愈无咳嗽，夜间仍有发热，略显疲倦，前方去连翘、杏仁，加乌梅 6g，盐黄柏 5g，黄芪 10g。续服 14 剂。

12 月 2 日四诊：患儿仍有夜间发热，皮肤有红色少量皮疹，大便不成形，去黄柏、当归、荆芥、牛蒡子、白鲜皮，加银柴胡 10g，五味子 6g，连翘 6g。续服 8 剂。

随访服药期间仍有夜间发热，渐至失去治疗信心。因为本病例是我的学生治疗的病案，所以遂来我处求治。

12 月 15 日请我会诊，病情同上。

西医印诊为风湿免疫性疾病，外感发热，荨麻疹。

中医诊断为发热，痹证，瘾疹。

辨证：久病气阴两虚，风毒入络，复感外邪，留滞不去。

治法：补益气阴，疏风解毒，解表散邪。

方药：柴胡 3g，牛蒡子 6g，蝉蜕 6g，僵蚕 6g，黄芩 6g，金银花 6g，地肤子 10g，山药 30g，太子参 10g，桑寄生 15g，百合 10g，炒白芍 6g，生地黄 10g，生甘草 15g，鸡内金 10g。

14 剂，水煎，频频饮服。

12 月 29 日，自述服药 1 周后，发热明显减轻，已有 3 日未发热，稍有感冒咳嗽流涕，前方中鹄，继宗前法调治。前方去生地黄、地肤子，加沙参 10g，杏仁 6g，炙枇杷叶 16g，浙贝 3g。14 剂。

2019 年 1 月 12 日，患儿再未见发热，皮疹未发，偶有太阳穴微热感，顽疾已愈，以前方加党参 6g，14 剂善后。

2 月 19 日随访，5 月 14 日二次随访自述未再发热。

按语：本例患儿出生不久即皮肤反复出现皮疹，夜间发热 2 年，于我弟子处诊治，初治辨证属少阳证，兼见太阳表邪，初用小柴胡汤和消风散，稍有寸效，而止步不前，后考虑长期后半夜发热，兼属厥阴而用乌梅丸之乌梅、黄柏，亦不见效，曾仿脱敏煎之意，加银柴胡、五味子仍不见效，束手无策后求治于师门。我接诊时可见，该患儿反复外感，久病发热，正气大损，又经查出 C 反应蛋白升高等病理反应，西医属风湿免疫性疾病。综合分析本患中医属气阴两虚，本元大伤，风毒入络，复感外邪，留滞不去；故处方立法以补益气阴以扶正固本，再疏风解毒以解表散邪；方药宗生脉饮合小柴胡汤加减进退，方中山药、太子参补气，且药性清润平和；百合、生地黄、白芍、寄生滋阴生津，且百合、寄生尤具解毒之效；同为方中君臣。咽喉属少阳，柴胡和解少阳，解表散邪，且本例柴胡仅用 3g，不使发散太过，免耗正气；金银花、黄芩清热解毒，善治咽喉部感染，截断外邪；牛蒡子、蝉蜕、僵蚕疏风透表，解毒散邪；

同为方中佐药。生甘草既调和诸药，又能益气解毒；鸡内金消食导滞，既可消食积，又可消药积，共为使药。诸药协同，有补有清，有升有降，扶正祛邪，顽疾得愈。

（石志超　张奎军）

3.肺癌案

刘某，男，52 岁，庄河莲花山镇农民。

2004 年 3 月于大连医科大学附属一院确诊为肺癌，建议立即手术，因经济等诸多方面原因，患者拒绝手术，遂来我院就诊。见消瘦乏力，面色潮红，倦乏较甚，额汗，胸闷喘促，呼吸困难，咳嗽少痰，痰中少许血丝，口干渴，饮水不多，大便干燥，尿少色黄。舌暗红，边有少许瘀斑。苔白黄、少津，苔根花剥，脉濡细数。CT、X 线检查示右侧胸腔出现大量胸水。已抽胸水 2 次。

中医诊断：息贲，虚劳。

辨证：肺肾气阴虚竭，兼夹瘀毒结滞。

治法：化瘀散结，清热解毒，益气滋阴。

方药：蜈蚣 6 条，蛇蜕 6g，白僵蚕 15g，生黄芪 30g，山药 30g，生白术 20g，灵芝 20g，生地黄 20g，玄参 20g，麦冬 20g，沙参 15g，生百合 15g，浙贝 15g，薏苡仁 40g，葶苈子 10g，半枝莲 30g，白花蛇舌草 30g，生甘草 15g。20 剂，每日 1 剂，水煎服。

因其每日吸烟近 2 包，嘱其戒烟，戒辛辣食物，每日坚持服薏苡仁粥，多食用黑木耳等菌类食物。首次开药共开蜈蚣

300 条，微火焙干，研粉备用，嘱其分次冲服每日 5～6 条。患者恨病吃药，在 20 天内将 300 条蜈蚣全部研粉吞服。

3 周后复诊：现诸证明显好转，胸痛喘憋大减，咳嗽减轻，咯少许白稠痰，无血，食纳渐增，二便调。患者述还想继续服用前方，遂以前方为基础加减，嘱其服用蜈蚣时要注意药后反应，适当增减剂量。患者平均每日服用蜈蚣多在 15 条左右，均未曾少于 10 条。调治约半年余，复查，各项理化检查亦无明显阳性指标，临床治愈。

按语：本例肺癌恶疾论治，治以培养气阴，固护正气为基础，再重点应用大剂解毒攻邪散结之味，故方中蜈蚣、蛇蜕、白僵蚕攻毒散结，同为方中主药。浙贝、薏苡仁、葶苈子祛痰化浊散结，半枝莲，白花蛇舌草清热解毒散结，共为方中辅药。生黄芪、山药、生白术益气扶正，灵芝、生地黄、玄参、麦冬、沙参、生百合滋阴养肺，同为佐药。生甘草清热解毒，调和诸药，乃为使药。其中既有虫类攻毒散结之味，又有清热解毒之品，其中尤以蜈蚣一味，数倍于常量而获显效。人曰蜈蚣有毒，然而据文献记载，某些少数民族地区，曾有每次服用 70～80 条，治愈鼻咽癌者，且不曾发生任何毒副作用。另据记载，云南大理州的许多地区，人们还有食用蜈蚣的习惯。据中国医药报载：云南中医学院和中科院动物所于 1988～1989 年，经过深入研究，通过各种科学实验数据表明，成人每次服用蜈蚣的数量最多可达 25 条，长期服用不会有毒副反应。以上研究足资临床取法。

4.肺癌顽固性高热案

张某，男，69岁。

2004年4月因为呼吸困难、干咳、口渴，于大连市中医医院肿瘤科住院诊断为"肺癌、肺不张、纵隔淋巴结转移、阻塞性肺炎、2型糖尿病"。经过西药降糖、抗炎等对症治疗，症状缓解后出院。出院后服用了大量白花蛇舌草、半枝莲、西黄丸等抗癌中药。身体状态每况愈下。

12月28日患者出现发热，经过大剂量抗生素以及退热药治疗后热退。1个月后患者再次出现发热，入院后仍然考虑为阻塞性肺炎引起，给予强力的抗菌药物联合用药，间断应用西药的解热药，中药先后应用了银翘散、白虎加人参汤、小柴胡汤、达原饮、青蒿鳖甲汤、补中益气汤等加减，病情毫无起色，只是在用了解热药后患者一身大汗，热势暂退，并出现了严重的霉菌感染。

2月7日上午我率全院专家会诊，详细询问病史，得知患者发热多从中午开始，体温最高达39.9℃，发热时虽裹数重棉被亦不觉暖，至午夜前能自行缓解。极度消瘦，精神萎靡不振，困倦嗜卧，面色泛红如妆，四肢厥冷，汗出如洗，干咳、心悸、口干渴不欲饮，纳呆，便溏。舌质青紫，舌苔黄腻而干燥，脉沉细极无力。

讨论结果众说纷纭，有认为是湿温发热，有认为是气虚发热，有认为是阴虚发热。我力排众议，断为阳虚发热，当大剂回阳，处方如下：黑附子15g（先煎），干姜10g，炙甘草30g，肉桂3g（后下），葱白3根，党参30g。急煎，昼夜连续服用，不必计较药量，以身温热退为度。

2月8日二诊：患者昨天一昼夜服药两剂有余，热势减轻，最高体温38℃，面色潮红，汗出减少，腹泻减缓，身冷也比昨日减轻，前方加磁石20g，山萸肉20g，3剂。

2月11日三诊：患者精神好转，昨日1天未发热，最高体温37.2℃，大便虽溏而不泄，面白，困倦，喜温恶寒，知饥饿而思饮食，处方如下：黑附子15g（先煎），干姜10g，炙甘草15g，肉桂1g（后下），白术20g，党参30g，熟地黄15g，砂仁3g。每日1剂，水煎温服。调理1周，发热痊愈并带药出院。

按语：这个患者病情复杂而危重，中西药迭进而无少效，而治疗此病的过程表面上看似风平浪静、轻描淡写，其实中间也是险象环生。这是典型的阴寒内盛、格阳于外的患者。阴散阳回则人生；阴盛阳脱则人去。为什么这么说呢，这例患者虽然外表发热，但是进一步诊察，不难看出还有逆冷、倦卧、下利、恶寒、脉微细、舌青紫等一派阴寒之征象。

中医讲究的是透过表象而看其本质，最反对头痛医头、脚痛医脚、见热退热的治疗方式。所谓治病必求于本，本者本于阴阳而已。阳虚之人，阴邪必盛，患者一定表现出双目无神，口唇颜面之色或青或白，身重倦怠嗜卧，声低息短，少气懒言，恶寒喜暖，口淡不渴，即使渴也喜欢热饮，大便溏，小便清长，舌青滑，脉微无力或浮大无根等病形，即使外见发热、颧红等一切火热之象，亦断然不可误认为实火。所谓："阴证似阳，清之必败。"阴虚之人，阳气必盛，患者一定表现出神气有余，口唇颜面之色红，身轻不眠，声音响亮，口臭气粗，大渴饮冷，舌上全无津液，脉大有力等病形。临证务须体察入微，细心辨认，人命关天，不容丝毫有误。按照这样的思路，这例患者虽然外现高热，也应当确属阳虚阴盛无疑。郑钦安之《医法圆通》明确记载："久病之人，忽见身大热而内冷亦甚，叠褥数重。此是阳越于外，寒格于内，急宜回阳，阳气复藏，外自不热，内自不冷。切不可认作表邪，若与之解表，则元气立亡。此等证多无外感表证，即或有太阳表证，仍宜大剂回阳药中加桂、麻几分，即可无虞。"当为此病案的最好说明。

那么阳虚为什么会发热？与阳盛的发热有何区别？阳虚则寒，此其常也，也就是说一般的阳虚患者是不会发热的，而应当是畏寒肢冷才对。只有阳气虚损到一定的程度才会出现发热的征象。其机理是阳气不足，不能震慑群阴，阴寒内盛，又进一步剥损残阳，形成恶性循环，最终导致正不胜邪，阴寒格阳即所谓下元真水寒极，逼肾中龙火浮越于上而成外脱之势。阳脱于外则外热，阴盛于内则内寒。但是这种热象其实是一种假象，是一种真阳逼越于外而成阴极似阳之症，外虽现一派热象，是为假热，而内则寒冷已极，是为真寒。进一步诊察必然可以发现神气不足，倦怠嗜卧，口淡不渴，二便自利，舌青脉微等阳虚阴盛之象。如《伤寒论》太阳病篇所论:"患者身太热,反欲得衣者,热在皮肤,寒在骨髓也;身大寒,反不欲近衣者,寒在皮肤,热在骨髓也。"便是真寒假热和真热假寒证的真实写照。临证当仔细体会,不能单为表象所惑。

本例患者之所以会出现阳虚发热的局面,原因很明确,是误用中医加西医之苦寒药伤阳之过。首先,患者确诊为肺癌、2型糖尿病后,一开始就用了很多抗生素。身体状态已经每况愈下,两次发热又不分青红皂白联合应用了大量的抗生素,最后出现严重的霉菌感染,又联合用抗霉菌的药物。其次,患病期间自行服用了大量白花蛇舌草、半枝莲、西黄丸等抗癌中药,发烧入院后又服用了很多清热解毒类退热剂。使本已经不足的正气层层盘剥,直至患者出现下利、戴阳、身冷如冰、脉微欲绝之境还茫然不知所措。却不知病情至此命垂一线之地,误药之过可居强半。本案在住院辨治过程中也反映了较好的思辨过程,数位医生联合辨治,数次叠进的调整方药,用到补中益气之时,已近病机本质,只是应用一剂后因热病用热药而不敢再继续用下去,诚可惜哉。

这例患者既然为阳虚发热,为什么会在下午至上半夜发作呢?"午后属阴,午后发热当属阴虚",不少人都是这么认为,岂不知"上午属阳"是指人身之阳气处于释放的状态,阳气由衰而盛;"午后属阴"是指人身之阳气处于收藏的状态,阳气由盛而衰。阳气衰于午末,不能震慑阴邪,阴盛格阳而病作。阳气盛于子时(夜半),半夜以后病情减轻,却不过是暂时宁静。有关午后身热,郑钦安的《医法圆通》中论道:"经云阴虚生内热，是指邪气旺而血衰，并非专指午后、夜间发热为阴虚也。今人全不在阴阳至理处探取盈缩消息，一见午后、夜间发热，便云阴虚，便云滋水。推其意，以为午后属阴，即为阴虚，就不知午后、夜间正阴盛之时，并非阴虚之候。即有发热，多属阴盛隔阳于外，阳气不得潜藏、阳浮于外，故见身热。何也？人身真气从子时一阳发动，历丑寅卯辰巳，阳气旺极，至午未申酉戌亥，阳衰而下潜藏。今为阴格拒，不得下降，故多发热。此乃阴阳盛衰，元气出入消息，不可不知也。"并且在谈到治疗时说，"予于此证，无论夜间、午后发烧热，或面赤，或唇赤，脉空，饮滚，无神，即以白通汤治之，屡治屡效。"可知从时间医学上讲，午后发热正是阳虚的明证。

《中医内科学》教材中"阳虚发热"用的是金匮肾气丸温补阳气、引火归原，我用的却是四逆汤加味温里散寒、引火归原，二者有什么区别？引火归原一词或最早用于解释肉桂的功效，王好古说："补命门不足，益火消阴。"《本草求真》谓："肉桂，气味甘辛，其色紫赤，有鼓舞气血之能，性体纯阳，有招导引诱之力。"火不归原是指肾中之元阳离宅，不得回归之证。此证一方面可以由于阴血不足，不能制阳，虚阳浮越引起，治法当"壮水之主，以制阳光"。另一方面可因阴邪内盛，肾中阳气不能震慑群阴，被迫浮游于外所致，简单地讲就是阴盛格阳，其临床所现种种火象，均系假热而真寒，治法当"益火之源，以消阴翳"。阴盛格阳之发生有轻重之分，重证表现为阴盛格阳，元阳已呈脱失之象，病情危急，治疗上应当温阳、散寒、回阳为主,宜服四逆汤以抢救患者的生命。然而轻者诸如口舌生疮、牙痛齿浮、喉痹喉痛等症,只是阳气上浮,没有发生外越之象,宜用金匮肾气丸微微助火以生阳气,阴中求阳,而引火归原。轻重有别,不可不知。本病之阳虚发热乃阴盛格阳、元阳欲脱之少阴证,此际当突出重点,以姜桂附之猛将散寒回阳、戡乱破贼而重整山河。

我治疗此病的处方用药思路是根据本病下利,里寒外热,困倦嗜卧,脉微欲绝之临床主症,当属《伤寒论》少阴病篇白通汤证、通脉四逆汤证无疑,证属寒邪内盛,阳气之降路受阻,火不归原,格阳于外之阴盛格阳证。根据"少阴病,下利,白通汤主之","少阴病,下利清谷,里寒外热,手足厥逆,脉微欲绝,身反不恶寒,其人面色赤;或腹痛,或干呕,或咽痛,或利止脉不出者,通脉四逆汤主之",我采用四逆汤、白通汤温里散寒,导龙入海,引火归原,回阳救逆,加党参一味顾护气阴。恐病重药轻,昼夜连续服用以使药力递增,而且小量频服还可以防止服药发生格拒之弊。二诊患者热势稍退,汗出减少,腹泻减缓,身冷也比昨日减轻,但是面赤戴阳之症未缓解,乃于前方加磁石20g,山萸肉20g以潜阳固脱。三诊热退身凉汗止,大便微溏,处以附子理中汤加砂仁,补后天而壮先天,补土以伏火,化气以生精。辨证无误,方虽简而效自捷。从本病的诊疗过程看,正邪斗争的关键点就在于阳气的盛衰,阳虚则病,阳衰则危,阳复则生,阳去则亡是也。

(石志超 李享辉)

5.支气管哮喘案

张某，男，16岁。

哮喘已5年。此次由外感风冷诱发，喘咳2日，背寒身冷，呼吸困难，咳嗽，咯多量白稠痰，喉间哮鸣，倦乏自汗，入夜不能平卧。舌淡红隐紫，苔薄白，脉浮缓略弦。

西医诊断：支气管哮喘。

辨证：肺脾素亏，痰湿内盛，兼感风寒。

治法：补脾益肺，祛痰止喘，祛风散邪。

方药：蜈蚣3条，僵蚕10g，炙麻黄6g，桂枝6g，炒白芍10g，半夏6g，茯苓15g，山药15g，炙百部10g，当归15g，细辛2g，生甘草10g。

二诊：3剂后诸证减轻，现喉中尚有轻微喘鸣，间有咳嗽，咯白痰量多。治疗继宗前法，以前方加地龙10g，白术15g。7剂而愈。嘱继服金匮肾气丸善后缓调。半年后随访未复发。

按语：哮喘一般表现为发作性喘息、咳嗽、胸闷及呼吸困难。有的时候患者以发作性咳嗽作为主要的症状时，以夜间慢性咳嗽为主，易被误诊为支气管炎，治疗效果不佳。且大多数发病都以喘息和呼吸困难为主要临床表现，喘息往往发作较为突然。在哮喘发作接近尾声时，大量的呼吸道分泌物需要排出，故确诊为支气管哮喘。冬春尤剧，发作次数逐渐增加。

支气管哮喘是一种发作性痰鸣气喘顽疾。发病急骤，发作时喉中有哮鸣声，呼吸气促困难，甚则喘息不能平卧。《景岳全书》称："喘有夙根，遇寒即发，或遇劳即发。"《证治汇补》亦言其发病乃"内有壅塞之气，外有非时之感，膈有胶固之痰，三者相合，闭拒气道，搏击有声，发为哮病"。所以临床论治哮喘顽疾，当牢牢抓住其病机中有"夙根"的特性而论治。所以我们临床多喜以虫类药物为主药，"辄仗蠕动之物松透病根"（《临证指南医案》），驱其宿邪，故方中以蜈蚣息风止痉，化痰解毒，通络剔邪，合以僵蚕祛痰散结，解毒化浊，搜剔伏痰为方中主药；辅以炙麻黄、桂枝、半夏、百部、细辛、茯苓等药以宣肺散寒，止咳平喘；佐以山药、甘草益气培本；当归养血活血；相辅相成，共收良效。

另外一定告诫患者避免摄入易致过敏的食物，避免接触宠物，避免接触刺激性气味，避免强烈的神经刺激和剧烈运动。外出时注意保暖，避免冷空气刺激，预防呼吸道感染。饮食宜清淡、易消化，避免进食无鳞鱼、虾、蟹、羊肉、辛辣香料等辛膻发物。才能更好地配合治疗，提高疗效。

6.过敏性鼻炎案

单某，女，32 岁，供暖公司干部。

患鼻病 10 年之久，多嚏如狂，但无鼻痒，鼻塞不通，涕出奇多，清稀似水，难以控制，经常自行淋漓而出，工作时常以棉球塞鼻，痛苦异常。起初应用西药滴鼻净每可取效一时，后来再用亦渐转失灵。平素体虚易感冒，畏寒便溏，口干喜热饮。检查：鼻甲肥大。舌淡苔白，脉细。

中医诊断：多涕症。

西医诊断：过敏性鼻炎。

辨证：肺脾虚寒，风邪上犯，肺窍留邪。

治法：补肺健脾，疏风散邪，宣畅肺窍。

方药：补中益气汤合玉屏风散化裁。黄芪 30g，白术 15g，党参 30g，防风 10g，升麻 5g，柴胡 5g，辛夷花 10g，细辛 3g，煨乌梅 10g，白芍 15g，甘草 15g。14 剂。

二诊：体力渐增，畏寒便溏好转，然鼻病依然。一筹莫展之际，豁然忆及朱良春老先生曾用蜂房治疗"清水样带下"，殊多神效。移用于此治疗"清水样涕下"，或可建功。便于前方加蜂房 10g，以观后效。进药 7 剂，诸症大减，喷嚏偶发，清涕已减十之七八，患者欣喜异常。继续以前方加蜂房 15g，蝉蜕

10g，桂枝 6g 继续调治月余，诸症皆愈。一年后来诊他病时告知，鼻症未再复发。

按语：过敏性鼻炎非常常见，尤其到了夏季，花粉比较多，粉尘也比较多，很多人对这些物质过敏，出现严重的过敏反应，因为很多过敏原就是生活中的物质，在空气中，无法避免接触过敏原，只能是长期服用抗过敏药物治疗，往往效果不太好，长期依靠激素类药物，其副作用也是我们广大患者所忌惮的。

传统中药治疗过敏性鼻炎疗效肯定。中医耳鼻喉科泰斗，国医大师干祖望老中医治疗过敏性鼻炎效果很好，总结了很多行之有效的方剂。目前临床仍在广泛应用。干老认为过敏性鼻炎的发生是夙疾和新感时邪共同为患，所以缠绵难愈，反复发作，给广大患者带来痛苦。过敏性鼻炎一般无特定的方子，只能根据不同的患者辨证施治，才能取得好的疗效。本案过敏性鼻炎异于他患，尤以涕出奇多，清稀似水，难以控制，经常自行淋漓而出，屡治不效就诊，故以多涕症论治。中医辨证为脾肺气虚，卫外不固，营卫失和，肺窍留邪，水液运化失常化为鼻涕而论治。初用补中益气汤合玉屏风散加减化裁，亦为堂堂正治。然风邪夹毒久滞入络，难散难除，用药后仍未见效。故二诊加以蜂房治疗多涕症，本品质轻且性善走窜，能祛风散邪、解毒止痒。明末清初医家刘若金的《本草述》中，有露蜂房"治积痰久咳"的药理发挥。临床经验证明，对呼吸道感染性的疾病，如慢性支气管炎、百日咳、过敏性哮喘等，以露蜂房为君药的方剂，有较好的作用；又蜂房质轻扬，善走表达里，能

温运脾肾阳气，脾肾阳气疏运则水道复常，清涕自除。更取蝉
蜕疏散风邪止痒脱敏之力，蝉蜕治疗风疹瘙痒的作用被皮肤病
的专家们所青睐，是中医著名的"脱敏药"，常用于荨麻疹、过
敏性鼻炎、过敏性紫癜、药物性过敏性皮炎、接触性皮炎等皮
肤过敏性疾病，辅佐蜂房用以治疗过敏性鼻炎多涕症顽疾，其
效若神。

7.小儿咳嗽变异性哮喘案（2则）

病例1

患者，女，8岁。2016年8月就诊。

患者前几日感冒，持续咳嗽。服用感冒药后，疗效不显。来诊时仍咳嗽，有痰，面白。舌淡嫩，苔薄。

中医诊断：咳嗽。

西医诊断：小儿咳嗽变异性哮喘。

辨证：风热犯肺，肺阴亏虚。

治法：祛风解表，滋阴润肺，化痰止咳。

方药：山药20g，麦冬15g，百合15g，牛蒡子6g，蝉蜕6g，浙贝3g，炒麦芽15g，内金20g，炙甘草10g。加多汁大梨1个，切梨块，与中药共同煎煮，水煎后，频频饮服，或每日3～5次口服。药进7剂，随访痊愈，未见复发。

病例2

患者，女，4岁。2016年10月就诊。

患者前几日小儿感冒，持续咳嗽伴有哮鸣音。服用感冒药后，疗效不显。到西医院就诊，服用抗生素、支扩剂等仍不见效。来诊时仍喘息咳嗽，有痰，面白。舌淡嫩，苔薄。

中医诊断：咳嗽、鼻衄。

西医诊断：小儿咳嗽变异性哮喘、过敏性鼻炎。

辨证：痰热壅肺。

治法：清热化痰，滋阴润肺。

方药：山药 20g，桂枝 3g，炒白芍 15g，麦冬 10g，沙参 10g，炙麻黄 2g，辛夷 6g，牛蒡子 6g，蝉蜕 10g，地龙 3g，内金 20g，生甘草 10g。加梨块煎煮，水煎后，频频饮服，或每日 3～5 次口服。药进 7 剂，随访痊愈，未见复发。

按语：咳嗽变异性哮喘又称咳嗽性哮喘，是指以慢性咳嗽为主要或唯一临床表现的一种特殊类型哮喘。临床特点主要为开始发病时，5%～6% 的患者以持续性咳嗽为主要症状，多发生在夜间或凌晨，常为刺激性咳嗽，因此常被误诊为支气管炎。无明显感染表现，或较长时间抗生素治疗无效，用支气管扩张剂治疗有效。咳嗽有反复发作、迁延不愈倾向的患者往往有家族或个人过敏史，是慢性咳嗽的主要原因。发病年龄较典型哮喘高，约有 13% 患者年龄大于 50 岁，中年女性较多见。而在儿童时期，咳嗽可能是哮喘的唯一症状，甚至是发展为支气管哮喘的一个先兆。也是引起中国儿童慢性咳嗽的第一位病因，达 41.95%。若未得到有效的治疗，40% 的患儿在 2 年内可发展为典型支气管哮喘，多在接触过敏原或刺激性气味后咳嗽，反复发作迁延难愈，给患儿和家庭造成严重的心理和经济负担。

中医认为本病病因不外乎外感与内伤。近年来，大多数医家的研究表明，基于外感与内伤致病因素的前提下，均从实证与虚证的角度加以分析咳嗽变异性哮喘的病因病机。从外因与内因进行分析，认为肺、脾、肾三脏具有常不足的特点，引起气血津液运行失调而凝聚于痰，痰饮停留，则引起咳嗽变异性哮喘的发病。本病四季皆可发病，但以春季发作居多，"风、寒、暑、湿、燥、火六气，皆令人咳"，以风邪为主，且"邪之所凑，其气必虚"。

《素问·咳论》云："五脏六腑皆令人咳，非独肺也。"因小儿时期，肺脏娇嫩，脾常不足，形气未充；肺虚则卫外失固，腠理不密，易为外邪所侵，邪阻肺络，气机不利而致久咳，或反复咳嗽。我们认为小儿咳嗽，初病在肺，久则伤脾，《杂病源流犀烛·咳嗽哮喘源流》云："盖肺不伤不咳，脾不伤不久咳。"也指出脾胃损伤是导致久咳的根本原因。如果继续运用抗生素治疗只能使脾虚更甚，痰湿难消，对病情有害无益。正所谓"咽需液养，喉赖津濡"，咳嗽日久损及肺阴，患病后易化热化火，热盛则耗伤肺阴。而"风邪"为标，是咳嗽变异性哮喘发病的主要诱因，现代研究认为风邪侵袭是咳嗽变异性哮喘发病的重要因素之一，"风盛则痉"是本病的病理改变之一，因此治疗此类患儿，应在益气健脾、培土生金、滋阴润肺的同时，疏风解痉、通络散邪亦为有效的治标之法。若适当配合虫类祛风散邪之品，更能取得较好疗效。

临床用药考虑小儿畏苦，所以在选药之时颇费思量；且小儿稚阴之体，颇须养护。故每选山药甘润补中，养护脾肺；桂枝温阳通经，畅达阳气；炒白芍、麦冬、沙参滋阴配阳，润肺益脾；炙麻黄、辛夷、牛蒡子、蝉蜕、地龙宣肺散邪，祛风解痉；再佐内金消积散滞，和胃健脾；生甘草补气祛痰，调和诸药。诸药和合，共收捷效。

还有一点体会，我在临床治疗小儿咳嗽变异性哮喘尤喜应用山药、内金和百合。山药与内金的搭配是临床上治疗小儿疳积的常用药。小儿疳积主要是脾胃功能受损，气液耗伤而逐渐形成的一种慢性病证。临床以形体消瘦，饮食异常，面黄发枯，精神萎靡或烦躁不安为特征，5岁以下小儿多见。而山药归脾、肺、肾经，具有滋养强壮，助消化，敛虚汗，止泻之功效，主治脾虚腹泻、肺虚咳嗽、消渴尿频、遗精带浊及消化不良等症，均有良效。山药归肺经，甘润平和，可药可食，能提供较丰富的能量。《金匮要略》中有一方为薯蓣丸，"虚劳诸不足，风气百疾，薯蓣丸主之"。此方中，山药为主药，发挥最多的功效。小儿乃纯阳稚阴之体，小儿体质除生机蓬勃，发育迅速之外，还存在脏腑娇嫩，形气未充的一面，故容易发病，山药健脾润肺，乃为首选。鸡内金归脾、胃、小肠、膀胱经，用于食积不消，呕吐泻痢，小儿疳积，遗尿，成人遗精，石淋涩痛，胆胀胁痛。过食膏粱厚味，腻脾滞胃而生积热、郁热。鸡内金则可以消除中焦之积热、郁热而治消。应用鸡内金，首先可以促进脾胃的运化，使水谷能够化为精微，又可以促进药力的发挥，可谓佳选。《本草纲目》曰鸡内金："治小儿食疟，疗大人淋漓反胃，消酒积。"百合药性甘凉，归肺、心、胃经，能够清痰火，补虚损，养五脏。临床上以补肺阴，清肺热为主，补充气血津液以滋阴。小儿为纯阳稚阴之体，脏腑娇嫩，容易发病，补肺阴，滋肺络，治疗小儿咳嗽变异性哮喘效果最为明显。三药无论是归经抑或是本身药性，对于小儿来说均为上佳之选，滋补相应经络，也不会对小儿身体造成影响。

我临床治疗小儿咳嗽变异性哮喘还有个独特体会，就是灵活应用虫类药物。其实在临床上有很多研究学者对于虫类药物持有"可远观而需慎用"的态度。认为虫类中药药性颇峻或有小毒，所以对于小儿的应用往往避之不及。其实虫类药如果应用得当，往往疗效远胜寻常草木之品。清代医家叶天士是擅长虫类药的大家，他认为虫类药有善行不守的特性，指出疾病"久则邪正混处其间，草木不能见效，当以虫蚁疏逐，以搜剔络中混处之邪"。因此临床上常选蝉蜕、僵蚕、地龙等药物。本方中蝉蜕性甘咸凉，功能疏散风热，宣肺散邪；主治外感风热、咳嗽，"主一切风热证"（《本草纲目》）。外感后期正虚邪恋，应扶正与祛邪兼顾，用蝉蜕可使余邪从表而出。且蝉蜕治疗风疹瘙痒的作用被皮肤病的专家们所青睐，是中医的"脱敏药"。常用于过敏性哮喘、荨麻疹、过敏性紫癜、药物性过敏性皮炎、接触性皮炎、小儿湿疹等过敏性疾病。地龙咸寒，归肝、肺经，具有平喘息风，通络除痹之功效。临床多用于寒热喘息、惊风抽搐、中风眩晕、痹证跌打、癃闭淋涩等症，亦是一味内外皆宜的常用虫药。且现代药理研究发现，虫类药物有抗炎及免疫抑制作用，有抗过敏、抗组织胺、消除抗原、调节免疫等作用。

另外，小孩子对于中药的味道难以接受也是需要解决的问题。所谓良药苦口，但是改变中药的味道又需要提出一个完美的解决办法。首先，小儿药方中药味尽可能少而精当，尽量在同类药中选苦味不重者；其次，在治疗呼吸道疾病的汤药中加入能润肺化痰止咳的甜梨一起蒸煮，不仅可以改变口感，使味道清甜，更可以润肺止咳，增强药效。

（石志超　王冬阳）

8. 声带息肉案

金某，男，52岁。2005年5月13日初诊。

声音嘶哑，咽部灼痛，反复发作8个月后，咽部阻塞感日甚，渐至失音，于上海华山医院诊为"慢性咽喉炎，双侧声带息肉"，因屡用抗生素及清热解毒利咽药治疗不效，而行手术摘除息肉样肿物。摘出息肉如豌豆大，病理为高分化，分型活跃。术后咽干灼痛，声嘶音哑，诸证均未见减轻。约3个多月双侧声带患处息肉又复长出，一如前大，已完全不能发声。因新生息肉生长过快，去上海、北京几家大医院诊治，均因息肉样肿物性质不好，不敢再行手术刺激，今经人介绍来大连诊治。现症：焦虑不释，恐惧莫名，咽干口苦，尿黄便干，详询生活史，才询之多年来长期服冬虫夏草及野山参等温补强壮类中药。喉镜检查见：喉后壁淋巴滤泡增生，黏膜萎缩少液，声带充血肥厚，双侧声带前中1/3交界边缘，有豌豆大息肉样肿物。舌红苔白黄少津，舌心苔少许花剥，脉弦细略数。

中医诊断：喉菌，久喑。

西医诊断：声带息肉。

辨证：毒火痰瘀，凝结会厌，久病水亏火旺。

治法：解毒清热，化痰散结，兼滋阴润喉。

方药：僵蚕 10g，鼠妇 7g，蝉蜕 10g，丹皮 15g，浙贝
15g，牛蒡子 15g，射干 6g，桔梗 10g，生百合 20g，玄参 15g，
生地黄 20g，麦冬 15g，山药 20g，生甘草 20g。共 14 剂。

复诊：服前方后疗效已显，咽痛已愈，可小声说话，略觉
口咽干燥，心悦寐安，纳可便调。特从上海抵大连求治。前方
3 剂，并鉴于病位于咽喉的特点，配制成中药膏剂频频噙服以
冀全效。

膏方：鼠妇 70g，僵蚕 100g，蝉蜕 100g，蛇蜕 70g，浙贝
150g，射干 30g，牛蒡子 100g，花粉 100g，桔梗 60g，丹皮
150g，鳖甲 150g，半夏 30g，茯苓 100g，当归 200g，生百合
300g，玄参 300g，生地黄 300g，麦冬 300g，山药 500g，生甘
草 300g，内金 200g。并加炼蜜 600g，冰糖 200g 以矫味收膏，
共制成半稠状膏剂，嘱每日 4～5 次，每次约一汤匙，频频噙
化含服。不尽剂而病愈，肿物全消，发音如常。

按语：声带息肉及并发的失语等病症，古医籍多从"慢喉
暗""失音""久暗"论治。本例发病奇特且较严重，故参照咽
部肿瘤的"喉菌"论治。因此治疗当以清热解毒，化瘀散结为
主，佐以祛痰利咽，滋阴润喉之法，故方中首选僵蚕、鼠妇为
主药，取其虫药走窜搜剔之性，令其直达病所，搜络解毒，剔
邪外出，化瘀散结。李时珍《本草纲目》中论及白僵蚕的功能
时说："散风痰结核，瘰疬，丹毒作痒，痰疟癥结。"临床常用
于喉风、喉痹、失音、乳蛾、风痒瘾疹、乳痈、丹毒等症；《本
草求原》曰鼠妇："主寒热瘀积，湿痰，喉症，惊痫，血病，喘

急。"同为方中主药。再辅佐以蝉蜕、浙贝加强其通络散结的作用；牛蒡子、射干、丹皮等味清热解毒，利咽散肿，凉血散瘀；生百合、玄参、生地黄、麦冬滋阴清热，养阴生津；山药，生甘草补气健脾，培补正气，调和诸药。诸药合用，药到病除，其效若神。

9.顽固性失眠案

王某，女，46岁，2003年5月10日初诊。

失眠半年，近1月加重。彻夜不眠，昼间精神萎靡。究其原因，乃半年前被迫献血200mL后，郁怒紧张，忧心忡忡，遂致顽固性失眠，来诊时已经一个月余完全不能入寐。郁怒烦躁，并经常去单位吵闹。单位给予多种补偿，此期间单位还联系于外院补偿性输血400mL，并多服养心、安神、补血中药治疗无效。现每晚须服安定片6片方能入寐2～4小时。

初诊：愁苦面容，面色暗滞，食欲不振，胸中督热，烦躁焦虑，头胀痛，口渴不欲饮，大便干。舌暗隐青，脉弦缓略滑。

西医诊断：顽固性失眠。

中医诊断：不寐。

辨证：肝郁血滞，神明失养。

治法：疏肝解郁，活血宁神。

方药：血府逐瘀汤加味。柴胡6g，川牛膝15g，当归15g，赤芍15g，生地黄15g，桃仁10g，红花6g，丹参20g，枳壳10g，合欢花10g，远志10g，生麦芽15g，炙甘草10g。6剂。水煎服，每日1剂，并嘱逐渐减少安定类药物用量。

二诊：患者自述，自服用中药起即将每日6片的安定停用，前 2 日彻夜不寐，几乎想停服中药，自第 3 日起每夜渐能入睡 3～4 小时，且食欲增加，心烦减轻。效不更方，守方续进，继服 30 剂后睡眠正常，诸症悉除。随访半年，未见复发。

按语：本例不寐半年，久治乏效，乃因辨治失误。本例乃因郁而起，因情志失调，气机不畅，久之气病及血，气滞血瘀，瘀血扰乱心神，使神不归藏而发为顽固性失眠。且该患发病后曾住院输血 400mL，并应用各种中西补品无数，其病机全无虚损之征，而多瘀实之象。但众医皆因其为献血后所病而皆以补益滋养、清心安神类方药调治，正所谓"愈补愈壅，愈凉愈凝"。故病情愈治愈重。其本在于瘀血，故投血府逐瘀汤加味治疗，疏其气血，令其条达，药证相契，故效如桴鼓。诚如王清任《医林改错》中说："夜不能睡，用安神养血药治之不效者，此方若神。"

（石志超　乔淑茹）

10.病态窦房结综合征案

于凤英，女，67 岁。2019 年 4 月 3 日初诊。

自述心慌，活动后加重，眩晕、乏力、口干、便秘，曾于大连市中心医院确诊为"病态窦房结综合征"。详细追问病史，频繁地发作胸痛、心悸、头昏，甚则可发作短阵晕厥或心源性昏厥，伴失眠、记忆力减退、易激动、反应迟钝、夜尿多、食欲差等。追问既往原发病史，未有原发的心脏病。高血压病约 6 年，但是血压通过服药控制一直平稳。曾怀疑年轻时患过心肌炎，但不确定。舌质淡暗苔薄白，脉迟涩而结，脉率 39 次 / 分。

西医诊断：病态窦房结综合征。

中医诊断：心悸，迟脉，胸痹。

辨证：心肾阳衰，气阴两虚，心脉瘀滞。

治法：温肾强心，益气养阴，化瘀通络。

方药：制附子 10g（先煎），炙麻黄 6g，细辛 3g，党参 20g，炙黄芪 20g，生白术 30g，炙甘草 15g，生地黄 20g，麦冬 15g，当归 15g，丹参 20g，黄精 15g，生麦芽 30g，鸡内金 20g，海螵蛸 15g，竹茹 10g。14 剂。

2019 年 4 月 17 日二诊：自觉心慌好转，周身已渐有力，口干缓解，大便已畅。舌质淡暗苔薄，脉弦涩略迟，脉率54次／分。续用前方减炙麻黄3g，加炒杜仲15g。14剂。

2019年5月15日三诊：心慌已好转，做一般家务并无加重，偶有气短，口干，舌质淡暗苔薄，脉涩弱。脉率52次／分。

方药：制附子10g，炙麻黄3g，细辛3g，党参20g，炙黄芪15g，炒杜仲15g，生白术30g，炙甘草15g，生地黄20g，麦冬15g，当归15g，丹参20g，黄精15g，海螵蛸20g，竹茹15g，生麦芽30g，鸡内金20g。14剂。

2019年6月12日四诊：心慌偶有，无气短，偶有口干，自述爬山亦无明显不适。舌质淡暗苔薄，脉弦细涩，脉率72次／分。上方去细辛，改炙麻黄1g。14剂。

2019年6月26日五诊：诸症基本告愈，活动后无明显不适，无乏力，无口干，二便畅。舌质淡暗苔薄，脉弦细涩。上方加丹参30g，海螵蛸30g。14剂。嘱其可阶段性停服汤药，但仍需守方改汤为丸，嘱长服金匮肾气丸配服三七粉，慢调静养以巩固疗效。

按语：病态窦房结综合征属中医"心悸、迟脉、胸痹、昏厥"等范畴，西医学对病态窦房结综合征尚无特效药物，治疗本病的办法是装人工起搏器，因其价格昂贵且有创伤，目前尚难以普及，近年来广大医务工作者在中医药治疗本病方面做了大量的工作，取得了一定的成效，积累了一定经验。本病例以心慌及诸多虚损症状为主要临床表现，中医病名虽定为心悸，但虚劳、迟脉尤在可选之列，且侧重症状命名之迟脉更能反映该病的主症与特殊性，故在此提出，以待考据、完善。

本病心肾阳衰，气阴两虚所致阴邪凝滞之象极显。阴性多滞，故阴寒之证，脉必见迟，而本例之寒以虚寒定调，虚者补之，寒者温之，甘温之药是为必选，故方中首选炙附子，温肾固脱，回阳救逆，更何况炙附子用于本病，历来有天然起搏器之说；再选参、芪、术、草补气扶阳，强心固本；正合《删补名医方论》所言："补后天之气无如人参（方中参、芪、术、草皆如此），补先天之气无如附子，二药相须用之得当，则能瞬息化气于乌有之乡，顷刻生阳于命门之内。"但虚劳久病无有只伤阳而不损阴者，故单纯运用温阳益气之法治疗本病，也有偏弊和不足。一者因对原发性心脏疾患缺少整体辨治因素，故病情极易反复；二者药偏温燥，恐有耗散、燥竭之弊。所以治疗上又应阴阳并补，阴中求阳。再辅以生地黄、麦冬、当归、丹参、黄精甘润养阴，阴阳既济。诚如《景岳全书·新方八阵》所述："故善补阳者，必于阴中求阳，则阳得阴助而生化无穷；善补阴者，必于阳中求阴，则阴得阳升而泉源不竭。"这段论述明确阐述了温阳益阴药物临床配伍的辩证关系，深得个中奥旨，针对窦房结综合征顽疾久损，滞痼难愈类疾病，临证足资取法。

此亦暗合叶天士治虚劳所论"甘药之例"之宗旨，且血得温则行，遇寒则凝，本例病理过程的另一支线恰为：因虚而滞，由滞而瘀。虽得"甘药"筑基，尚需画龙点睛之通阳化瘀一法方不失周全，故用炙麻黄、细辛之辛烈以走气通阳，当归之辛润以走血通络，则标本有序，主次有别，无微不至。此外，麻黄附子细辛汤于本处亦可从伤寒法脉详解，然终不如着眼全局，以法统方更为高妙。

（石志超　薄文斌）

11.胸痛之胸不任物案

郭某，女，62岁。2019年7月7日初诊。

患者自述近1年来前胸不能被触碰，轻触即隐痛不适，甚则不能抱举婴儿。曾于当地三甲医院心内科就诊，行心电图、肌钙蛋白、心脏超声、冠脉CT检查均未见异常，遂诊断为"心脏神经官能症"，建议中医治疗。刻诊：患者情绪焦虑、烦躁莫名，自述前胸憋闷，不可触碰，全身皮肤灼热感，触衣即痛，少寐多梦，胃中时感嘈杂、难以名状，口干不欲饮水，舌干灼热，食纳欠佳，便秘，2～3日1行。舌暗淡隐紫，苔白腻，脉弦略数。

西医诊断：心脏神经官能症。

中医诊断：胸不任物，胸痹。

辨证：肝郁血滞，瘀久化热，心神失养。

治法：活血祛瘀，疏肝止痛，宽胸宁神。

方药：血府逐瘀汤加减。柴胡6g，牛膝15g，当归15g，炒白芍15g，生地黄15g，丹参15g，红花6g，桃仁6g，枳壳10g，桔梗10g，生白术20g，炙甘草15g，内金20g，瓜蒌15g。14剂，水煎，早晚各一次，温服。

二诊（2019年7月21日）：患者自述前胸憋闷、皮肤热痛之感大减，可以抱孩子，胃舒纳佳，口不燥，唯大便 2 日一行，舌淡红，苔白，脉弦缓。前方易生白术 30g，生地黄 30g，加竹茹 15g。续服 14 剂。后患者家属来电告知胸闷、胸不任物以及余证痊愈。

按语：本证的辨证要点在于患者胸闷不能耐受压力，描述之"胸不任物"。而该患者以胸痹为主诉就诊，舌暗淡为瘀血之象，脉弦又提示气机不畅，兼之胸不任物的描述，正当用血府逐瘀汤。患者又自述胃痛、舌灼，其脉弦，此为瘀而化热，瘀热互结，灼伤胃腑，上熏舌面，故胃痛舌灼。此热痛非芩连所治之热，而由瘀血所致，故以血府逐瘀汤为主加减论治，方中柴胡疏肝解郁，升达清阳；桔梗开宣肺气，载药上行，枳壳行气宽胸，共助气血畅行；牛膝祛瘀而通血脉，并引瘀血下行；所谓清者升，浊者降。再佐以当归、丹参、桃仁、红花活血祛瘀；生地黄、炒白芍滋阴养血，更配当归养血和血，使祛瘀而不伤阴血；瓜蒌行气宽胸，生白术健脾行滞，内金消积和胃，甘草协调诸药。诸药合用，共收"疏其气血，令其调达，而致和平"之功，使瘀去气行，诸症可愈。

（石志超　李舒）

12.脑动脉硬化之笑病案

杨氏，女，68岁。2003年8月21日初诊。

患笑症已近半载，无明显诱因，发无定时，或二三日一发，或一日发二三次，阵发嬉笑，笑声中等，笑发时内心明了，但不能自控，每次发作10余分钟，止后如常。曾于西医院多方检查，排除精神疾患，疑为"脑动脉硬化"所致，口服改善脑循环药物无效。刻诊：体胖，神清，应答自如，举止正常，面色少华。舌略红，舌下脉络紫暗，苔薄白而干，脉沉细。投血府逐瘀汤化裁，2剂知，4剂愈。之后用血府逐瘀丸合天王补心丹缓调一月，随访半年未复发。

按语：本例为心血瘀阻，心神失养而致笑不休。如《内经》云："心气虚则悲，心气实则笑不休。"故予血府逐瘀汤治之而效。中医认为：心藏神，在志为喜，在声为笑。《内经》云："心者，君主之官，神明出焉。""心气实则笑不休"其意为心气实则心志有余而笑不休。由以上可知，"笑不休"病位在心，病性属实。证之临床，心气实者不外乎心火亢盛，痰火扰心，顽痰滞塞心窍及心血瘀阻。而心火亢盛者多伴面红目赤，烦热躁急，少寐，溲赤，渴喜冷饮，舌红干，舌尖绛，脉数等火热炽盛之征象；痰火扰心者多伴见兴奋狂乱，面目红赤，舌尖红，苔黄浊腻，脉滑数；顽痰内结，滞塞心窍者则见笑后时悲，目光呆滞，头晕头重，脘痞咯痰，舌体胖大，苔白厚腻，脉弦滑等症。观本案患者既无心火亢盛之象，亦全无痰浊内盛之征，虽然亦无瘀血的一般见证，但排除上述心火、痰浊致病的可能，又遵"怪病多瘀""久病多瘀"之说，从活血化瘀入手，药到病除。

（石志超　乔淑茹）

13. 抑郁症案

孙某，女，40 岁。2019 年 7 月 5 日初诊。

患者自述近 1 年来反复因家庭琐事和工作压力而时时情绪低落，经常感到生活情趣索然，出现轻度的"无价值感"，整日唉声叹气，精力减退，曾于某西医院诊断为"轻度抑郁症"，并先后服用黛力新及疏肝理气中药疗效不显，后因逐渐出现多种多样的躯体症状，如头痛、背痛、四肢痛、腰痛、气短乏力，并苦于各种身体不适症状未得到有效改善且日益加重，遂来诊。刻诊：面色暗淡，情绪低落，时时欲哭，语声低微，气短，脘腹闷胀疼痛，体倦乏力，纳呆，泄泻，日 3～4 次。舌淡红，舌边瘀斑，苔白，脉弦缓略数。

西医诊断：抑郁症。

中医诊断：郁证，脏躁。

辨证：肝郁脾虚，血虚不荣，心神失养。

治法：疏肝健脾，滋阴养血，宁心安神。

方药：逍遥散加减。柴胡 6g，炒白芍 15g，当归 15g，丹参 15g，生地黄 15g，合欢花 10g，旱莲草 30g，党参 20g，炒白术 20g，内金 30g，生麦芽 30g，炙甘草 15g，太子参 15g，五味子 3g。14 剂水煎。并嘱患者忌食辛辣香燥之品。

二诊（2019年7月19日）：服药后患者上症大大好转，但仍有腹泻，日2～3次，偶有晨起呕恶感。舌淡红，边瘀斑，苔白，脉弦缓。前方去五味子，加竹茹15g，半夏3g，海螵蛸15g。14剂，水煎，并嘱患者早饭前、晚饭后各半小时服药。

三诊（2019年7月28日）：腹泻好转，日1～2次，上方加山药30g。14剂水煎。

四诊（2019年8月11日）：患者自述周身不适基本消除，心情佳，经新停，但量少、淡暗。舌淡暗嫩（隐紫），苔薄白，脉沉细。望继续服药调理。前方改丹参30g，党参30g。14剂水煎。

按语：气血冲和，百病不生，一有怫郁，百病生焉。木郁之证，妇人居多，因其情性偏执。本患为女性，生活不遂，情志抑郁，气血失和，面色暗淡舌边瘀斑。唐容川《血证论》载："肝性主疏泄，食气入胃，全赖肝木之气疏泄之，而水谷乃化，设肝之清阳不升，则不能疏泄水谷，渗泻中满之证在所难免。"又本患年过五七，阳明脉衰，土虚木乘，经云"清气在下，则生飧泄，浊气在上，则生䐜胀"，故该患脘痞泄缘于此。脾弱则血化无源，肝郁则散血失常，血不养心故悲伤欲哭，情志不禁，是为脏躁。其治当以健脾疏肝，养血宁神，方用逍遥散加减。患在脏腑，不涉营卫，故去方中生姜、薄荷以防药力偏散；丹参、生地黄活血养血；党参、太子参共扶脾土；内金益胃亦能涩精；麦芽疏肝又能健脾；再加旱莲草、五味子补敛精气，共奏药效。此郁滞一开，气血通畅，而诸症自愈矣。此外，值得注意的是，患者曾常服木香顺气丸以期消除腹胀满、纳呆之症，殊不知此类药物为辛香走窜之品，最易耗气散气，患者本身脾虚气弱，不耐攻伐，误犯虚虚实实之戒，故愈服愈虚，临诊当时时诫之。

（石志超　李舒）

14.风湿性心脏病案

李某,男,62岁,工人。

心悸、胸闷、喘促、浮肿反复发作十余年,经省人民医院确诊为"风湿性心脏病"。平时每遇感冒或劳累则病情复发,经西药常规治疗即能得到控制。近半年来体力明显下降,多次于我院住院治疗,经西医常规治疗结合中药真武汤、五苓散合葶苈大枣泻肺汤加减治疗每能缓解。半月来,患者因劳累心悸、喘促复发并加重,并伴有周身浮肿而住院治疗,经用强心、利尿等西医常规治疗,病情不缓解,又加用中药真武汤、五苓散合葶苈大枣泻肺汤加丹参以温阳益气、化瘀利水进行治疗,病情仍无起色而请会诊。

会诊时症见: 心悸不宁,喘促不得卧,倦怠无力,畏寒肢冷,汗出口干,脘腹胀满,食欲不振,小便短少,大便不畅。

查体: T 36.4℃,P 132次/分,R 24次/分,BP 100/60mmHg。神志清楚,痛苦面容,颈静脉怒张,颜面浮肿,面色苍灰,口唇青紫,肝大剑下5cm,质硬,心率152次/分,心尖区双期杂音,舒张期奔马律,双肺底湿性啰音,四肢水肿,尤以双下肢为甚,按之没指。舌体胖大齿痕,舌质暗淡隐青,苔白花剥少津,脉散乱结代。心电图示:异位心律,房颤,左室肥大及劳损。

西医诊断：风湿性心脏病（二尖瓣狭窄并关闭不全、三度心力衰竭）。

中医诊断：心痹，心衰。

辨证：心脏体用俱损，阴竭阳脱，水瘀互结。

治法：补气扶阳，益阴固脱，化瘀利水。

方药：炮附子15g（先煎），党参30g，黄芪30g，白术15g，麦冬20g，五味子10g，山萸肉10g，玉竹15g，当归15g，熟地黄30g，葶苈子10g，北五加皮6g，茯苓30g，焦山楂15g，炙甘草15g。

进药三剂，尿量明显增多，水肿大消，喘促、心悸也随之缓解，又进药十余剂，心衰逐渐纠正。

按语：心力衰竭简称心衰，是各种心脏病发展至危重阶段的最终结局，急重者每可危及患者生命，是中医内科最常见的急症之一，但是临床论治的完整记载极少。中医有关心衰临床表现、治疗方面的记载，最早可以追溯到春秋战国时期，中医经典著作《黄帝内经》中，即从病因病机、临床证候及治疗原则等方面作了记载。以后代有发微，对有关心衰的论述可谓洋洋大观。但是应当看到，中医对心衰的历代理论论述虽多，然多散在于各类文献中，缺乏系统的整理。多散见于历代古典医籍之心悸、怔忡、喘证、脱证、水肿、痰饮、心痹、肺胀、厥心痛等章节中，没有明确的中医命名。直至《圣济总录·心脏门》中提出"心衰"之命名，《医参》言道："心主脉，爪甲色不华，则心衰矣。"《小品方》亦言："从脚肿者，其根在心。"但以"心衰"病名专题论述者却属罕见，这也在一定程度上限制了中医对心衰的进一步研究。

心衰之患，心之本体受损，心之功用失司，病变日久，必然导致阴阳俱损，继而阳损及阴、阴损及阳，体用俱损，阴阳均无力相互资生而致阴阳虚竭、两败俱伤，阴阳衰微，终成脱竭之势。

此例患者属重症心衰，临床辨证为心肾阳气虚衰、水饮凌心射肺，真武汤、五苓散合葶苈大枣泻肺汤加减治疗似无异议，实践证明却效果不佳，这个问题涉及对心衰发病机制和治疗大法的认识。心衰乃各种心脏疾病发展至危重阶段的最终结局，病至于此，心脏之本体和功用必然都受到损伤，本体是指心脏之阴，功用是指心脏之阳。心脏功用之伤显而易见，而心脏本体之伤隐而难察。所以，人多以阳气虚衰立论治疗心衰，采用参附汤、真武汤等温阳益气、利水消肿。临床也的确取得了一定的疗效，而且在一定的范围内，也不失为心衰救急的效法良方。然而单纯运用温阳益气之法治疗心衰，也有偏弊和不足，一者此法救急尚可，而对原发心脏疾患缺少整体辨治因素，故病情极易反复；二者药偏温燥，恐有耗散、燥竭之弊。因此温阳益气之法可以纳入辨证论治体系，但不可偏执。

本案心衰的病理机制可以归纳为"阴阳两虚，体用俱损，本虚标实"。论治大法可宗"因其衰而彰之"。故方中主药首选炮附子回阳救逆，党参补气固脱，二者相合，正如《删补名医方论》所言："补后天之气无如人参（方中党参亦如此，只是效力略缓），补先天之气无如附子，二药相须用之得当，则能瞬息化气于乌有之乡，顷刻生阳于命门之内。"再辅以黄芪、白术、炙甘草补气固脱，熟地黄、麦冬、玉竹、当归滋阴配阳；佐以五味子、山萸肉敛阴固脱，葶苈子、北五加皮、茯苓强心利水，焦山楂化积消瘀。诸药和合，以奏厥功。

论治心衰之方药运用之时，还在于精详辨证，灵活运用。切记"无阴则阳无以化，无阳则阴无由生"之理，或温阳为主，佐以益阴；或温阳益阴并调，以冀全功。《景岳全书·新方八阵》所述："故善补阳者，必于阴中求阳，则阳得阴助而生化无穷；善补阴者，必于阳中求阴，则阴得阳升而泉源不竭。"明确温阳益阴药物临床配伍的辩证关系，深得个中奥旨，临证足资取法。且心衰重症之水肿，乃心肾阴阳俱损，阴虚不能化阳，阳虚不能行阴，而致气化不利。阳虚所致气化不利多为人所重视，阴虚也可以导致气化不利则每易被人所忽视。本例患者之所以最后能取得较好的疗效，就是因为在扶阳益气的同时，还注意到选用益阴填精之品，阴阳并补，使气化得行，水肿得消。

又心主血脉，心衰者，体用俱损，气血阴阳皆伤。阳气不足，不能推动血行，气血运行迟缓，留而为瘀；阴血不足，不能充养血脉，脉络空虚而为瘀。此乃因虚而致瘀，当以补虚为治疗大法，夹阳气以助心行血，养阴血以充脉开瘀。阳旺血足，心体得养，心用得司，血行自畅，绝不能一见瘀血征象便堆砌大量活血化瘀之品，妄事开破，自伤本元，而致愈消愈虚，愈虚愈瘀。然瘀血内阻，既是心脏体用俱损的病理产物，反过来也可成为心衰难愈的致病因素，瘀血不行，心脉难通，瘀血不散，新血不生。治疗心衰，活血化瘀疗法必不可少，只是应用之时当以补虚培元为主，活血化瘀只能作为必不可少的辅助之法贯穿始终，还需时时以顾护正气为念，分清标本，扶正祛邪，相得益彰。

15. 反流性食管炎、浅表性胃炎案

苏某，女，48岁。2019年7月7日初诊。

患者自述1年来时感胸闷不适，并伴有反复发作的心口痛，且屡治不效。曾多次就诊于大连市多家三甲医院行心肺相关检查（冠脉CT、心脏超声、肺CT）均提示未见异常结果。而越是查不出来心脏病（最主要的是冠心病、心绞痛），就越是惶恐和焦虑，整天疑神疑鬼，随时把速效救心丸、丹参片、硝酸甘油片等心脏急救类药物带在身边，以随时服用。发作时自服速效救心丸症状可逐渐缓解。近日来上述症状无明显诱因发作频繁，自服药物症状亦缓解不甚，遂来诊。刻诊：面容略带焦虑，自述胸中憋闷，餐后行走及夜晚平卧时尤甚，平素时常嗳气频频，胃脘胀满，晨起口中干苦，喉中不适，清嗓即舒，双耳鸣，纳减，眠欠佳，二便调。舌淡暗，边尖瘀斑、瘀点，苔薄白，脉弦细。既往胃镜示：反流性食管炎，浅表性胃炎。

西医诊断： 反流性食管炎，浅表性胃炎。

中医诊断： 胸痹，胃痞，反酸。

辨证： 肝胆郁热，胃气上逆，气阴两伤。

治法： 辛开苦降，和胃降逆，扶正祛瘀。

方药： 小柴胡汤合温胆汤加减。柴胡6g，丹参15g，炒蒲黄 15g，黄芩 15g，半夏 6g，竹茹 15g，枳实 10g，瓜蒌 15g，茯苓 20g，炒白芍 15g，生百合 20g，旱莲草 20g，炒白术 30g，内金 30g，海螵蛸 30g，炙甘草 15g。14 剂，水煎，早晚各一次温服。并嘱患者勿饱食后快走、或平卧。

二诊（2019 年 7 月 21 日）：患者诸症好转，餐后及夜间平卧时胸闷未再发，心情大好。此次来诊苦于月经常逾期而至，望继续治疗。查脉弦细缓尺弱，舌淡暗，舌边瘀斑瘀点。前方易旱莲草 30g，炒蒲黄 20g，续服 14 剂继续调养。

按语：患者素有胃食管反流病，自述胸中憋闷，与《伤寒论》中关于伤寒误下后"胸中窒"的描述相符，又有反流烧灼所致之喉痹，仿"上焦得通，津液得下，胃气因和"之意取小柴胡汤加减，合温胆汤治疗由于肝胆之气熏蒸引起的反流诸症；本患者正当更年期，脉弦细尺弱，天癸欲竭，又有情志不舒，龙雷妄动，相火上扰，故发为耳鸣，其治当兼顾少阴少阳。小柴胡清少阳之火，白芍、百合、旱莲草滋水以涵木，共治其证；热邪久居胃腑，灼伤络脉，蒲黄、丹参，性味平寒，化瘀通络而不助热；白术、内金、海螵蛸固护胃气兼能制酸；诸药合用，是为万全。

（石志超　李舒）

16. 食管炎、食管狭窄案

梁某，女，39 岁。2019 年 6 月 26 日初诊。

吞咽困难伴烧心反酸反复发作 10 余年。

患者于 10 余年前因"烧心、反酸"于大连某医院行胃镜检查确诊为"胃下垂"。服中药偏方后（具体药物不详，患者家属追溯，似乎多为辛热燥烈、耗散津气之味），出现吞咽困难。又经胃镜检查示：食管黏膜损伤、食管狭窄。常年口服奥美拉唑抑酸治疗，其间多次求诊于大连各医院及中医诊所治疗均未见明显改善。临证见：头晕乏力，动则甚，面白，心慌，胸闷，气短，吞咽困难，烧心反酸，口干不欲饮，便秘，纳少寐差。嫩舌色淡红少津，舌下络脉瘀紫，无苔，脉弦细缓略涩。

西医诊断：食管炎、食管狭窄。

中医诊断：噎膈。

辨证：气阴两伤，痰瘀互阻。

治法：滋阴养血，理气化痰行瘀。

方药：山药 30g，党参 15g，黄精 20g，生百合 20g，炒白芍 15g，石斛 15g，麦冬 15g，丹参 15g，竹茹 10g，枳实 6g，升麻 3g，蚕茧 3g，海螵蛸 10g，炙甘草 15g。14 剂，水煎服。

二诊：上述症状明显好转，无烧心反酸，吞咽略难。继续宗前法调治，上方丹参加量至 30g 以增益化瘀通络之力，取药14 剂，临床诸症消失。后随访未复发。

按语：景岳云："噎膈者，隔塞不通，食不得下。实指吞咽之时哽噎不顺，饮食不下或食入即吐。"西医一般指食管炎（瘢痕）、食管憩室、贲门痉挛、贲门弛缓症、胃及食管肿瘤等病变。

本患素体胃下垂病史多年，已见中气下陷之表现，更因误服辛热燥烈、耗散津气之味，反致外邪损伤饮食通路，出现饮食难下顽疾。《会心录》曰："胃中之津液涸，虚阳上泛，夹冲、任二脉，直上阳明，贲门终日为火燔燎，不槁不已，是已隔塞不通，食不得入矣。"阳气下陷则虚火内生，阳气不生，津液不布，虚火灼津，津伤更甚，不能润泽。故遣方主药首选党参、山药、黄精补脾益气。张景岳云："凡治噎膈，当以脾肾为主。上焦之噎膈，其责在脾。"脾分阴阳，阳伤必见阴损，更况胃喜润而恶燥，方中辅以黄精、生百合、炒白芍、石斛、麦冬、丹参等药滋阴柔润，养胃运脾。而其中我尤喜用黄精，功能"补五劳七伤，益脾胃，润心肺"（《日华子本草》）"补诸虚，填精髓"（《本草纲目》）。《中药学》教材称其"补脾气，益脾阴，补肾益精"是此教材中唯一补脾阴的药物。更有百合在滋阴养胃的同时，尤具解毒之力，《药性歌括四百味》载："百合味甘，安心定胆，止嗽消浮，痈疽可啖。"乃是滋阴药中明确具有解毒疗痈功能之品。又针对本病因虚生瘀，久病入络的病机，佐以丹参养血散结，化瘀生新，以改善食管黏膜损伤致代偿性肥厚之道路阻塞。更妙在蚕茧滋阴解毒，《普济方》言此物"治反胃吐食"，朱丹溪言此物"能泻膀胱中相火，引清气上朝于口"。竹茹和胃降逆，枳实行气消痞，升麻清解升陷，海螵蛸平肝制酸，甘草调和诸药。药证合拍而建功。

《临证指南》曰："阳气结于上，阴液衰于下二语，实为是证之确论也。"方中用药在固护气阴，润养缓急的基础上，兼具行滞散结，化瘀生新，降逆化痰之法，标本兼顾，方药理法直中病机，故"不治而治"，体现中医辨证之精髓，而使顽疾愈于一旦。

（石志超　王达）

17. 顽固性便秘（3则）

病例1：气虚阴竭便秘案

常某，女，70岁。

患慢性胆囊炎多年，曾服用多种苦寒利胆药，近一年来大便秘结服通便药不效，大便十数日一行，大便干结如羊屎状，食后腹胀，不敢多食，消瘦，乏力，口干。舌红少苔，脉沉细。

中医诊断：便秘，胆胀。

辨证：气虚阴竭肠燥，兼夹气滞。

治法：补气滋阴增液，润肠行气通便。

方药：麦冬15g，生百合30g，白芍15g，黄精15g，桑椹子10g，生白术15g，太子参15g，炙紫菀10g，炒莱菔子10g，乌药10g，内金40g，大黄3g（后下），炙甘草10g，3剂。每日1剂，水煎分三次服。嘱勿服辛辣、烧烤类食物。

二诊：大便已通，仍有食后腹胀，乏力，口干。舌暗红少苔，脉沉细。前方去大黄，白术改为20g，加桃仁6g，沙参15g，6剂。嘱可少量多次进食。

三诊：大便每日1次，腹胀已消，饮食渐增，仍有少气，乏力。舌红苔薄白，脉沉细。前方去乌药，生白术改为25g，黄精改为25g，7剂。

四诊：诸症均好，稍有少气。舌淡红，苔薄白。处方同前，14剂。嘱饮食少食餐，多食菠菜、猪血、芝麻、木耳等滑润之品，勿食辛辣。

按语：本病例审其因当知为因虚致秘，或阴血不足，津液干枯；或阳气衰弱，阴寒凝滞；或中气不足，运化无能。又复因便秘服用通便药，而市售通便之药为求速效，又多用苦寒攻下之品，苦寒竭阴耗气伤阳，屡犯虚虚之弊。故其病机为气虚阴竭，肠道失润，"无水舟停"，大虚之证焉可妄用攻下。故本方以大剂补气滋阴药治之，增水行舟，此法为中医治则之反治法，即塞因塞用，虽有腹胀、便秘之症，仍勿攻之，由病机使然。

方中紫菀为止咳平喘药，化痰止咳，与便秘似无关系，然《医宗必读》有云："紫菀，主痰咳上气……通利小肠，虽入至高，善于下趋。"肺与大肠相表里，肺主气，主宣发和肃降，大肠传化糟粕亦与肺的宣降有关，肺气不降则腑气不通，如唐宗海《医经精义·脏腑之官》中所述："大肠之所以能传导者，以其为肺之腑。肺气下达，故能传导。"肺失清肃，津液不能下达，可致大便困难；肺气虚弱，气虚推动无力也可见大便艰涩不行。故临证治疗便秘常少佐通肺经之药，如见气虚之证更进大剂补气之品。又患者虽有食少、消瘦、气短、乏力之本虚证，然亦有食后腹胀加重、便秘、不敢进食之标实证，如标实不去，腑气不通，恐补剂难入，《素问·标本传论》有"先病而后生中满者治其标"之说，故当标本同治，且观其舌红有热象，故于补药中少佐以一味大黄，下其热结，剂微效著，不伤其正也。

病例 2：阳衰寒凝便秘案

王某，女，31 岁。

21 日前行慢性阑尾炎手术，术后即发生轻度肠粘连有不全梗阻征象，即服用大黄、番泻叶等苦寒攻下药物，效不显，后又请某大医院外科专家行第二次手术以解除肠粘连，术后粘连梗阻症状更甚，只好请某中医专家行通腑攻下之法，药后病情不减反甚，来诊，自述腹胀闷痛阵发性绞痛怕冷，大便不通，4～5 日一行，观其面色㿠白，痛苦面容，时值盛夏身穿厚衣，气短声低，头额虚汗。舌淡嫩苔薄白，脉沉细缓涩无力。

中医诊断：便秘，腹痛。

辨证：阳气大损，阴寒凝滞，肠腑不通。

治法：温阳益气，润肠通便。

方药：炙附子 15g（先煎），党参 30g，白术 15g，干姜 6g，炙甘草 10g，炒白芍 15g，肉苁蓉 10g，炒莱菔子 15g，6 剂，以蜂蜜水送服。

二诊：大便已通，腹胀闷痛大减，稍有怕冷，虚汗，前方加桃仁 10g，10 剂。

三诊：诸症均好，续服前方 10 剂善后，嘱勿食生冷，适当摄入狗肉、羊肉等温性食物。

按语：阳气虚衰性便秘，乃大量应用苦寒药物以致便秘，苦寒药易伤中影响脾胃运化，损伤正气，苦性多燥易伤津液，寒性伤阳，都可影响大肠传导而致便秘，故不可久服苦寒药。现在某些医生不晓辨证，一见中焦之证，腑气不通即用通里攻下苦寒之药；治实热便秘尚需中病即止，如以之治虚证便秘必伤人无功。值盛夏而厚衣怕冷可见其虚寒尤甚，虽有腹胀闷痛，然其中满、便结不甚，饮食尚可，可知其标不甚急，缓则治本而专用温阳益气之法，阳气健运，大肠得以温养则便自通。所谓"温则通，寒则凝"是也。

病例3：中气虚衰便秘案

孟某，男，43岁。

便秘3年，初用通便药有效，久之不效，现大便十余日未行，有便感，临厕排不出，口服番泻叶水，肛门用开塞露，均未便，面色㿠白，神疲乏力，腰膝酸软，食少。舌淡苔薄白，脉沉缓无力。

中医诊断：便秘。

辨证：脾肾气虚，大肠传导失职。

治法：补脾肾益气，润肠行气通便。

方药：党参15g，生白术15g，山药15g，黄芪20g，肉苁蓉10g，牛膝10g，当归15g，肉桂1g（冲服），升麻5g，火麻仁10g，枳壳10g，3剂。

嘱家属以一手戴乳胶手套涂润滑液挖出粪便，勿食寒凉食物。

二诊：大便已下，仍有面白，乏力，畏寒之症。舌淡苔白，脉沉迟。前方加杏仁10g，生白术改为20g，6剂。

三诊：大便两日一次，面色见红润，稍有乏力。舌淡红，苔薄白，脉沉。前方去枳壳，加炒莱菔子15g，6剂。

四诊：大便正常，诸症均好，续服前方一月，嘱食芝麻、黑木耳、猪血等润滑食物，勿服寒凉。

　　按语：患者既有面色㿠白、神疲乏力、畏寒肢冷、食少之虚，也有大便十余日未行，有便感，临厕排不出，口服番泻叶水、肛门用开塞露均未便之实，然而其便不干硬，舌脉无热象，故不可用硝、黄等泻下热结之药，以大剂补气药同时用手法取出宿便也是去邪而不伤正之法。润肠通便之药为治疗便秘之常法，吾方中更用肉苁蓉一味，先贤有"秘结之由，除阳明热结之外，则悉由乎肾"之论，粪便的排泄，本是大肠的传化糟粕功能，但与肾的气化有关，如肾阴不足时，可致肠液枯涸而便秘；肾阳虚损时，则气化无权而致阳虚便秘。本案见肾阳气不足之证，故以肉苁蓉补益肾精，温肾益气。本案亦选生白术一味，《医学启源》云白术："除湿益燥，和中益气，温中。"《中药大辞典》更总结其"补脾，益胃，燥湿，和中"之功，治"脾虚、泄泻"。既然白术能止泻除湿，常有用白术治便秘是否有加重便秘之嫌的疑问。

　　白术止泻实源于其健脾强胃之功，脾主运化（运化水谷、水液）、生清，胃主受纳、通降，脾升胃降，脾胃为后天之本，气血生化之源。然脾气虚亦可致大肠传送无力，而成便秘；胃失和降，腑气不通，亦可致大肠传送失职，发为便秘。本案使用白术等补气药即为健脾和胃通便而设。又肺属金合大肠，脾胃属土，喻培土生金之意。我的临床经验，炒白术能补脾止泻，而生白术温脾行滞之力更擅，脾虚中气鼓动无力而致腹胀便秘者，生白术乃不二之选。

（石志超　张奎军）

18. 顽固疑难呃逆案

杨某，男，84岁。

既往脑梗死后遗症史8年，高血压、房颤病史4年，卧床3年。因"支气管肺炎"入院。

入院经中西医抗感染治疗，中医清热宣肺、化痰止咳治疗，肺炎得以控制。但随后即发呃逆之症，医生屡用旋覆代赭汤、丁香柿蒂汤、橘皮竹茹汤、柴胡四逆汤等所谓和胃降逆、理气止呃类方药不效，呃逆日甚，呃呃连声，声短而频，整夜难以入眠，伴胸闷脘胀，烦躁不安，食饮难进。遂邀我会诊，刻诊：患者神清，精神不振，呃声急促而不止，呃哕连续，口干舌燥。舌红干，舌苔薄少花剥，脉细数无力。

中医诊断：呃逆。

辨证：气阴两虚，胃气衰败证。

治法：扶助正气，滋补胃阴，生津养胃止呃之法。

方药：沙参15g，百合20g，石斛10g，麦冬15g，黄精15g，生白术20g，山药20g，白芍15g，炙甘草6g，茯苓15g，内金20g，生晒参10g，陈皮6g。服药2剂，呃逆持续时间明显减少，继服药7剂呃逆缓解。

出院后患者呃逆间歇发作，家属误以此方神效而自行长期服用，服药半年余，药效逐渐减弱。后再次呃逆不止，继服上方治疗，服药即止，少时又呃，再服药又止，停药即发。如此反复，渐发渐重。遂再求治于余，刻诊：呃逆时发时止，呃声低弱无力，气不得续，面色无华，手足欠温，食少困倦。舌淡，苔白，脉沉细弱。于上方去沙参、石斛、麦冬之阴柔滋腻，百合减至15g，加炮姜5g，生黄芪15g。服2剂呃逆大减，又服10剂，呃逆竟愈。随访至今未再发。

按语：详观本案，该患者耄耋之年，年老久病多病，长期卧床，体内气阴虚衰；病呃逆日久，胃阴大伤；前医又屡屡误投以辛散温燥、降逆止呃之品，如旋覆代赭汤、丁香柿蒂汤、橘皮竹茹汤、柴胡四逆汤等所谓和胃降逆、理气止呃类方药，反致耗伤正气，屡竭胃阴；终使气阴衰败，呃逆愈发愈重，经久不愈。故投以养胃益阴之品，使胃阴得复，通降正常，呃逆得止。此即塞因塞用之法，以补开塞。方中沙参、百合、石斛、麦冬、黄精、白芍等甘凉之品性味平和，养胃复阴；补气扶中的山药、人参、白术、茯苓都轻灵味薄，补而不燥，益胃有功，而无损伤胃气之弊；酌加内金、陈皮使补而不滞；佐代赭石一味降逆安冲以求速效，但须中病即止，以防伤正，终令顽疾得愈。但是患者家属窃喜其方神效，则自行服药逾半年余，致阴柔滋腻寒凉碍阳过度，中阳衰败，虚呃频频。二诊时见患者伴有阳虚中寒之象，故于方中酌减阴柔滋腻寒凉之品，再加黄芪、干姜两味温中助阳，使阴有所化，阳有所依，脾胃阳气得复，疾病乃愈。此外，胃主纳食，胃虚则重味难支，故在药物剂量上用量宜轻。

辨证是中医治病的根本和灵魂。治病必求其本，最忌某病用某药、某方治某病等按图索骥的刻板公式。约定俗成地应用了一系列降逆止呃的古代名方，他医多谓治疗呃逆无非旋覆代赭汤、丁香柿蒂汤、橘皮竹茹汤、柴胡四逆汤等类，岂不知本类方药共性是药性辛温香燥，行散燥竭。如系实症新患，或可偶中。然胃喜润恶燥，以通为用，得降则和。久用过用行气药，辛散者耗伤正气，辛燥者助火劫津，使胃气大损，胃津枯竭，更何况本例患者久病阴阳俱损，气阴竭绝，而医者不思辨证，当补反攻，造成虚者更虚。胃之气阴衰竭，必然不能行使通降，故反使呃逆加重。辨证论治得法，顽疾可愈。然患者家属因方效而自行服上述阴柔滋腻之方逾半年余，终致寒凉碍阳过度，中阳衰败，昨日效方，反成今日毒药。正本澄源，扶阳益气，胃气渐复，则顽疾又愈矣。今从整体辨证论治，针对其气阴亏损之病因，或滋阴、或温阳，运用之妙，存乎一心。不专治呃，亦可获良效。并要重视疾病的转化，在疾病的不同阶段采用不同的治疗大法，久病方随证转，不能一成不变。临证论治疑难杂症，尤其是病程较长的慢性疾病，必须从运动变化的观点来认识和处理疾病，随着病情的发生、发展，中医的"证"也必然要发生变化，临证必须在动态中把握"证"的变化，做到法随证变，方随证转，灵活运用，悉悉与病机相符，方能确保疾病的顺利康复。

（石志超　王冬阳）

19. 复发性口疮案（2则）

病例1：阴虚火旺口疮案

陈某，男，60岁。2007年4月2日初诊。

患者口舌溃疡反复发作5年，曾服用维生素、抗生素及清热解毒类中药，疗效不显。近8个月来舌两侧大片破溃，进食困难。来诊时症见：舌边两侧溃烂，右侧尤甚，见大片破溃面，中心凸起，表面见白色糜烂黏膜，红肿疼痛，语言不便，流口水。舌质红，舌苔薄白少津、微花剥，脉细数。

中医诊断：口疮。

辨证：肺胃阴虚，虚火上炎。

治法：滋阴降火，化瘀生新。

方药：玉女煎加减化裁。熟地黄30g，麦冬15g，知母15g，生百合15g，石斛10g，怀牛膝10g，灵芝20g，山药15g，生石膏30g，丹皮10g，蝉蜕10g，䗪虫3g，内金20g，生甘草6g。14剂，每日1剂，水煎，分3次服。

另用自配蛋黄油涂于患部。

4月18日二诊：诉药后口腔疼痛大减，舌边红肿消退，破溃面缩小，继服原方，去丹皮加白芍15g，半月后舌边溃烂面已近全部愈合，红肿消退，继服上方6剂而愈，随访1年未再复发。

病例2：阳衰虚火口疮案

王某，女，63岁。

患口腔溃疡20年余，诊为复发性口腔溃疡，曾长期口服清热解毒药物，效果不明显。2013年7月19日前来就诊。症见：口腔两颊、舌边可见多个溃疡点，表面覆盖淡黄色假膜，周围颜色淡红，自觉灼痛，时轻时重，溃烂面久不愈合，形体消瘦，营养不良，倦怠乏力，饮食不振，面色㿠白。舌体薄，舌质淡红，苔白滑，脉沉弱。

中医诊断：口疮。

辨证：阴阳俱损，虚火上泛。

治法：温肾补脾，导龙入海，引火归原。

方药：金匮肾气丸合十全大补汤加减。熟地黄15g，山药15g，山萸肉6g，茯苓15g，炙附子10g（先煎），肉桂1g（后下），党参20g，白术15g，当归15g，炒白芍20g，百合15g，内金20g，僵蚕15g，炙甘草10g。15剂，每日1剂，水煎，分3次服。嘱忌辛辣、生冷、油腻之品，调畅情志。

半月后复诊，自诉饮食量增加，乏力症状减轻，口腔溃疡基本消失，继服7剂巩固疗效。随访1年未复发。

按语：复发性口腔溃疡属中医"口疮、口糜、口疳"等范畴，临床以口腔黏膜发红、溃烂为特征。本病初起症状较轻，可见口干，不思饮食，食觉无味。若病情发展，可出现口内红肿作痛、灼热感，口有特殊臭味或口甜。现代医学认为其发病机制可能与免疫功能低下、细菌或病毒感染、代谢障碍、维生素缺乏、内分泌异常、消化功能紊乱及精神因素有关。中医认为本病虽发于口腔局部但却与全身脏腑功能失调密切相关，历代医家多从脾胃积热、脾胃气虚、心肝火旺、脾肾虚衰、肝肾阴虚等方面论治。复发性口腔溃疡是一种临床常见的口腔黏膜疾病，通常人们认为是"火气大"所致，常自服牛黄解毒片、牛黄上清丸等药物，临证时，很多医生喜投导赤散、芩连饮等清热解毒、苦寒清下之剂，常不奏效，反耗伤正气，贻误病情。

这两个病例虽然都是虚实夹杂，但辨证不尽相同。

例1患者乃虚实夹杂之患，属肺胃阴虚、虚火上炎之证，适用玉女煎加减。此方出自《景岳全书》，由熟地黄、知母、牛膝、麦冬、石膏组成，对烦热干渴，头痛，牙龈出血等症，设之最宜。方中熟地黄、麦冬、石斛、灵芝、百合滋补阴液；内金、山药、甘草健脾生津；生石膏、丹皮、知母清脾胃虚火；蝉蜕、蟅虫祛邪外出；牛膝一味导热下行；诸药合用，共收壮水之主，滋阴清热，降火祛邪之功，则口疮顽疾自愈。另外，"胃喜润而恶燥"，清热泻火之品药性皆寒凉而多味苦，易伤中影响脾胃运化，且苦燥之剂易伤津液，而使阴虚更甚，病情加重，因此苦寒之剂的应用当慎之又慎。

例2患者，久病体弱，长期服用苦寒药物，戕伤阳气，燥竭阴津，致脾肾阴阳俱损，下焦阴寒内盛，逼迫浮阳上越。此类患者临床常表现恶寒喜暖，倦卧乏力，大便溏薄。查体：口腔溃疡面泛白，往往无红肿热痛。治疗总则宜扶正固本，引火归原；方药用金匮肾气丸合十全大补汤加减，以收燮理阴阳、扶正祛邪之效。方中以阴阳并调、气血双补药物为基础，更取附子、肉桂益火之源，导龙入海，引火下行，治疗阳虚所致口舌生疮，效果显著。尚需注意，应用附子、肉桂时一定要注意用量用法，附子一定要先煎，且时间最好不少于1小时；肉桂常用量宜少，一沸即可，否则易致温燥。

（石志超　安照华）

20.顽固性糖尿病案

侯某，女，47岁，职员。

患者病消渴十余年，初发时以口渴多饮、多食、多尿、消瘦等见症为主证，化验显示血糖、尿糖均高，诊为"糖尿病"。十余年来，数发酮症酸中毒，多经中西医药治疗，症情时轻时重，终未能愈。近一年来，病情发作益甚，自述过去服用有疗效的一些中药，现在也大多无效，有些中药服用后尚有排尿窘困、腹胀滑泄、倦怠乏力等副作用。

诊见面色晦暗虚浮，耳轮干枯，毛发少泽，口燥多饮，腹满，食量中等，尿频多而混浊，夜尿尤多，每排尿时感觉困难，需用双手揉按小腹，才可排出，倦怠耳鸣，双目干涩，视物昏花，腰痛较重，双下肢浮肿而凉，双踝处指压痕（＋），大便时干时溏。舌暗淡略大，苔白干，脉沉细缓无力，两尺尤甚。检血糖 13.2mmol/L，尿糖（＋＋＋）。患者十余年来服药数百剂，多留有药方，索而观之，皆为治疗消渴常用之寒下、清热、滋阴、涩尿药物，偶有阳药者，尚不及十分之一。

西医诊断：2型糖尿病。

辨证：久病正虚，阴损及阳，更兼久用寒凉，脾肾阳气大伤。

治法：温阳补气，益阴配阳。

方药：炮附子10g（先煎），桂枝10g，肉桂2g（后下），人参5g（另炖），黄芪15g，熟地黄30g，山药20g，山萸肉15g，苍术10g，枸杞10g，茯苓15g，知母10g，黄精40g，丹参15g，红花3g。余降糖西药继服，服药期间，症情日见好转，前后加减服药四十余剂，临床症状好转且稳定，检血糖、尿糖均在正常范围，嘱其定期复查，继服中药调理善后。一年后见之，喜言精力尚佳，病情好转且稳定。

按语：本例消渴，久病正伤，阴损及阳之象早露端倪，而他医多谓消渴乃燥热阴亏之症，遣方或白虎、承气，或玉泉、六味，极尽苦寒泻火、滋腻清润之辈，终至脾肾阳气俱损，阳和之气备受戕伤，而"五脏之伤，穷必及肾"，命门火衰，阴阳亏竭，变证丛生，症几不治。笔者学医之初，泥常忘变，按图索骥，治消渴唯知清润之法，历犯此戒，每忆及此犹有愧容。本患诚如《张氏医通》所言："渴家误作火治，凉药乱投，促人生命。"《证治汇补》曰："过用苦寒，久成中满之证，所谓上热未除，中寒复起也。"治当益火之源，光复阳气，更佐壮水之品，坎离既济。方中附、桂温阳暖肾，微微生火；人参大补元气，培本温阳，且"补后天之气无如人参，补先天之气无如附子，二药相须，用之得当，则能瞬息化气于乌有之乡，顷刻生阳于命门之内"（《删补名医方论》），余药宗六味意而投之，以期益阴配阳，收阴阳并补之功；再辅黄精、黄芪以益气，入丹参、红花而生新，终起沉疴，而获显效。

21.糖尿病案

王某，女，50岁。初诊时间为2007年6月20日。

患者自述2年前体检时发现空腹血糖9.2mmol/L，甘油三酯1.90mmol/L，总胆固醇6.0mmol/L，诊断为"2型糖尿病，高脂血症"。医生建议系统治疗，但患者未介意。现患者素体肥胖，食欲旺盛，多食易饥，口干渴喜饮，倦怠乏力，四肢末梢偶尔麻木不仁。大便略干，小便频数而多尿。舌淡白体胖大，质隐青，舌面少津，脉沉弱。

中医诊断：消渴。

西医诊断：2型糖尿病，高脂血症。

辨证：气阴两伤，脂浊内蕴，脉络瘀滞。

治法：气阴双补，祛脂化浊，活血通络。

方药：僵蚕15g，玄参20g，黄精20g，生地黄15g，麦冬15g，山药30g，太子参30g，丹参15g，红花10g，鸡内金15g，焦山楂15g，五味子6g。

半个月后复诊：化验空腹血糖8.6mmol/L，体力明显好转，口干渴亦不明显，大便通畅，小便次数减少，但食欲仍然比较亢进，多食而易饥。前方改黄精40g，生地黄40g。

1个月后第二次复诊：化验空腹血糖7.5mmol/L，自觉身体轻快许多，四肢末梢麻木感也逐渐消失，饥饿感明显缓解，胃脘时觉饱胀。以前方为基础，加减治疗两个月后，临床症状基本消失，而且体重也下降了 3kg。空腹血糖 7.1mmol/L，甘油三酯 1.50mmol/L，总胆固醇 4.3mmol/L。继以院内验方"糖脂消胶囊"善后调理。

按语：糖尿病中医古称为"消渴"，是一类慢性终身性疾病，古往今来，治消之方，丰富多彩。我们治疗消渴，在辨证论治的基础上，每喜用僵蚕，本品辛咸，性平，无毒，原本用于祛风通络、化痰散结，然据临床报道及我们多年来的临床经验，僵蚕有着较好的益精解毒，升清化浊，通络散结之功，以血肉有情之身，补精气至虚至损，以虫药善行之体，畅荣脏腑寓补于通，培本固元，益气生津，于平淡之中而见神奇，实为治消渴至善妙药。现代医学研究，内服僵蚕具有较好的降糖功效，我们经过大量的临证观察确有良效，对血糖、尿糖均有明显的降低作用，患者可自觉症状消失，全身有力，精神状态显著好转，因此每喜辨病用药而应用僵蚕。再辅以山药、太子参补气扶正，玄参、黄精、生地黄、麦冬、五味子滋阴生津；佐以丹参、红花活血通络，化浊生新；鸡内金、焦山楂祛脂化浊，消积和胃；诸药协同，共收卓效。

临证可加减变化：①瘀重可加水蛭 1～3g 冲服。②欲增强治消之力可加蚕茧 10g，蚕砂 15g，《本草纲目》记载："蚕茧，方书多用，而诸家本草并不言及，诚缺文也。"又记载，"煮汤治消渴，古方甚称之。"丹溪朱氏言此物"能泻膀胱中相火，引清气上朝于口，故能止渴也"。③肾虚加覆盆子 15g，首乌 15g。
④口渴及实热甚可酌加知母 25g。⑤酮症加干姜 3g 或细辛 3g，
辛能胜酸之类药皆可选用。⑥冬令可用生黄芪 30g，加强其补
气温阳的作用。糖尿病日久会出现末梢神经病变，而僵蚕具有
良好的通络散结的作用，取其虫蚁搜剔、通络追拔之性，又能
化瘀通络，善逐恶血死血以生新，而不伤正气。另外，关于糖
尿病的发病机制，现在有一种观点认为糖尿病常继发于病毒感
染之后，而僵蚕又有非常明确的抗菌、抗病毒疗效，同时也在
另外一个角度诠释了僵蚕治疗糖尿病的较佳疗效。巩固治疗可
采用"糖脂消胶囊"（僵蚕、蚕茧、水蛭、黄精、鸡内金等）
是我的经验方，已经获得辽宁省中成药制剂批号（辽药制字
Z05020090 号）。稳定期可以配合降糖西药长期服用，或可以作
为汤剂之后的善后调理。此方消补兼施，清温并用，辨证与辨
病相结合，充分反映出我们治疗消渴的一贯论点，近年来经过
数千例患者的临床验证，对糖尿病及其并发症的防治屡获良效。

（石志超　石鉴泉）

22.糖尿病兼体质严重虚衰案

于某，男，68岁，2018年9月8日初诊。

身体羸弱半年，加重伴多汗1个月。

患者既往有2型糖尿病病史15年，应用胰岛素控制，血糖控制较好，自诉近半年出现身体羸弱，周身怕凉，尤以后背、两足为重，多汗，动则大汗气短，需卧床休息方能缓解，于省内遍访中医，收效甚微，渐致口腔生疮，走路需要搀扶，前医云此为虚不受补的虚劳重症，需常年使用补品才能改变体质，转危为安，病家十分焦虑，唯恐用药膳食之补力不够，平素常服人参、黄芪温补阳气，自服肾气丸、补中益气丸等药，见病愈重而症愈虚。现症见：精神萎靡，形体消瘦，乏力、气短懒言，动则喘息、气短，大汗，头汗为主，自觉后背、手脚冷，口腔溃疡，大便干，小便黄，纳可，少寐。舌质暗红，舌苔干而少津，脉弦滑大，尺脉稍弱。

中医诊断：虚劳，消渴。

辨证：气阴两虚，内热郁闭，炅则气泄。

治法：补气益阴，交通阴阳，清化郁热。

方药：太子参20g，炒扁豆30g，山药30g，炒白芍20g，生地黄30g，麦冬15g，石斛20g，丹参15g，牛膝15g，焦栀子 15g，盐黄柏 10g，枳实 10g，内金 30g，甘草 15g。7 剂。

9 月 15 日二诊：自诉汗出明显减少，体倦依然，但走路不喘，走路面不红，心不悸动，愿意在家人搀扶下活动，阳热渐收，瘀积渐化，可增加补中益气之力，佐以疏肝消导，因前方药价稍昂而药力偏弱之故，减去太子参，加党参 30g，生白术30g，生麦芽 30g。7 剂。

9 月 22 日三诊：体力渐佳，大便稍干，口疮渐收，寐渐安。舌红，脉略弦滑。前方去扁豆、焦栀子，加当归 15g。7 剂。

9 月 27 日四诊：诸症大有改观，患者自诉在我处诊疗中药投之于己，可以受补，体力精神爽健，走路不需要搀扶，可进行适度锻炼，口疮已愈，纳食夜眠均可，小便转清，大便每日一行。舌略红，脉缓和。予中成药六味地黄丸及参苓白术散善后。

按语：关于虚劳之症，《诸病源候论》中对五劳、六极、七伤做了具体说明。临症之中，患者多见虚弱、倦极、乏力、多汗等一派气虚征象，结合西医，又多有多年慢性基础病病史，医生见此情形，虚损所致，则以"虚则补之"之原则施治本无非议，极愿意应用人参、肉桂、黄芪等补气温阳之品，可是每每应用补气药后气虚之象不见好转，反见加重，甚则愈补愈虚，症状转甚，十分疑惑，常认为此乃中医常说的久病虚劳，虚不受补是也，实为大谬。

盖此为《素问·举痛论》所说"炅则气泄"即热则气泄之故，炅则腠理开，荣卫通，汗大泄，故气泄。大汗则伤人阳气，卫表更加失于封固，气泄津随，终成脱竭之势，那么久病之人，虚弱至此，热从何来，结合当今体质，生活方式和膳食结构的改变，今人偏嗜辛辣、熏烤等厚味食品，房劳无度，起居无定，忧心劳神，正气削乏，人多不察。详究病史，多数患者有久病成医，嗜补不断，久服枸杞、黄芪、参茸、姜汤为所谓药膳，却不见症状改善者，岂不知《本草经疏》言辛热耗散之品"气虚血弱之人，切勿沾唇"之理。凡此种种，明伤暗耗，郁火、虚火愈炽，终成积热于内，虚弱于外的特有体质，而不为大多数医者所查，虽于部分患者舌诊中可见舌暗红、少津或者等积热之象，但结合患者久病、虚弱动则大汗淋漓、心慌气短、脉虚大等状况，甚则部分患者出现手足厥冷等阳厥假寒象，多施以温补之法，症反加重。

"虚则补之"是临床大法！所谓虚不受补在临床中也似常能见到，但其根源还在于补非得法。此类虚劳，尤以气虚为多，症状如倦怠乏力、气少懒言、虚汗不止、心悸气短、或兼肢寒畏冷，且往往还能见到尤以某个局部凉冷更甚，如下肢、后背等。我治疗此类病症在临床上认证时，大多时候也是需要自己通过四诊进行进一步辨识病证的本质。如望诊，即使患者没有非常明显的面赤等内热火亢之象，往往也有面色发暗淡或晦滞之象。舌质往往偏实证为多，如舌质致密、暗红或隐紫等；如舌红而干就更好辨识了。闻诊往往说话声音较响（偏大声），或口中气味较重等。患者往往还有尿黄灼热，秽气味较大等（但这些往往是患者的自述或医生问出来的，已经不属闻诊范畴）。切诊时脉象总体多偏实者为多，如数、滑、弦长有力、或重按有力等。当然，证症不可能那么典型、那么完备，其典型的体征有一二即可，当然也还需综合判断。

而观"炅则气泄"之虚劳特有之征象：①有（内）火烤（外）日晒之因，有积热炎上之象；②火郁于内，发泄于外，又见气阴两虚之脱竭之证；③多兼瘀积化热之病机。

我治疗此类虚劳患者，常师其意不泥其古方，即所谓古人立方，示之以法，用药剑走轻灵，气阴双调，以清补为其宗旨，兼化郁积之浊热，常常于平淡之中见神奇。

患者久病消渴，本为阴虚燥热之体，前医用附子、肉桂、人参，无异乎于体内炙烤，又有黄芪、生姜等热药于上于外发散阳气，再加上病久医过之耗气伤津，愈补愈脱，愈虚愈补之恶性循环。而致大虚之表象，以气阴双调，兼清泄内热，实为不降火而降气，气顺则火降，火降则气清，阴平阳秘，气阴自能封固，体渐康壮。

中医学对虚劳论治有着丰富和成熟的经验，应用得当，可使少益壮，老弥坚，病者康，康者寿。故临证补虚疗损颇多发微，审证求因、辨病求本。

今人"昼劳于神，夜劳于心，房劳过度，起居无常"，皆伤人阴血，还有饮食偏嗜辛辣，多服温热之药膳食饵，耗散气血，多燥热之患。中医也要与时俱进，以古法为纲，尊古不泥古，在继承的基础上创新是大势所趋。若不如此，则成"屡有医者，囿于常理，弗思灵活辨证，标本不辨，每致舍本逐末，南辕北辙"事与愿违之结局，最后草草以虚不受补搪塞患者，而不自知，终至小恙变为顽疾，后患无穷，此为医家之大过也。

（石志超　刘涌涛）

23.多发性脂肪瘤案

乌某，男，47岁。

5年前发现腹部及后腰背皮肤长了30多个蚕豆大小的肉疙瘩，起初并不在意，继而疙瘩愈生愈多，延及周身，已达百余个，并不断长大，触之疼痛不适。伴见胸闷气短，头痛眩晕，倦怠乏力，头颈部易出虚汗，曾服大量活血祛脂中西药不效，来诊时查体见：胸、腹、腰、背、四肢散发有上百个皮下肿物，大者如鸽蛋，小者如蚕豆，推之活动，按之稍硬并有压痛。舌淡红隐紫而胖大，苔白厚腻，脉弦缓略滑。经病理检查，确诊为"多发性脂肪瘤"。

西医诊断：多发性脂肪瘤。

辨证：脾肾正气不足，痰浊瘀血结滞。

治法：化痰逐瘀，软坚散结。

方药：虻虫6g，土鳖虫6g，红花10g，桂枝10g，鸡血藤30g，当归15g，丹参15g，生牡蛎30g，生黄芪30g，生白术20g，茯苓15g，半夏6g，焦山楂15g。

服前方30余剂，觉皮下疙瘩明显变软缩小，部分结节消失。前药中鹄，继按前法方药加减调治，气虚证候较显时加党参、山药，为增化瘀之力加地龙、桃仁。共服本方4个月余，全身皮下脂肪瘤消失，仅下肢有 3 个较大的瘤体，尚有少许残壁，而后改服祛脂化瘀片（为我院院内制剂，获辽宁省卫生厅药政处批号：辽药制字 Z05020074 号。主要组成：水蛭、灵芝、黄精、当归、红花、泽泻等。）以为善后调理。而后随访，至今五年未复发。

按语：本病属临床少见疑难杂症，属中医"多发性脂瘤""痰核"范畴，多由先天禀赋不足，后天运养失常，血气精津失其健运，痰浊瘀血阻滞皮表肌腠所致。因其久病入络，痰瘀胶结，故寻常草木之品很难奏功。今以虻虫破瘀散结，搜剔死血，《本草经正宗》言其："散脏腑宿血结积有效也。"土鳖虫活血逐瘀，通经活络，共为主药，以治痰核死血瘀结之主证。再辅以红花、当归、鸡血藤、桂枝等药养血通络，生新化瘀；牡蛎、半夏、茯苓、焦山楂祛痰化浊散结；黄芪、白术补气合营，扶正祛邪。终始"痰核"顽疾得以痊愈。

（石志超　石鉴泉）

24.糖尿病、周围神经病变案

董某，女，68 岁，瓦房店市轴承厂退休工人。

患者 10 年前因为多食易饥、口渴、多饮、多尿而就诊于瓦房店市中心医院，化验血糖介于 18 ～ 22mmol/L，确诊为 2 型糖尿病，先后口服多种降糖药均出现继发性失效。近 3 年来改用胰岛素皮下注射，每日用量达 50U，并且配合口服二甲双胍 50mg，每日 3 次，血糖仍波动在 10 ～ 15mmol/L，甘油三酯 2.7mmol/L，总胆固醇 9.2mmol/L。为求进一步治疗而求诊于中医。患者素体肥胖，食欲旺盛，多食易饥，口干渴喜饮，倦怠乏力，畏寒喜暖，四肢末端麻木疼痛，大便略干，小便频数而多尿。舌淡白体胖大，质隐青，舌面少津，脉沉弱。

西医诊断：2 型糖尿病，周围神经病变。

中医诊断：消渴，血痹，虚劳。

辨证：阴阳两伤，脂浊内蕴，脉络瘀滞。

治法：阴阳双补，祛脂化浊，活血通络。

方药：制附子 10g（先煎），肉桂 1g（后下），黄芪 30g，生地黄 30g，苍术 10g，玄参 15g，僵蚕 15g，蚕茧 10g，知母 30g，黄精 20g，石斛 15g，丹参 15g，红花 15g，鸡内金 15g。

半月后复诊，化验空腹血糖 8.6mmol/L，体力明显好转，口干渴亦不甚明显，大便通畅，小便次数减少，但食欲仍然比较亢进，多食而易饥。改黄精40g、生地黄40g、制附子15g（先煎）。

1个月后第2次复诊，化验空腹血糖7.8mmol/L，自觉身体轻快许多，四肢末梢麻木疼痛也逐渐减轻，饥饿感明显缓解，胃脘时觉饱胀。以前方为基础，加减治疗3个月后临床症状缓解，而且体重也下降了3kg。化验空腹血糖7.2mmol/L，甘油三酯1.5mmol/L，总胆固醇4.2mmol/L。继以"糖脂消胶囊"巩固治疗。

按语：此例患者为老年女性，年逾花甲，消渴日久，致阴阳两虚兼夹脂浊、瘀滞。治疗上予以阴阳双补、祛脂化浊、活血通络之法。方中附子、肉桂引火下行，黄芪温阳益气，生地黄、知母滋阴清热。黄精、石斛为滋阴妙品，对治疗阴虚火旺、津不上承所致口干，阴虚肠燥所致便秘常有意想不到的功效，而此类药物性质呆滞、黏腻，容易产生饱胀感，又恰好能够通过抑制患者的食欲而达到降低血糖的作用。内金一味消除食积胃火，又能理气醒脾，以防进补妨运之弊。玄参、苍术为降糖药对，僵蚕、蚕茧具有较好的降糖功效。丹参、红花活血通络祛脂，符合我们治疗消渴活血之法贯穿始终的宗旨。诸药合用，则顽症可控，疗效喜人。

本病除药物治疗外，注意生活调摄也具有十分重要的意义。正如《儒门事亲·三消之说当从火断》曰："不减滋味，不戒嗜欲，不节喜怒，病已而复作。能从此三者，消渴亦不足忧矣。"

其中，尤其是节制饮食，加强运动具有基础治疗的重要作用。在保证机体合理需要的情况下，应限制主食、油脂的摄入，定时定量进餐。戒烟酒、浓茶及咖啡等。保持情志平和，制订并实施有规律的生活起居制度。

（石志超　李享辉）

25. 食管癌案

曲某，男，65岁，某机关干部。2001年7月5日初诊。

患者平素嗜食辛辣厚味，已患慢性浅表萎缩性胃炎十余年，间断服用中西医各种胃药，症状时轻时重，一直未予以重视。近一个月来因为情绪波动，胃脘胀痛明显，而且吞咽食物出现困难，并呈进行性加重，身体逐渐消瘦，方引起重视。经大连市友谊医院胃镜及病理检查确诊为"食管癌、贲门癌"并"慢性浅表萎缩性胃炎"。来诊时症见：进食时胸骨后有轻微不适或疼痛，疼痛较短暂，有时仅持续几秒钟。吃粗、热或刺激性食物时，疼痛加重或持续时间延长。伴有食管内异物感，感觉食管内好像有残存饭粒、菜屑黏附在食管壁上，吞咽时经常嗳气，精神不振，面色萎黄，形体消瘦，胃脘胸膈胀满，吞咽固体食物困难，进流食尚可，大便干结。舌红，苔黄腻少津，脉弦细。

西医诊断：食管癌、贲门癌，慢性浅表萎缩性胃炎。

中医诊断：噎膈，胃痞。

辨证：痰瘀毒结，气阴两伤。

治法：解毒散结，益气滋阴。

方药：守宫10g，僵蚕15g，生百合20g，麦冬15g，生地黄15g，玄参15g，瓜蒌仁15g，半夏10g，桃仁10g，生白术

30g，炒莱菔子 15g。每日 1 剂，水煎服。

守宫研细粉，炼蜜为丸，缓缓含化，每日 6 丸（每丸约含生药 1g）。

7 月 20 日二诊：大便通畅，吞咽食物也觉顺畅一些，余症如前。前方药减炒莱菔子，加玉竹 15g，鸡内金 15g；守宫蜜丸改为每日 8 丸。

8 月 20 日三诊：吞咽困难明显缓解，进软食已经无大碍，胃脘胸膈稍有饱胀感。舌红，苔薄黄，脉弦缓。前方药加佛手 10g，坚持每日以守宫蜜丸 8 丸为主治，再以前方增减治疗。半年后，经胃镜证实局部肿物已经消散，仅余慢性浅表性胃炎。

按语：食管癌、贲门癌是常见的消化道肿瘤之一，多由于饮食不节，情志因素干扰，导致脾胃气机失和，痰浊瘀毒结聚局部而成噎膈之顽疾。方中以守宫、僵蚕为主药，守宫散结解毒、通络止痛，适用于瘰疬恶疮等症，国医大师朱良春认为守宫能通络起废，解毒消坚，曾创制利膈散，治疗晚期食管癌有一定疗效（其处方组成为：守宫、全蝎、蜂房、僵蚕、煅赭石各 30g，研极细末，每服 4g，日 2～3 次，有宽膈削瘤、降逆之功，缓解梗阻，延长存活期，部分食管狭窄减轻或癌灶消失）；僵蚕性味咸、辛，功能祛风解毒、化痰散结，临床适用于咽痛、痰核、瘰疬、颌下淋巴结炎等诸多结滞蕴毒之患，《玉楸药解》言其可"活络通经，祛风开痹"。佐以生百合、麦冬、生地黄、玄参滋阴润燥、缓急解痉；瓜蒌仁、半夏、桃仁、炒莱菔子宽胸化痰、解郁散结；生白术、炙甘草益气养胃、扶正固本。共收解毒散结，益气滋阴之效。

又守宫味咸，性寒，最具攻毒散结之功。临床显示对食道癌及贲门癌等具有较好的疗效，然用于大队汤剂之中，一般剂量则显病重药轻，超常剂量又畏其毒性致害。食道最近口腔，贲门又乃胃之上口，离口腔较近，今以守宫研粉，炼蜜为丸，缓缓含化，可以使药力直达病灶，就近祛邪，而不伤及无过之地。可谓量少功多，剂微效著。用蜜为丸之意，一者，作为赋形剂，便于含服，利于贮存；二者，缓和守宫峻烈之性；三者，可以使药物黏附于病灶局部，充分发挥药力。

关于守宫毒副作用方面，历代多有记载壁虎性味咸寒，有小毒，现代书籍文献有关壁虎的性味大都延续古代本草的说法，但在毒性方面很少见有报道，仅张培元等研究报道了含壁虎的复方"乌龙散"导致过敏性肺泡炎 1 例的案例，他认为可能是壁虎的异性动物蛋白作为抗原所致，也可能是药物和蛋白一起触发过敏反应抗原，刺激宿主免疫系统所致。壁虎虽然含有与马蜂毒相似的有毒物质，但毒性甚小。大量临床实践证明只要掌握好它的适应证，注意其计量和用法以及患者体质方面的影响，壁虎的毒副作用是可以减轻或避免的。

26.顽固性身冷不愈之阳厥案

张某，男，49岁。2016年1月6日初诊。

患者1年前自觉双腿寒凉，继之逐渐加重，不能忍受。入冬后双腿以下寒冷如冰，穿棉裤与护膝亦不能解。夜间尤甚，彻夜难寐。平素常服姜汤祛寒，自服金匮肾气丸、壮腰补肾丸等中成药，而病愈重。1年来，多次求诊于各院中西医，均不效。西医检查所见：肝功、血糖、心电图、下肢动静脉彩超均正常，血脂示TG 4.68mmol/L，神经系统查体未见异常。西医束手，考虑自主神经功能紊乱。朋友多年，某日偶遇，求助于我，观其近年所服中药方，均予温热祛寒，补肾壮腰之剂，附子用量逐渐应用多至30g。难道患者形体壮实，附子等辛热之药剂量不足，岂非还应再加量？如量不足，亦能改善一丝。百思不得解，特请家师石志超先生会诊。临证见：上穿薄衣，下覆棉裤。自述腿寒难耐，但触诊双腿肤温如常，声音洪亮，唇干口燥。舌质暗红，舌苔薄白干而少津，脉弦缓略滑，沉取有力。家师石志超先生仔细询问，更进一步了解到，患者长期自行服用姜汤等温热驱寒之品，屡屡求医又因病发厥寒，遣方用药皆为温阳散寒、回阳救逆之品。又诊舌苔脉象实为热象而非寒故。再详究病史，平素多应酬，嗜酒多年，平素不畏寒凉，洗澡非冷水不快。

中医诊断：阳厥。

辨证：热邪郁闭，热越深而厥越深。

治法：调和疏通，敛阴泄热。

方药：柴胡 10g，牛膝 15g，枳实 10g，丹参 15g，泽泻 20g，茯苓 15g，葛根 10g，炒白芍 20g，旱莲草 30g，内金 30g，炒扁豆 30g，山药 30g，炙甘草 15g。每日 1 剂，水煎温服，3 剂而瘥。

按语：《伤寒论》有"凡阴阳之气不相顺接便为厥；厥者，手足逆冷是也"之论。今见患者平素体健长期酗酒嗜辛，内热壅滞，日久郁滞化热，热邪郁闭于内，阻遏阳道，阳气不达四末，阴阳逆乱，脏腑之气与四末之气不相交通，故见双腿寒凉如冰。而论治之时，医者每被患者主诉及病情假象所误导，遣方用药皆为头痛医头、脚痛医脚之类，终至小恙变为顽疾。今临证之时，当以寒温并用，补泻兼施之"和法"论治；方用四逆散合血府逐瘀汤，且久病入络，当活血通络，并根据患者的病情特点灵活加入补脾消积，化湿解酒毒之品，药证合拍，故效如桴鼓。

诊后体会：①辨证论治是中医临床活的灵魂。临床最忌某病用某药、某方治某病等按图索骥的刻板公式，否则必误诊误治，病亦难愈。本病例中医治病论治之始即头痛医头，按图索骥，遣方用药因为没有辨证，故所用药物与病机完全背离，则南辕北辙，越用热药祛寒，内热郁闭越甚，阴阳之气越加不相顺接畅通，终致"热越深而厥越深"。此乃为表浅假象所蒙蔽。②还有一得，本病例在病史追溯中，还有深刻体会。我们在诊疗过程中可以反复看到，患者年富力强，营养过剩，又从未患何明确的重大疾病，怎么可能有这么大的寒气？更何况，详细询问历次的治疗经过，又反复服了那么多的温阳散寒热药，自己还不停地喝姜汤驱寒。这么治疗还屡治不效，寒证反而还越来越甚，怎么可能？更何况诊脉弦滑，沉取有力，已经提示内热郁闭之象，故临床见到这类情况一定要多思考。现在我们的医生经常被患者的主诉所误导，其根源还是忽略了辨证论治。

（石志超　王达）

27.重度脂肪肝，高脂血症案

王某，男，48岁，某企业干部。

患者平素饮食不节，嗜食肥甘厚味，形体肥胖，10年前出现脂肪肝，多处求医，疗效不显，一周前于门诊化验甘油三酯12.1mmol/L，总胆固醇9.8mmol/L，全血黏度增高。腹部彩超提示重度脂肪肝。为求进一步治疗而求诊于中医，来诊时患者肥胖，食欲旺盛，嗜酒，多食易饥，时有腹胀，右胁部不适，口苦，倦怠乏力，大便略溏。舌淡紫体胖大，舌苔白腻，脉沉滑。

西医诊断：重度脂肪肝，高脂血症，肥胖病。

辨证：气阴两虚，兼夹痰瘀脂浊。

治法：轻身益气，滋阴生精，祛脂化浊。

方药：黄精30g，灵芝20g，首乌15g，生地黄20g，玉竹15g，葛根15g，水蛭6g，胆星6g，焦山楂30g，山药3g，柴胡6g，丹参15g，红花10g。每日1剂，水煎服，嘱清淡饮食，加强运动。

1个月后复诊：化验甘油三酯7.6mmol/L，总胆固醇7.8mmol/L。体力明显好转，口干渴亦不甚明显，大便次数减少，但食欲仍然比较亢进，多食而易饥。改黄精40g。

2 个月后第二次复诊：化验甘油三酯 5.8mmol/L，总胆固醇 5.8 mmol/L。腹部彩超提示轻度脂肪肝。自觉身体轻快许多，体力增强，饥饿感明显缓解，胃脘时觉饱胀。以前方为基础，加减治疗 3 个月后临床症状缓解，而且体重也下降了 5kg。化验甘油三酯 2.5mmol/L，总胆固醇 4.2mmol/L。腹部彩超提示轻度脂肪肝。继以"祛脂化瘀丸"口服巩固治疗。

按语：此例患者为中年男性，年近半百，平素嗜食肥甘厚味，致脾肾两虚兼夹痰瘀脂浊。治疗上予以补益脾肾、祛脂化浊、活血通络之法。方中山楂、内金化饮食，消积滞。水蛭逐瘀血，祛旧邪。山药健脾，牛膝补肾，葛根解酒醒脾。黄精、灵芝有补益强壮，轻身之功，助主药清身养正益气。而此类药物性质呆滞、黏腻，容易产生饱胀感，又恰好可以起到抑制患者食欲的作用。丹参、红花活血通络祛脂。柴胡可引诸药直达肝脉，为方中使药。诸药合用，相辅相成，痰瘀脂浊得去，正气康复，肝脉得养，高脂血症，脂肪肝顽疾可愈。

（石志超　李享辉）

28.胆囊炎、胆结石案

刁某，女，66岁。2008年6月初诊。

患者右胁胀痛，时有阵发绞痛，现症见不欲饮食，厌油腻，伴嗳气，反酸，口干舌燥，神疲乏力，大便干，2日一行。舌红苔薄白，脉沉弦细。B超检查示：胆囊炎，胆结石。追溯病史患者曾久服利胆药，因利湿退黄药药性多苦寒，易伤阳伤阴，故辨证论治时应考虑以扶正为要。

西医诊断：胆囊炎、胆结石。

中医诊断：胆胀。

辨证：气阴不足，肝胆郁滞。

治疗：滋阴益气，养胆排石。

方药：柴胡6g，黄芩10g，半夏3g，郁金10g，金钱草20g，大黄10g（包煎），党参30g，生白术20g，山药20g，炙甘草15g，麦冬15g，百合15g，白芍15g，灵芝15g，鸡内金50g。14剂，每日1剂，水煎服。

复诊：患者自述服上药后右胁及上腹胀痛明显减轻，反酸、口苦消失，饮食量增加，大便调，日一行。舌红苔薄白脉细。根据药后情况决定调整方药为：去金钱草和大黄，加琥珀3g，14剂。后复诊患者诉右胁及上腹胀满基本消失，饮食、大便均正常，继益气滋阴，养胆疏肝治疗。

按语：胆胀是临床的常见病证，本病病机主要是气滞、湿热、胆石、瘀血等导致胆腑气郁，胆失通降。病位在胆腑。临床上应与胃痛、真心痛等病证相鉴别。我们辨证上以八纲虚实为基础、六经辨证为要点，少阳证为主，"实则阳明，虚则太阴"，以少阳—太阴合病辨证。胆胀的治疗原则为补虚扶正祛邪，利胆与养胆并重。因为利胆药多泻下通腹、清热燥湿、行气宽胸、利湿退黄之品，药性苦寒或辛温香燥，易伤脾胃，易耗气伤阴，致气血津液损伤。中医强调以顾护正气为本，但临床上每多可见辨证不明虚实，用药妄施攻伐的情况。《顾氏医镜》云："实而误补，固必增邪，犹可解救；虚而误攻，正气忽去，莫可挽回。"故利胆的同时牢记养胆尤显重要。胆属阳属木，和肝内寄"相火"，病理上容易产生"火"的征象，宜选补阴补血的药物；胆主要的生理功能是贮藏和排泄胆汁，气的固摄作用可以防止其无故流失，宜选补气的药物。

本病例方药以少阳证小柴胡汤为基础方。柴胡性升散，古有"柴胡劫肝阴"之说，慎予柴胡6g；黄芩苦寒，清泄少阳之热，与柴胡相配伍，一轻一散，共解少阳之邪；半夏和胃降逆止呕，性辛温而燥，故慎予3g；大黄单包，水煎后下，酌量轻用以腹泻为度，行气消痞；加鸡内金、郁金、金钱草以排石化石。方中重用鸡内金，其味甘，性平，具有健胃消食，化积排石等作用。《医学衷中参西录》记载："鸡内金，鸡之脾胃也，其中原含有稀盐酸，故其味酸而性微温，中有瓷、石、铜、铁皆能消化，其善化瘀积可知。"胆位于中焦，贮藏排泄胆汁。胆腑通畅，贮存和排泄胆汁的功能才能正常进行；胆腑阻塞不通，必然会导致胆汁排泄不畅。鸡内金消化瘀积，使胆汁排泄畅达，消化功能就正常，亦能运化药力，为利胆之要药。《灵枢·百病始生》谓："风雨寒热不得虚，邪不能独伤人。"因此在治疗的过程祛邪不能离开扶正。片面地祛邪往往会攻伐太过而损伤正气，影响患者的抵抗能力。方中党参、白术、山药、炙甘草、麦冬、百合、白芍、灵芝益气养阴，滋补精血。诸多味补益药的应用，重在调理脏腑亏损、气血阴阳不足，令祛邪不忘顾其本也。

　　临床当充分辨传变，据虚实而施治，辨证充分才能有正确的治疗。清利之品耗伤正气，久服利胆药者乃本虚标实之证，治疗上应以顾护正气、以补为上。《内经》告诫"勿虚虚，勿实实，补不足，损有余"，尤当以"虚虚"为戒。

（石志超　石鉴泉）

29.胆囊炎兼发热不愈案

王某，女，72岁。2019年2月8日初诊。

间断右上腹部疼痛伴发热半年余，加重半月。

患者既往有2型糖尿病病史20年，应用胰岛素控制，血糖控制不稳定，波动于7～10mmol/L。半年前于饮食油腻食物后出现右上腹部疼痛，伴恶心呕吐，发热，体温可至39.2℃，寒战，就诊于大医附属三院外科，查血细胞分析：白细胞14.55×10^9/L，中性粒细胞0.8，淋巴细胞百分比14.84%，红细胞3.54×10^{12}/L。腹部彩超：胆囊泥沙样结石，部分融合。诊断为"胆囊炎、胆石症、糖尿病"。联合应用头孢菌素与奥硝唑抗感染治疗后，症状改善出院。后症状间断反复出现，一有腹痛、发热，就去医院、诊所应用抗生素治疗，见精神情绪焦虑，右上腹常隐痛，食欲不振，半月前腹痛再发，西医建议手术切除胆囊，患者因高年体弱且久患糖尿病，唯恐切口不愈合，予以拒绝。于外院某中医处开具消炎利胆片，胆宁胶囊，大柴胡汤合四金排石汤等均以柴胡、大黄为主的中药口服治疗，服后腹泻、乏力，腹痛隐隐，低热不退，遂来我处求为诊治，现症见：精神萎靡，情绪焦虑，面色青黄，形体消瘦，乏力，气短懒言，恶心，发热，体温38.3℃，腹痛隐隐，大便时干时稀，小便黄，纳差少寐。质暗红,舌苔干而少津,脉弦而无力。

中医诊断:胆胀,发热,消渴。

辨证:肝胆郁热,少阳不利,气阴两虚。

治法:疏肝利胆,清热化石,和解少阳,益气养阴。

方药:柴胡 10g,黄芩 6g,半夏 6g,党参 20g,枳实 10g,丹参 15g,炒白芍 30g,麦冬 15g,生地黄 20g,内金 40g,金钱草 20g,郁金 10g,甘草 10g,酒大黄 3g,白术 20g,炮姜 6g。7 剂。

2 月 15 日二诊:热已退,神安,面容憔悴,腹痛隐隐,纳食不佳,大便略稀溏,少阳枢机渐利,脾虚显现,去酒大黄、生白术,加炒白术 30g、山药 30g、生麦芽 40g。14 剂。

3 月 2 日三诊:体力渐佳,情绪乐观,面色有华,大便略干,腹痛已减。舌暗红,脉略弦滑。正气渐复,稍佐攻伐,前方去丹参、金钱草,加当归 15g、酒大黄 6g、桃仁 6g。14 剂。

4 月 12 日四诊:诸症大有改观,体力纳食均可,面色红润,无腹痛、发热。舌红略干,脉略虚数。于外院查胆囊彩超:胆囊结石较前排出多半,血糖平稳,嘱服小柴胡颗粒,补中益气丸及六味地黄丸善后,随诊 1 年未见胆石症及发热再作,告临床痊愈。

按语:本例胆石症患者常法应用大柴胡汤合四金排石汤调畅枢机,利胆排石本无可厚非,但详究病机,患者胆石症兼消渴,基础体质为气阴两虚兼肝胆郁滞,发病半年,正虚邪恋,发热、呕吐频频,气阴大伤;食不得入,气血生化乏源;加之过用苦寒攻伐之剂及抗生素戕伤脾胃中气，数者相合，致本元大伤，气阴亏损，胃肠失养，机能减退，而出现腹痛隐隐倦乏、呕恶不食，实乃气阴两伤、脾胃虚弱之象，面色青黄、大便干稀不调为其外候。故以健脾益气法治之，使脾气健运，胃肠功能恢复正常，则枢机自利而热自退。此时若仍予大柴胡攻逐少阳、阳明之法度，则必犯虚虚之戒。故临证时要审因论治，知守善变，不可一味疏肝利胆通腑。

疾病的过程即是正气与邪气矛盾双方互相斗争的过程，邪正斗争的胜负，决定着疾病的进退，邪胜于正则病进，正胜于邪则病退。因而治疗疾病即为扶助正气，祛除邪气。但要做到邪去而不伤正则应注意以下几方面：其一，治疗过程中要时刻考虑到药物的不良反应，去邪而不犯无过之地。针对本案而论，发病初期为少阳、阳明合病，大柴胡汤主证是也，西医长期使用抗生素（等同于中药清热解毒类），兼之中医误用苦寒攻下，终致患者气阴耗竭，脾伤胃败，中焦不运，正不敌邪而病进。其二，治病过程中务必"先安未受邪之地"，刻刻以固护正气为念。本案病初所用药方若能酌情加用补气健脾护胃之品，注意补虚扶正，则可扶正以达邪，使正气存内，邪不可干。其三，本案病程半年，历经苦寒及抗生素攻伐，已现肝脾失调、中气不运之象，似实而虚，不进温运补剂，却仍以攻下为法，实犯虚虚之弊，自然病进不退，正虚邪恋。诚如张仲景在《金匮要略》云："夫治未病者，见肝之病，知肝传脾，当先实脾，四季脾旺不受邪，即勿补之；中工不晓其传，见肝之病，不解实脾，唯治肝也。"临证时要点在于审因论治，知守善变，不可一昧攻下通腑，则必犯虚虚之戒。实质上仍是宗于"辨证论治，治病求本"之旨。

30.甲状腺囊肿案

颜某，女，49岁。

半年前发现右侧喉核增大，皮色不变，无不适感，近3个月自觉颈部有肿胀感，吞咽不爽，如有异物，口干咽燥，心悸胸闷、怕热多汗、手抖乏力、失眠焦虑、食欲亢进、消瘦、双目干涩，大便干燥，绝经已半年。舌质暗红少津，苔薄白而干，脉弦细。曾就诊于大连市中心医院，大连大学附属中山医院，甲状腺彩超提示：无回声的液平，右侧甲状腺囊肿。基础代谢率、^{131}碘吸收率及甲功化验尚正常。建议手术治疗，患者惧怕手术，故来寻求中药治疗。查：颈部右侧可扪及1.5×2.5cm卵圆形肿块，表面光滑，无结节，质软，囊样感，无压痛，颈部淋巴结无肿大。

中医诊断：瘿瘤。

辨证：气阴不足，津亏液燥，瘀毒内结。

治法：补气滋阴，疏肝化瘀，解毒散结。

方药：柴胡10g，僵蚕15g，丹参30g，桃仁10g，当归15g，生百合30g，白芍15g，生地黄20g，玄参15g，生白术30g，茯苓20g，薏苡仁30g，生牡蛎30g，生麦芽15g。14剂。

二诊：诸症均见好转，尤其是口干、便秘明显好转，颈前不适症状亦有所减轻，肿块较前柔软，方证合拍，继续以前法方药调治，以前方加浙贝 15g，以增益化痰散结之力，继服前方 20 剂。

三诊：诸证若失，颈前肿物以近全部消失，复查甲状腺彩超已无明显异常，再服前方 14 剂以为善后调理。

按语：瘿瘤是由于情志内伤，饮食及水土失宜，以致气滞、痰凝、血瘀壅结颈前所引起的以颈前喉结两旁结块肿大为主要临床特征的一类疾病，主要病理机制是气、痰、瘀凝于颈前，结而成瘿。历代医者常采用海藻、昆布、黄药子等药物消瘿散结，疗效常不尽如人意。本例以柴胡、僵蚕为主药，擅长祛痰通络，攻毒散结，化解颈前之瘀血痰毒；辅以丹参、桃仁、生牡蛎活血化瘀、软坚散结；再佐以当归、百合、生地黄、白芍、玄参养血柔肝、滋阴润燥，生白术补脾益气，健运通便，茯苓、薏苡仁祛湿化浊，生麦芽疏肝消导。诸药合用共奏养阴润燥，攻毒散结之功，则瘿瘤自愈。

（石志超　石鉴泉）

31. 淋巴结转移癌案

李某，女，40 岁，2002 年 10 月 8 日初诊。

右侧下颌部肿块 2 月余，2001 年 9 月患喉癌于鞍山某医院行手术切除癌肿（术中病理示未分化癌），2002 年 8 月初始右下颌部有肿物突起，逐渐增大，转头受限，于某医院诊断为"淋巴结转移癌"，患者拒绝再行手术，转求中医治疗，症见患者右下颌部鸡蛋大肿块，皮色正常，触之石硬，稍能移动，转头受限，极度消瘦，有发热、盗汗，睡眠不佳，食少纳呆，大便二三日一次量少，兼见淋巴结肿大、脾肿大等症状。舌暗淡，苔白腻，脉沉缓无力。

中医诊断：阴疽，痰核。

辨证：寒痰凝滞，痰瘀互结，邪盛正衰。

治法：解毒化痰，攻瘀散结，补气养血。

方药：壁虎 6g，白僵蚕 15g，半夏 6g，夏枯草 15g，浙贝 10g，党参 20g，山药 30g，当归 20g，麦冬 15g，炒白芍 15g，生百合 15g，鸡内金 20g，炙甘草 10g。7 剂。每日 1 剂，水煎，分两次服。

壁虎（炙黄）90g，水蛭 50g，研末。每服汤药时冲服上药粉 6g。

　　1周后再诊见下颌肿物较前稍小，触之变软，续用上法两月余，肿物完全消失。随访1月未见复发。

　　按语：淋巴结转移癌，相当于中医学"阴疽""恶核""痰核"等范畴。中医多以痰浊流窜经络，痰瘀互结，邪盛正衰而成论之，若不及时治之终将破溃，耗伤气血致人殒命。方中主药选用壁虎功能活络散结、解毒消坚，尤擅治瘰疬恶疮、痰核肿毒；白僵蚕祛风解毒，化痰散结，适用于咽痛痈毒、痰核瘰疬；本证病机关键在于痰瘀互结，痈毒结滞，故重用壁虎解毒消坚，僵蚕化痰散结，再配合水蛭逐瘀剔络，相辅相成，共消痰浊瘀毒结聚。佐以夏枯草、浙贝化痰散结，以驱毒邪，党参、山药补气扶正，当归、麦冬、炒白芍、生百合滋阴养血，鸡内金健运脾胃，炙甘草调和诸药；终收良效。

　　又壁虎味咸，性寒，最具散结解毒、通络消坚之功，临床显示具有较好的疗效，然用于大队汤剂之中，一般剂量则显病重药轻，超常剂量又畏其毒性致害。而水蛭尤擅活血散瘀，《神农本草经》曰："主逐恶血，瘀血。"国医大师颜德馨认为不论瘀血是何种原因所致，均可选水蛭投之，用法用量方面，多以生水蛭粉装入胶囊服，每日1～6g。故将二药研末，配汤药冲服药粉（或胶囊），而疗效尤佳。

　　　　　　　　　　　　　　　　（石志超　石鉴泉）

32. 卵巢囊肿案

王某，女，42岁，2005年9月17日初诊。

左下腹疼痛4个月，伴白带稠浊量多，既往有附件炎病史，于市妇产医院检查：宫颈肥大Ⅱ度；附件左侧触及鸡卵大肿块，活动，质略硬，表面光滑，B超显示：左侧卵巢5×6cm囊肿。诊断为"左侧卵巢囊肿、宫颈炎"。经用青霉素、头孢菌素、甲硝唑等药物治疗50余日，病症不减。来诊时症见：下腹部胀满疼痛，左侧少腹按之痛剧，带下色白稠浊量多，口苦咽干，纳呆嘈杂，腰酸腿痛，倦乏身重，便干尿黄。舌红质暗，舌苔白厚腐腻，脉弦滑缓。

西医诊断：卵巢囊肿，宫颈炎。

辨证：下焦湿热蕴毒，肝肾胞络瘀滞。

方药：蜈蚣粉5条（冲服），甲珠5g（冲服），柴胡10g，莪术15g，益母草30g，桃仁10g，红花10g，当归15g，白芍15g，薏苡仁30g，山药30g，马齿苋30g，蒲公英30g，生甘草15g。10剂，每日1剂，水煎服。

二诊：前药后腹痛大减，带下色白质清量减，前药中鹄，继宗前法调治，前方加白术15g、黄精15g，以顾护气阴，继服14剂。

三诊：诸证皆愈，经带调畅。妇科检查：宫颈、附件均正常；B超复查左侧卵巢囊肿消失。嘱继续服用加味逍遥丸月余，以巩固疗效。

按语：卵巢囊肿是妇科常见病，中医将卵巢囊肿归属为"癥瘕"范畴。癥，坚硬成块，固定不移，推揉不散，痛有定处，病属血分；瘕，痞满无形，时聚时散，推揉转动，痛无定处，病属气分。中医认为其发病机制多因脏腑不和，气机阻滞，瘀血内停，气聚为癥，血结为瘕，以气滞、血瘀、痰湿及毒热为多见。

本案肿瘤因下焦湿热蕴毒，气滞血瘀痰阻，肝肾胞络瘀滞，结而成积。故方中主药蜈蚣入厥阴肝经，乃为化瘀解毒、通络止痛之良药。《医学衷中参西录》载："蜈蚣，走窜之力最速，内乃脏腑，外而经络，凡气血凝聚之处皆能开之。"而且应用之时，宜低温干燥研粉冲服为佳，既可充分地发挥药效，又可以节省药源，避免虫类药腥秽败胃之弊。临证每用至3～10g，颇多良效。又选甲珠入厥阴、阳明经，专擅活血通经，消积散结之功，《医学衷中参西录》载："其走窜之性，无微不至，故能宣通脏腑，贯彻经络，透达关窍，凡血凝血聚为病，皆能开之。"只是甲珠药源紧张，价格昂贵，是为遗憾。多年来，我们以蜈蚣粉合甲珠粉为主治疗胃癌、肺癌、直肠癌、子宫肌瘤、卵巢囊肿等顽疾，亦多屡获良效。再辅以柴胡、莪术、益母草、桃仁、红花等疏肝活络、化瘀散结之品。佐以当归、白芍、薏苡仁、山药养血益气，马齿苋、蒲公英清热解毒。再入甘草调和诸药，柴胡入肝引经，二药同为使药。诸药和合，相辅相成，乃收良效。

33. 脑瘤、脑积水案

王某，男，45岁，轴承厂工人。

患者3个月前因为头痛、恶心于瓦房店市中心医院诊断为："脑瘤，脑积水"。经住院治疗症状无好转，而求诊于中医。来诊时症见：头痛如裂，伴眩晕、恶心、胸闷，偶有喷射状呕吐，口唇青紫，左半身活动不利。舌胖大隐青，苔白滑，脉弦细。

西医诊断：脑瘤，脑积水。

辨证：肝风上扰，痰浊内蕴，瘀毒阻滞。

治法：息风潜阳，降逆化浊，开瘀解毒。

方药：蜈蚣3条（研粉冲服），水蛭粉3g（冲服），泽泻30g，茯苓15g，半夏10g，天麻15g，刺蒺藜15g，陈皮15g，白术30g，白芍30g，川芎10g，当归15g，甘草15g。10剂。

二诊：头痛稍有缓解，眩晕减轻，余症如前，改蜈蚣4条。又进10剂。

三诊：头痛已能忍受，眩晕、恶心、胸闷症状明显缓解，未再出现呕吐，改蜈蚣5条。

前后调理两月余，共服用蜈蚣近300条，头痛基本消失，而且脑CT证实脑瘤仍在，脑积水已完全吸收。

按语：肿瘤多因气机不畅，气滞血瘀痰阻，结而成积。蜈蚣性味辛温，入厥阴肝经，乃化瘀解毒、通络止痛之良药。《医学衷中参西录》载："蜈蚣，走窜之最速，内乃脏腑，外而经络，凡气血凝聚之处皆能开之。"而且应用之时，宜低温干燥研粉冲服为佳，既可充分地发挥药效，又可以节省药源，降低患者的经济负担，避免虫类药腥秽败胃之弊。临证每用至 3～5 条，未见任何不良反应。关于蜈蚣是否有毒，部分中医古籍认为其有小毒，其实蜈蚣干品入药后其毒性已全部失活。在西南地区甚至将其强壮作用当作补品应用。多年来，我们以蜈蚣粉为主治疗胃癌、肺癌、直肠癌、子宫肌瘤、卵巢囊肿等顽疾，屡获良效。

方中水蛭逐瘀通络，无微不至，国医大师颜德馨认为不论瘀血是何种原因所致，均可选水蛭投之。久病之瘀多虚，宜峻药缓攻，以免攻伐太过，耗伤正气，因此初用水蛭，剂量宜小，待有动静，渐次加重，使瘀结之凝血缓缓消散；配合蜈蚣，益增攻瘀解毒、通络散结之力。再佐以泽泻、茯苓利水消积；半夏、陈皮理气祛痰；天麻、刺蒺藜疏肝散邪；白术、甘草健脾益气；白芍、川芎、当归养血柔肝。诸药协同，标本兼顾，终获良效。

34. 脑血栓案

时某，男，67 岁，干部。

半夜欲如厕时突然右侧肢体麻木不遂，逐渐加重，渐至昏迷。后以"脑血栓"于市某医院住院，治疗 2 个月余，出院后继续以中西药治疗逾 6 个月之久，右侧半身不遂均无明显改善，今来诊时，右侧上肢关节强直，右下肢稍能迈步，倦乏，头额虚汗。舌淡红，苔薄白少津，脉弦细缓略无力。血压正常，空腹血糖 6.3mmol/L，血甘油三酯 1.92mmol/L，血黏滞度偏高。

中医诊断：中风（风中脏腑渐及经络）。

辨证：气虚血瘀，久滞入络。

治法：益气化瘀，通经活络。

方药：水蛭粉 5g（分冲），生黄芪 50g，当归 15g，白芍 15g，鸡血藤 30g，桃仁 6g，红花 10g，地龙 10g，炒蒲黄 10g，炙甘草 10g。连服 14 剂。

二诊：右手已能自主活动，麻木酸痛减轻，右下肢亦觉较前有力，继用前方调治，嘱可逐渐增加水蛭用量至每日 8g。三月后随访，偏瘫明显恢复，化验血脂、血黏滞度正常，生活完全自理。

按语：脑梗死属于"中风"范畴，本病多由血脉瘀滞所致。

论治之法，当以活血化瘀，通络散滞为主，又益以补气通阳，化瘀止血之法。方中重用水蛭，取其虫蚁搜剔，通络追拔之性，善逐恶血、死血以生新。《本草经百种录》言水蛭"迟缓则生血不伤，善入则坚积易破……自有利而无害也"，《医学衷中参西录》言水蛭"破瘀血不伤新血，纯系水之精华生成，于气分丝毫无损，而瘀血默消于无形，真良效也"。据临床报道及我们多年来的临床经验，水蛭有着较好的活血化瘀、通络散滞之功，而不伤正。现代医学研究，水蛭水煎剂有较强的抗凝血作用，能显著延长纤维蛋白的凝聚时间，水蛭提取物水蛭素对血小板聚集有明显的抑制作用，抑制血栓的形成，对弥漫性血管内凝血有很好的治疗作用。水蛭煎剂能改善血液流变学，能降血脂，消退动脉硬化斑块，我们经过大量临床观察确有良效。方中佐以生黄芪、炙甘草等补气温阳通络；当归、白芍、鸡血藤等味滋阴养液，活血通络；桃仁、红花、地龙增强其活血化瘀作用；炒蒲黄化瘀止血，既可去经络瘀滞，又可防止出血。共收满意疗效。

（石志超　石鉴泉）

35.脑震荡后遗症案

朴某，女，51岁。

4年前乘坐手扶拖拉机时，在急转弯处向后摔下，跌伤后头部，当即昏迷，约20分钟后方有知觉。抬送当地医院，诊为"脑震荡"，住院治疗20余日，仍有头痛，头昏，目眩，耳鸣，心烦易怒，失眠多梦，记忆力大减等症状。先后于省内几大医院诊治，服多量维生素，镇静、安眠、止痛之西药，服中药百余剂，初服尚有小效，头痛稍减，而终未能愈。现症：头晕空痛，不敢稍快转头，目眩耳鸣，腰酸膝软，倦怠乏力，身时畏冷，或觉手足发热，形体消瘦。脉沉细无力双尺尤弱。观前医之方，皆为活血化瘀、平肝息风、镇惊安神之品，偶有补药，亦成点缀，力不过十之一二耳。

西医诊断：脑震荡。

中医诊断：眩晕。

辨证：肝肾不足，髓海空虚，瘀血阻络。

治法：补肝益肾，填精益髓，化瘀通络，益气健脾。

方药：蚂蚁粉10g（冲服），熟地黄30g，首乌30g，巴戟天20g，枸杞子15g，山茱萸10g，当归15g，白芍10g，山药20g，人参3g，川芎5g，三七5g，红花3g，桂枝5g，砂仁1g。

服药 6 剂，并嘱可按原方配制丸药长期服用。两月余告知，服前药后头痛眩晕已不发作，恐其复发，又以前方 6 剂配丸药服之，诸证皆愈。

按语：脑震荡后遗症一般属于中医"眩晕、头痛、健忘"的范畴，本患系由于跌伤头部后，导致瘀血阻滞头颅，因此出现头痛、头晕、目眩、健忘等症状，病久肝肾亏虚，正气不足，髓海空虚，兼夹瘀滞，久病入络，加之久服活血化瘀、平肝息风、镇惊安神之品，更伤人之正气。因此本病立论当以"补中寓通"为法，使其通瘀不伤正，补益不滋腻，佐以"补益肝肾，益气健脾"之法。故方中首选蚂蚁为君药，取其血肉有情之体峻补肾督肝脉之虚，生精壮力，扶虚益损，又以其虫蚁善行通达之力，飞升走窜，化瘀通络，无微不至，通中有补，补中有通，药力畅行而无壅腻之弊，实为通补之上品，于补益之中，尤具有活泼之性。佐以熟地黄、首乌、巴戟天、枸杞子、山茱萸、当归、白芍等滋阴养液，并加强其填精益髓之力；山药、人参补气健脾；川芎、三七、红花血化瘀，行气止痛；桂枝温通阳气；砂仁宽胸理气。诸药合用，效如桴鼓，对于久滞入络者，我们临证常酌加水蛭少许以加强化瘀通络之力。

36.顽固性高血压案

王某，女，22岁，工人。1979年10月4日初诊。

3年前于体检时发现血压升高，而后于西医内科多方诊治，做脑电图、双肾B超、尿常规等检查，均无明显阳性所见，服多种降压药后疗效不佳，血压多在（170～190）/（100～120）mmHg，亦曾服中药汤剂多量，并数易其医，而疗效也不明显。详问其所服药物，自述曾服一老医生方药，感觉颇好，但因方中有鹿胶、肉桂等热药，亲属及他医均不让继服，整个治疗过程多服龙牡、决明、菊花、芩柏、二地、钩藤等药，而病情愈来愈重，近来常有虚脱之感。诊得颜面㿠白，眩晕心悸，时伴面红，或有额上冷汗，倦怠畏冷，少气懒言，纳少腹满，腰酸脚弱，夜尿较多，大便溏薄，白带清稀量多。舌暗淡而紫，有少许齿痕，苔白滑，脉涩微弦，双尺极弱。血压186/104mmHg。

西医诊断：顽固性高血压。

中医诊断：眩晕，心悸。

辨证：阴阳俱损，命火大伤，寒极于下，逼阳上越。

治法：益火之源，填精补肾，导龙入海，收敛浮阳。

方药：炮附子10g（先煎），肉桂1.5g（后下），杜仲20g，山药 15g，鹿胶 10g（烊化），龟甲 20g（先煎），熟地黄 30g，白芍 15g，山萸肉 10g，牛膝 15g，生麦芽 10g，生龙骨 15g（轧细），生牡蛎 15g（轧细）。

服前方 8 剂，即觉头目清爽，血压 160/96mmHg，继服前方 30 余剂，在同服原来降压西药的情况下，血压恢复正常，诸症亦愈，嘱定期复查，并服丸剂善后。

按语：弱龄而患是症，肾元早已亏伤，命门火衰，寒极于下，逼阳上越，貌似亢阳。而前医或平肝镇降，或滋阴潜阳，舍本逐末，阴阳交伤，遂致火衰阳越，"阳为阴逼，不走即飞"（《吴医汇讲》），故有亢阳假象；王冰曰："病之大甚者，犹龙火也，得湿而焰，遇水而燔。"故致病患愈清愈燔，随降随亢。治如程钟龄所云："肾气虚寒，逼其无根失守之火，浮游于上，当以辛热杂于壮水药中，导之下行，所谓导龙入海，引火归原。"方中君以附、桂、鹿胶、杜仲益火之源，温阳补肾，感召浮阳；臣以地、萸、龟甲、芍药壮水固本，益阴配阳，以安肾宅，喻嘉言所谓"上脱者，用七分阳药，三分阴药，而夜服，从阴引阳"，足资取法；更佐龙、牡、牛膝潜阳下归、并协肉桂导龙入海；兼麦芽之达郁和胃，山药之甘平补中，众药和合，标本兼顾，终令大症愈于一旦。

37.肾功能不全案

患者李某，男，50岁，瓦房店市闫店乡盛堡村农民。

2004年3月9日以"头晕、头痛伴恶心、食欲不振2个月，加重1天"为主诉而入住瓦房店市中心医院内二病房。入院后测得 BP 240/120mmHg，Cr 262μmol/L，BUN 17.41mmol/L，尿蛋白（++）。诊断为"原发性高血压病3级、慢性肾功能不全氮质血症期"。先后静点乌拉地尔、甘露醇、硝酸甘油，联合口服寿比山2.5mg，每日1次，落普思片10mg，每日2次，依那普利5mg，每日2次，倍他乐克25mg，每日2次，血压控制在（140～180）/（90～120）mmHg，复查肾功能显示：Cr 276μmol/L，BUN 23.65mmol/L。患者于2004年3月19日出院转入我中医科门诊治疗。来诊时症见：精神不振，面色萎黄，手足欠温，头晕乏力，食欲不振，畏寒喜暖，夜尿频繁。舌质紫暗，舌苔白腻，脉弦滑。血压 200/120mmHg（停用静点药物，继续口服四联降压药）。

中医诊断：虚劳，水毒症。

辨证：阴阳俱损，阴虚阳亢，瘀浊内滞。

治法：双补阴阳、祛瘀化浊。

方药：熟地黄30g，旱莲草20g，龟甲15g，白芍15g，寄生 30g，山药 30g，白术 15g，杜仲 15g，菟丝子 15g，牛膝 15g，地龙 15g，丹参 15g，益母草 30g，土茯苓 30g，每日 1 剂，水煎服。

外用灌肠方：大黄 20g，牡蛎 50g，蒲公英 30g，炮附子 15g，芒硝 15g，每日 1 剂，水煎，保留灌肠。

4月5日二诊：食欲好转，体力渐增，仍觉头晕，BP 180/120mmHg，考虑瘀浊太盛，阳亢难平，加生水蛭粉 5g，装胶囊吞服。

4月19日三诊：诸症明显好转，BP 130/85mmHg，复查肾功能：Cr 212μmol/L，BUN 20.50mmol/L。嘱逐渐停用倍他乐克，水蛭粉逐渐增加至 10g。

5月5日四诊：诸症进一步好转，Cr 155μmol/L，BUN 15.70mmol/L，尿蛋白（＋），BP 135/80mmHg，已经停用倍他乐克，灌肠药改为隔日一次。

6月16日五诊：自觉轻度乏力，余无任何不适，Cr 122μmol/L，BUN 13.30mmol/L，BP 125/80mmHg，尿蛋白（＋），至此病情已缓解且平稳。

按语：本例患者乃高血压病引起肾损害，肾小球动脉硬化，滤过失职，瘀浊阻滞肾络，而进展至肾功能不全，又因肾功能不全而尿毒无法排出，而导致血压居高不降，形成恶性循环。西医采用四联降压药仍难以控制血压，而今经过中医常规辨证治疗，方中熟地黄、旱莲草、龟甲、白芍、寄生滋补肝肾，山药、白术、杜仲、菟丝子益气壮阳，共为方中主辅之品，以滋阴补阳，固护正气；再佐以牛膝、地龙、丹参、益母草、土茯苓祛瘀生新，解毒化浊；方证相符已获许效。然本病虚劳水毒顽疾，邪痼瘀深，治疗后症状虽然有所改观，但血压仍居高不降，说明肾内瘀浊未能得到祛除，故二诊加入生水蛭粉，《本草汇言》："水蛭，逐事恶血、瘀血之药也。"《医学衷中参西录》曰："水蛭破瘀血不伤新血，纯系水之精华生成，于气分丝毫无损，而瘀血默消于无形，真良药也。"今前效方再加水蛭以增益祛菀陈莝，化瘀生新之力，则瘀浊得消，水毒可去，肾功能迅速得到改善；尿毒一解，则血压也随之下降。说明水蛭对祛除肾内瘀浊，改善肾功能衰竭具有良好的作用。辨证准确，方证合拍，顽疾得愈。

（石志超　李享辉）

38.肾病综合征案（2则）

病例1

孙以良，男，56岁，农民。2019年1月9日初诊。

病史：患者两年前于大连医科大学附属一院确诊为"肾病综合征"，经中西医多方治疗，效果不佳。就诊时提供既往尿检为尿蛋白（+++），BLD（–），自述肾功正常。患者面色暗沉，乏力，偶有腰酸，尿频。舌质淡暗，苔薄白，脉弦细。

西医诊断：肾病综合征。

中医诊断：肾风。

辨证：脾肾俱损，气阴两伤，兼夹风毒。

治法：补脾强肾，补气益阴，祛风解毒化瘀。

方药：炒杜仲15g，山药30g，党参20g，黄精15g，寄生30g，当归15g，丹参15g，旱莲草30g，鸡血藤30g，牛蒡子10g，蝉蜕6g，僵蚕10g，覆盆子6g，炙甘草20g，内金20g。14剂。

2019年1月23日二诊：腰酸缓解，尿已不频，偶有乏力，尿蛋白（+++）。舌质淡暗，苔薄白，脉弦细。药用炒杜仲15g，生黄芪20g，山药30g，炒白术15g，黄精15g，生地黄20g，当归15g，旱莲草30g，寄生30g，地肤子15g，僵蚕

10g，蝉蜕 6g，牛蒡子 10g，益母草 20g，炙甘草 15g，内金 15g。20 剂。

2019 年 3 月 20 日三诊：乏力好转，腰已不酸，尿检蛋白 （＋）。舌质淡暗，苔薄白，脉弦细。前方改生地黄 30g、山药 40g。14 剂。

2019 年 4 月 10 日四诊：诸症已好，尿检蛋白（－），舌脉 同前。续用上方 20 剂。

2019 年 5 月 8 日五诊：尿检蛋白（－），舌质淡，苔薄白，脉弦细。前方加女贞子 15g。20 剂。嘱其减量维持，以巩固 疗效。

按语：本案肾病综合征定其名为"肾风"，体现了该病病因 病机的特殊性。本病由风邪或风毒袭肺而起，风毒入中，瘀滞 于肾而成。如果不能明理于此一层，是谓名不正，名不正则理 不通，法不明，药不灵。只有将本病的病名提高到"肾风"高 度，才可以认清本质，去伪存真。

本例肾风的病性为本虚标实，本虚以脾肾亏虚为主，标实 以风毒瘀浊为重。引申到治法则应扶助脾肾之正气，祛散风毒 瘀浊之邪气。纵观用药则大略分为四组：以生黄芪、炒白术、 山药、黄精、炙甘草补脾益气，以生地黄、炒杜仲、寄生补肾 填精，用当归、旱莲草、益母草和血，取蝉蜕、僵蚕、牛蒡子 搜风。此种用药暗合"肾病顽疾求之肺脾肝肾，审证求因治之 风毒瘀浊"的宗旨。尤妙在僵蚕、蝉蜕，轻虚之品，动而不伤 正，升而降浊毒，配合辛凉之牛蒡子，则三药齐同，指迷风毒之由来，感应太极之妙用。

至于顽疾难愈，常令医患信心尽失，且医者频更其方而患者屡换其医，向安之日遥遥无期。由于此类疾病亦可归属"虚劳"范畴，故而"王道无近功，多服自有益"又当时刻铭记，在洞察秋毫，见真守定的同时，我们既要崇尚王道之中和，不擅霸道之耗散，又要做好患者的思想工作，坚持守方久服，以期全功。

（石志超　薄文斌）

病例 2

刘某，男，66 岁，大连市中心医院住院号 455980。

主诉：周身浮肿 4 月余。

2014 年 2 月 7 日因周身浮肿就诊于大连市中心医院，肾穿刺活检病理检查结果显示微小病变肾病。诊断为"肾病综合征、微小病变肾病、急性肾损伤"，予甲强龙大量冲击治疗，并予低分子肝素抗凝治疗，氯沙坦控制血压，黄葵胶囊减少蛋白尿，西医治疗半月疗效甚微，出院时诸症未见明显减轻，周身浮肿较前加重，血白蛋白 27g/L，建议回家口服泼尼松 60mg 维持治疗。现症见：精神萎靡，面色晦暗，周身浮肿，喘息、气短，纳眠均差，小便少，大便溏。

既往史：体健，无过敏史。

体格检查：四肢严重水肿，双上肢肿胀（因其上肢肿甚已无法测量血压），双下肢水肿严重，指压痕（＋）。舌红少苔，脉沉无力。

辅助检查：尿液分析：蛋白（+++），红细胞 3.96/HP，尿蛋白定量 3968.9mg/d。血白蛋白 21g/L，总胆固醇 8.72mmol/L，肌酐 158μmol/L，尿酸 614μmol/L，免疫球蛋白 G 5.70g/L，免疫球蛋白 A 3.04g/L，免疫球蛋白 M 1.97g/L，免疫球蛋白 E 249IU/mL。

西医诊断：肾病综合征，急性肾损伤。

中医诊断：肾风，阴水。

辨证：气阴两虚、水湿瘀毒阻络。

治法：养阴益气，化瘀利水，解毒通络。

方药：黄芪 30g，白术 15g，山药 30g，淫羊藿 5g，炙附子 10g（先煎），茯苓 30g，泽泻 15g，薏苡仁 50g，生地黄 30g，当归 15g，牛蒡子 10g，僵蚕 15g，地龙 15g，蝉蜕 5g，鸡内金 15g。每日 1 剂，水煎服。

二诊：1 个月后，诸症好转，面有潮红，检尿蛋白（+）。舌红少苔，脉沉弱。加白芍 15g，防水去阴伤；另，芍药本身"破阴结，利小便"；再，防附子等阳药燥热，补阴配阳。

三诊：3 个月后，患者自行来诊，面露喜色，水肿基本消退，体力渐复，纳可便调。舌淡胖，苔白滑，脉沉细。化验：尿蛋白（-）；24 小时尿蛋白定量 0.4g/24h；血浆白蛋白 35g/L，血浆胆固醇 4.6mmol/L。标实已去大半，前方去泽泻，以期收全功。

按语：辨证论治，法参中西，认为患者久用激素，阴阳失调，应补阴配阳，既减少激素之燥热不良反应，又为激素替代疗法，缓撤激素；针对蛋白尿（属中医学"精微"范畴）应治病求本，立法不在补肾，而在健脾益气，摄纳精微，不补肾中有真补也；因患者当时重度水肿，四肢肿胀（当时量血压都很困难），故建议患者应补充人血白蛋白，应用利尿剂，急则治标是也；对于免疫肾病治病当首推变态反应因素，而变态反应乃中医"风邪"之范畴，当应用疏风解表，调节免疫之中药清除病因；针对肾病综合征晚期，肾脏基底膜受损，当予活血化瘀生新之法，改善血运，加强肾脏自身修复。《素问·奇病论》云："帝曰：有病疟然有水状，切其脉大紧，身无痛者，形不瘦，不能食，食少，名为何病？岐伯曰：病生在肾，名为肾风。肾风而不能食，善惊，惊已，心气痿者死。"此论虽不能确指肾病综合征以及肾小球肾炎类疾病，却可说明"病生在肾"由风邪外袭所致的病机。本病发病时，多为风毒外袭于肺，渐而致脾肾两虚。进而导致瘀血阻络，精微漏泄，而见虚实夹杂之病。风毒瘀浊胶结，极难调治。此病案中，阴阳平调，健脾摄精，活血通络，外疏风邪，再以补阳阳药替代激素，丝丝入扣，顽疾竟获临床痊愈。

（石志超　刘涌涛）

39.糖尿病肾病案

王某，男，66岁。2013年5月16日初诊。

多饮多食多尿10余年，加重1个月。

患者十余年前无明显诱因出现多饮多食多尿症状，每日饮水量约3000mL，尿量同饮水量，遂求诊于当地医院，测血糖高于正常值（具体不详），诊为"2型糖尿病"，现皮下注射门冬30胰岛素，配合盐酸二甲双胍片、阿卡波糖片口服降糖，血糖居高不下，空腹血糖波动于10～13mmol/L，餐后血糖波动于16～21mmol/L。化验结果为甘油三酯2.9mmol/L，总胆固醇8.8mmol/L，低密度脂蛋白4.56mmol/L，血尿酸525μmol/L；尿常规为尿蛋白（+），尿糖（++++）；尿微量白蛋白/尿肌酐为366mg/g；腹部彩超提示脂肪肝。临证见：口干多饮，倦怠乏力，头晕耳鸣，肢体麻木，时有肢肿，小便频数，大便干燥，夜寐欠安。舌质紫暗，舌下络脉瘀紫，苔白少津，脉沉细。

西医诊断：2型糖尿病，糖尿病肾病Ⅲ期，混合性高脂血症，高尿酸血症，脂肪肝。

中医诊断：消渴，虚劳。

辨证：气阴两虚，脂浊内蕴，脉络瘀阻。

治法：益气养阴，祛脂化浊，活血通络。

方药：黄精 15g，石斛 15g，黄芪 30g，山药 30g，生白术 30g，生地黄 15g，知母 15g，僵蚕 15g，蚕茧 15g，丹参 15g，红花 15g，鸡血藤 15g，牛膝 15g，当归 15g，炒白芍 15g，肉苁蓉 10g，火麻仁 15g，内金 25g。14 剂，每日 1 剂，水煎，早晚分服。

二诊：半月后复诊，血糖有所下降，空腹血糖波动于 8～10mmol/L，餐后血糖波动于 12～15mmol/L。患者精神状态可，倦怠乏力症状明显改善，自述小便次数减少，大便较前通畅，睡眠质量提高。但仍有口干多饮，夜内尤甚，且食欲较旺盛。前方中除去火麻仁，将黄精、石斛均改为 25g。继用 10 剂。

三诊：血糖明显好转，空腹血糖波动于 6～8mmol/L，餐后血糖波动于 8～10mmol/L。患者自觉身体轻松，体力恢复，胃脘部饱胀感，食量减少，肢体麻木减轻，肢肿症状缓解。以前方为基础，加减治疗 3 个月后，临床症状基本缓解，化验血糖、血脂、尿酸趋于正常。尿蛋白转阴。

按语：糖尿病肾病是糖尿病患者最重要的合并症之一，也是糖尿病患者的主要死亡原因之一。由于其存在复杂的代谢紊乱，一旦发展到终末期肾脏病，往往比其他肾脏疾病的治疗更加棘手，因此及时防治对于延缓糖尿病肾病的意义重大。中医将糖尿病称为"消渴症"。据病机及症状的不同，《内经》还有"消瘅、膈消、肺消、消中"等名称的记载。《内经》认为五脏虚弱，过食肥甘，情志失调是引起消渴的原因，而内热是其主要病机。《诸病源候论·消渴候》论述其并发症说："其病变多发痈疽。"《外台秘要·消中消暑肾消》引《古今录验》说："渴而饮水多，小便数……甜者，皆是消渴病也。"又说，"每发即小便至甜""焦枯消瘦"，对消渴的临床特点做了明确的论述。刘河间对其并发症做了进一步论述，《宣明论方·消渴总论》说消渴一证"可变为雀目或内障"，《儒门事亲·三消论》说"夫消渴者，多变聋盲、疮癣、痤疠之类""或蒸热虚汗，肺痿劳嗽"。

　　此例患者为老年男性，消渴日久，致气阴两虚，兼有脂浊、血瘀。治以益气养阴、祛脂化浊、活血通络之法。方中黄精、石斛、黄芪、山药、白术、生地黄、知母滋阴益气生津，丹参、红花、鸡血藤、牛膝、当归活血通络，僵蚕、蚕茧、内金祛脂化瘀，白芍养血柔肝，肉苁蓉补肾温阳，火麻仁润肠通便。患者气阴两虚为本，正气不足，故投以补气滋阴之品，二诊中加大滋阴药物剂量，除增强补养精血、养阴生津作用外，又巧用大量滋阴药物能腻膈碍胃，产生饱胀感从而抑制食欲、降低血糖。再者内金一味，既能消除中焦之积热，促进脾胃运化，又能促进方中大量补益滋腻之品的消化吸收，同时还可以协同活血化瘀药物消除体内之瘀滞。糖尿病肾病不比寻常肾病，其根源在于血管病变，故临床论治与其他肾病迥异。其病机关键在"血滞瘀浊凝聚肾脉"，故化瘀生新、活络泄浊之法应贯穿始终。只是活血化瘀类药物应用需审慎。我临床多喜用僵蚕、地龙、水蛭、桃仁等味，如顾忌动血出血者，可选用炒蒲黄、三七、茜草等化瘀止血之品合用。

40.顽固性肾病综合征案

王某，女，60岁。

肾病综合征病史两年余，经多方治疗罔效。两月前因上感引致水肿加重，经住院治疗不缓解而来诊。患者由家属扶入病室，面色㿠白虚浮，一身悉肿，下肢尤甚，语声低微，肚腹胀满，畏寒肢冷，倦怠乏力，纳呆食少，小便不利。舌胖大，质暗淡，边有齿痕，苔白滑，脉沉迟涩滞，两尺虚弱若无。化验：尿蛋白（++++），红细胞 0～2/HP，白细胞 0～2/HP，颗粒管型 0～1/HP，透明管型 0～1/HP；24 小时尿蛋白定量 5.8g/24h；血浆白蛋白 20g/L，血浆胆固醇 8.1mmol/L。

西医诊断：肾病综合征。

中医诊断：肾风。

辨证：脾肾两虚，阳虚阴损，风毒瘀滞。

治法：培补脾肾，搜风剔毒，化瘀利水。

方药：乌梢蛇 15g，僵蚕 15g，蝉蜕 15g，水蛭粉 3g（冲服），黄芪 30g，山药 20g，白术 30g，炙附子 10g（先煎），熟地黄 30g，山萸黄 10g，当归 15g，茯苓 30g，泽泻 15g，益母草 30g，大腹皮 15g，鸡内金 15g。

二诊：服药半月，尿量增加，水肿渐消，仍觉畏寒，继宗前法，炙附子改 15g，加白芍 15g。

三诊：1 个月后，诸症均好转，尿蛋白（－）。改炙附子 10g，余药如前。

四诊：新增外感，咽痛不适，尿蛋白（＋＋），加银花（后下）20g，外感愈后，继服前方，宜避风寒。

五诊：3 个月后，患者自行来诊，面露喜色，水肿大消，体力渐复，纳可便调。舌淡胖，苔薄白，脉沉细。化验：尿蛋白（－），管型未见；24 小时尿蛋白定量 1.5g/24h；血浆白蛋白 30g/L，血浆胆固醇 4.8mmol/L。前方去大腹皮继服，以期全功。

按语：肾病综合征中医多诊断为"水肿"，由于不同的病理类型或不同的病程阶段，水肿见症可有可无。有水肿当然可诊断为"水肿"，无水肿时再诊断为"水肿"似属牵强。而我们认为此类疾病的直接致病因素为风毒瘀滞于肾，风盛于肾，故曰"肾风"，似乎更能反映其病理实质。正如《素问·奇病论》所述："帝曰：有病疮然如水状，切其脉大紧，身无痛者，形不瘦，不能食，食少，名为何病？岐伯曰：病生在肾，名为肾风。肾风而不能食，善惊，惊已，心气痿者死。"此论虽不能说确指肾病综合征以及肾小球肾炎类疾病，却可说明"病生在肾"由风邪外袭所致的病机。

治疗肾病中医提出的宣肺、健脾、补肾之法，见仁见智，理法方药可谓周全，验之临床也取得了一定的疗效。近代医家提出久病入络，将活血化瘀通络法运用于本病，使本病的疗效提高了一大步。

从肺论治，传统医籍及近代经验往往侧重于论述肺为水之上源，开启上源以利水道方面的论述，往往忽略了风邪、风毒袭肺即是发病根源，风毒入中，瘀滞于肾而致顽疾经久难愈的根本所在。肺为华盖之脏，主表而外合皮毛，极易受到外邪侵袭。从肺立论，首重风毒，搜风剔毒之法当贯穿辨证施治的始终。

至于活血化瘀通络之法，近代医家每以久病入络立论，而实质是风毒胶结，新病即夹瘀，不单纯久病而入络。又肝藏血，主疏泄，调畅气血的运行，主气血的疏运畅达，故活血化瘀之法重点从肝论治。

从整体分析，风寒、风热、风湿之邪夹毒侵袭于肺，多为肾病发生以及反复发作的诱因，是为外因。脾主散精，运化水湿，为后天之本，气血生化之源；肾主藏精，主水，为先天之本。脾肾两虚，肺易受风邪侵袭，而多外感之疾；另外，脾肾两虚不能祛邪外出，风邪内蕴久滞而成毒，风毒因虚而内陷于肾，而致生"肾风"顽疾。因此我提出"肾病顽疾求之肺脾肝肾，审证求因论之风毒瘀浊"的新的辨治思维观。也就是说临床祛风毒、化瘀浊当贯穿辨证论治的始终，再根据临床寒热虚实情况调补脾肾，兼顾外感。

西医学认为本病的发病机理主要与机体的免疫反应、炎症反应、凝血与纤溶、激肽等密切有关。而中医的疏风药，比如我们选用的乌梢蛇、僵蚕、蝉蜕之品，大都具有调节免疫、抗过敏、抗变态反应之功；活血化瘀药具有改善肾血流、减少血小板的凝聚、抗凝血等作用，有利于增生性病变的转化和吸收，促进已损组织的修复。然搜风剔毒、化瘀通络之法，终属正治八法中之消法范畴，而本病终属本虚标实之证，正治当以补法为主，搜风剔毒、化瘀通络之药可用，而不可作为主药用，只宜当作必不可少的治标之品贯穿病程始终。使用时，当刻刻以顾护正气为念，祛邪而不犯无过之地。

总而言之，肾病综合征乃属临床痼疾，临床当辨证论治，最忌唯泥于治肾一法而忽弃诸法。同时，邪实者不可单纯峻补；正虚者不可一味克伐。于脏腑求之，脾肾为本，阳虚阴损，且多虚证；肝肺为标，风毒瘀滞，乃为实邪。用乌梢蛇一者取其走窜之性搜风剔毒，二者又有取虫药之"小毒"以祛风毒之意。

41.缩阳案

刘某，男，32 岁。

患缩阳病证 3 年，每至秋冬肃冷之季频频发病。

现阴茎缩小，渐入腹中，伴性欲减退，性功能略差，但行房时尚可勉为其难，轻度早泄，性交时排精尚畅，但行房后阴茎、龟头、睾丸、少腹均觉掣痛，得热则症状略减。平素性情急躁易怒，焦虑不安，患得患失，卧寐多梦，曾多服温壮补药及补养食品而疗效不显。曾有多年体外排精及忍精延欢性生活史。查阴茎缩小，长 2.5～3cm。颜面暗晦，舌瘦红，舌心纵行裂纹，舌苔薄白干，脉弦细涩略无力。

中医诊断：缩阳症。

辨证：交合非法，精败成瘀，寒瘀互结，宗筋失养。

治法：温经祛寒，通精化瘀，畅达宗筋血气。

方药：蜈蚣 4 条（研末），熟地黄 20g，山萸肉 10g，当归 15g，酒白芍 30g，王不留行 15g，肉桂 1g，炙附子 10g（先煎），蛇床子 5g，小茴香 3g，茯苓 15g，炙甘草 15g。8 剂，每日 1 剂，水煎服。

二诊：服药后诸症均减，阴茎已无明显挛缩疼痛，睾丸、少腹掣痛亦减轻，前药中鹄，继宗前法调治，前方加益母草

20g，枸杞子15g，以增益活通温养之力。继服10剂诸症皆愈，阴茎常态下7cm，自述觉较前粗壮，而未发挛缩之疾。

按语：缩阳为宗筋收引挛急之患，因"寒性收引""寒性凝滞不通"主病，发病确以寒邪伤人为多，临床治疗要详分寒邪之内外虚实，外寒侵袭多伤厥阴肝经属实，治宜温散；内寒伤人多伤少阴肾经而多属虚，治宜温养。论治缩阳，又不可一概以温热祛寒之法统治，定要分清病邪之寒热，脏腑之虚实，经络气血是否畅荣，而进行辨证论治。本例患者为寒滞肝脉，瘀滞相杂，故以蜈蚣入厥阴肝经，化瘀通络止痛，畅荣宗筋为主药；配以熟地黄、山萸肉、当归、酒白芍养血荣筋；肉桂、炙附子、蛇床子、小茴香等温经散寒；王不留行疏肝通络；茯苓补脾渗湿；甘草缓急止痛，调和诸药。诸药合用共奏温经祛寒，通精化瘀，畅达宗筋之效。

（石志超　石鉴泉）

42.顽固性身肿案

蒋某，女，34 岁，工人。初诊 2004 年 3 月 11 日。

自觉四肢肿胀 4 年。

4 年来因自觉四肢肿胀异常而四处就诊，多次体检及化验均未见阳性结果，辗转求治于本地区多名中医，前后服汤药数百剂亦未见好转，肿胀感反而加重，伴周身疲乏无力、倦怠嗜睡、时有恶心、头痛、皮肤拘急少汗、小便短少、咳则遗尿而不自知，痛苦异常，无法正常工作。形体盛壮，面部痤疮，颜面肢体肌肤虚浮似肿胀，而按之却无凹陷，饮食及睡眠尚可，月经量少。舌淡暗，苔薄白，脉缓滑重按无力。

中医诊断：虚劳，肿胀。

辨证：气阴不足，阴阳逆乱，表里失和，膀胱气化不利。

治法：补气滋阴，温阳化气，少佐利水气。

方药：党参 30g，白术 15g，麦冬 15g，炒白芍 15g，桂枝 6g，茯苓 15g，熟地黄 20g，肉苁蓉 10g，蝉蜕 10g，浮萍 6g，半夏 6g，大腹皮 10g，当归 10g，炙附子 10g（先煎）。每日 1 剂，水煎，分 3 次服。

3 月 21 日二诊：症状如前，药后觉头晕，经行前后及劳累后则四肢肿胀尤甚，患者欲言又止，似有难言之隐，告其消除顾虑,详询病史,始述有阴道干涩异常、性事不能之症。细望其肌表,可见皮肤欠润泽、头发干枯,面部虽有痤疮,但面皮干燥甚,触之碍手。舌淡红嫩,苔薄白,脉沉细缓微滑,尺小右弱。

处方:黄芪 30g,白术 15g,山药 30g,太子参 30g,生地黄 20g,山茱萸 6g,麦冬 20g,五味子 6g,当归 15g,炒白芍 15g,黄精 15g,茯苓 15g,内金 15g。14 剂,服法同前。

4 月 4 日三诊:肿胀感略减,肌肤也觉松弛一些,余症如前。舌淡红、苔薄白,脉沉细。前方去山茱萸,加旱莲草 20g、僵蚕 6g,20 剂。服法同前。

4 月 24 日四诊:昨日月经来潮,双手复肿,但觉较前次经期有所减轻,遗尿也有所好转,身体轻快许多。舌淡红、苔薄白,右脉沉细、左脉沉弦细。前方去五味子,加女贞子 15g,20 剂。服法同前。

此后又来诊十余次,每诊均较前次有所改善,方药随其变症稍有调整,共治疗半年余,10 月 20 日来诊,其诸症已告痊愈。

按语:本例患者病状纷繁复杂,病情相当复杂,即使经验丰富的名中医都很难把握病机,应从何入手理清思路?吾初见之也觉难以理清思路,然详问病史始见端倪。该患起初因为四肢肿胀而就医,医以水肿治之,翻阅前方,或以湿热内蕴立论,而投八正散、甘露消毒丹等清热利湿之剂;或以水湿内阻、气机阻滞立论,而投以五苓散、五皮饮、平胃散等大剂利水、行气之剂，间或亦夹有几味补气之品，在方中也没有作为主题。想来前之医者必为其形体盛壮之表象所迷惑，施以大剂之品，过用苦寒清利及辛香行散之剂必伤气阴。细审脉症，形体虽盛，整体上却表现为一派虚损之候，去伪存真，辨证当属气阴两伤，气化失司，水气泛溢之证。如前贤孙思邈所论："省病诊疾，至意深心，详察形候，纤毫勿失，处判针药，无得参差……要须临事不惑，唯当审谛覃思。"

看初诊和二诊处方变化较大，二方看似相去甚远，确实对病机认识稍有变化，初诊认为过用清利行散之品，伤及脾肾，气阴不足，阴阳逆乱，表里失和，膀胱气化不利，观舌象淡暗，结合其他体征似有阳虚之象，故投石问路治以补气滋阴、温阳化气、少佐利水气之法，用大腹皮、浮萍去肌表之水气，二诊患者症状如前，药后反觉头晕，再一次详细询问病史，始知尚有阴道干涩、性事不能之症，经行及活动则四肢肿胀加重，面干皮燥甚，验尿常规无异常。反思前治不效实被胖肿的假象所惑，初诊虽然已经认识到气阴两虚的病理本质，已具有拨乱反正之意，但由于对病史缺乏更加详细的了解，没有认识到患者阴液耗损如此之重，阴道干涩没有一点分泌物，肌肤干涩，面部痤疮干燥起刺而碍手，此时治疗上应当急救真阴，刻刻以顾护真阴为念，所谓差之毫厘，谬以千里，因此二诊以养阴生津为主，兼以益气，随症状得以缓解。

吾诊治前医不效之病，看似独辟蹊径，其实去伪存真！临床所遇久治不愈之病，病情较复杂，常为虚实真假之病，如被假象所惑，治疗常与病机南辕北辙，遇此种病吾必细辨病证，去其假象，方能真正认识病机，补偏就弊，拨乱反正。患者觉四肢肿胀，医即以水肿治之，然而按之无凹陷、查尿均正常，虽患者身体外观较壮盛、面部痤疮，然嗜睡、少汗、周身疲乏、四肢肿胀动则加重、大便稀、咳则遗尿、性欲减退、皮肤发干、阴道干涩实为气阴大虚之象，体壮、肢肿实为假象，面部痤疮亦为阴虚所致。足证中医治病必从整体着眼，灵活准确辨证，方可论及治疗。临床不详辨证，相对须臾即处方药，偶有中病则沾沾自喜，轻症尚可，如遇难症则害人不浅！这例患者就是不详辨证屡用反药之误。《素问·至真要大论》所谓"必伏其所主，而先其所因"是也，还应治病求本。

此例患者治疗先后达半年之久，疗效进展不可谓不慢，然每诊诸症又均较前略减，实因患者病史较长，病情较复杂，气阴大亏，而补药多有壅滞之弊，峻补必伤及中焦运化，虚症未除反生他病，故补之难求速效，"用药之忌，在乎欲速，欲速则寒热温凉，行散补泻未免过当，功未获奏，害已随之"（《珍珠囊补遗药性赋》），治虚无速法，吾用和缓轻灵之剂，即如理丝，缓则可清其绪，急则愈坚其结。今平和之剂缓调，每诊都见好转，积小溪成江河，正印证《临证指南医案》所言"王道无近功，多服自有益"之论，王道之剂缓调。

又曰前之医者屡用利水之剂而肿胀不减，而我未用利水之法而肿胀全消，其理何在？实因该患初病之时，极有可能是因为气虚为主，不能化气行水而致四肢肿胀，本应健脾益气，通阳利水，怎奈前医识不至此，妄事清利行散，水气未去，而真阴大伤，此时再去单纯消肿胀，势必进一步耗损正气。当此之时，必须滋养真阴，扶助正气，阴液得生，正气得复，真气流通，肿胀自去。治病必求于本，见肿休治肿，方为至治。

（石志超　张奎军）

43. 血精案（4则）

病例1

金某，男，43岁，农民。1978年8月16日初诊。

患者3年来，同房时射精为血性，色红质稠，自述曾于当地医院诊为"精囊炎"，治疗效果不显，现性欲减退，阴部胀坠，腰酸腿软，失眠多梦，口燥咽干。舌红苔白少而干，脉细数双尺无力。

西医诊断：精囊炎。

中医诊断：血精。

辨证：肝肾阴亏，虚火扰动，灼伤血络，阴虚络伤。

治法：滋补肝肾，清热止血。

方药：知柏地黄汤合二至丸加减。熟地黄30g，生地黄15g，旱莲草30g，女贞子15g，知母15g，盐黄柏15g，泽泻10g，丹皮10g，苦参15g，生甘草10g。

服前方10剂后复诊，精中血液明显减少，余症略见减轻，于前方去泽泻、丹皮，加山药20g，继服16剂，血精完全消失，诸症皆愈。

病例2

张某，男，34岁，农民。1982年8月11日初诊。

患者近半年，每行房事，射精皆红色，曾于我院泌尿外科诊查，诊断为"慢性前列腺炎，精囊炎"。曾用抗菌消炎药物间断治疗，效果不显，现精液呈血红色，性欲减退，小腹胀坠，腰痛膝酸，眩晕耳鸣，神疲乏力，小便余沥，面色晦滞少华。舌淡红，苔薄白腻，脉虚细。

西医诊断：慢性前列腺炎，精囊炎。

中医诊断：血精。

辨证：肾气虚衰，失于封固，精血杂下，肾虚失摄。

治法：补肾益气，固摄止血。

方药：圣愈汤加减。党参 30g，黄芪 20g，熟地黄 30g，菟丝子 15g，仙鹤草 30g，盐黄柏 15g。

服前方 12 剂后，精色转为淡红，余症明显好转，加大蚂蚁 5g（焙、研末冲服）、山萸肉 10g，继服 12 剂，同房两次均无血精，诸症悉除。嘱服益肾丸及六味地黄丸以善后，3 年后随访，未再复发。

病例 3

周某，男，41 岁，职员。1981 年 2 月 25 日初诊。

患者近 1 个月来，发现同房后排血性精液，色紫红而质稠；小腹拘急，阴部胀坠而痛，目赤多眵，口苦咽干，尿频而少，大便干燥。舌红苔黄白而腻，脉滑数。精液检查：可见红细胞、白细胞、大肠杆菌，诊为"慢性精囊炎"，曾口服四环素、复方新诺明、呋喃咀啶等抗菌药物，未见明显疗效，故来求治。

西医诊断：慢性精囊炎。

中医诊断：血精。

辨证：湿热内蕴，下扰精室，灼伤血络，湿热伤精。

治法：清热利湿，解毒止血。

方药：龙胆泻肝汤加减。龙胆草15g，黄芩10g，栀子10g，柴胡10g，车前子10g，萹蓄15g，苦参10g，盐黄柏15g，生地黄15g，泽泻10g，生甘草5g。

服前方8剂后，精液中血液明显减少，色转淡红，余症亦减轻，于前方中去泽泻，加小蓟15g、川断15g，继服6剂，血精消失，精液检查阴性，诸症亦愈。嘱服知柏地黄丸善后调理，随访5个月未再复发。

病例4

冯某，男，38岁，军人。1984年10月8日初诊。

患者同房时经常忍精不泄，或体外排精，于4个月前发现精液呈紫红色，伴射精不畅，轻度精道涩痛，阴部皮肤瘙痒，阴囊湿冷，小腹胀坠，腰部胀痛，时见尿后余沥。舌暗红隐青，边有瘀点，苔白薄腻，脉沉弦略涩。患者婚后夫妻长期两地分居，于半年前方才调至一处，并有手淫史。

西医诊断：精囊炎。

中医诊断：血精。

辨证：交合非法，败精留滞，经络受损，败精瘀阻。

治法：通精行滞，化瘀止血。

方药：桃红四物汤加味。熟地黄25g，白芍10g，当归15g，川芎5g，桃仁10g，红花5g，王不留行10g，炙甘草10g。

服前方 12 剂后，精液已呈淡红色，排精畅利，余症均减，于前方中加炙首乌 20g、山药 20g，继服 10 剂，血精消失。

按语：中医认为血精之为患其病机多以劳伤肾元为主，其肾气虚衰则失于固摄封藏，而成血精；肾阴不足则阴虚火扰，相火灼扰精室，精血杂下。或有湿热内蕴，或败精瘀阻，邪扰精室，而致血精者。

血精之患，临床辨证论治之时，每责之于肾，所谓肾经损伤而及阴血也。但每有湿热、瘀浊为患者，故临床治疗，必当分清标本虚实，而不可单纯拘泥温肾益阴等法，方不失辨证论治之要旨。其临床常见证候分类最有代表性的有以下四类。①阴虚络伤证：症见精液肉眼红色，或兼射精疼痛不畅，伴阴部坠胀不适，失眠心烦，口燥咽干，腰酸膝软，舌红苔白干，脉细数无力或弦细数。治宜滋阴泻火；方药多用知柏地黄汤加味，加白薇、白茅根等凉血止血之品。②肾虚失摄证：症见精液色红，眩晕耳鸣，乏力神疲，失眠多梦，腰痛细软，性欲减退，舌淡苔白，脉沉细无力。治宜益肾固摄；方药多用圣愈汤加味，加山药、阿胶。菟丝子、杜仲、仙鹤草等温阳益气、养血止血之品。③湿热伤精证：症见精液色深红，伴烦躁头昏，面红目赤，口苦咽干，胸闷脘满，便燥尿黄，或见腰骶、阴部胀痛，舌红苔黄腻，脉滑数或弦数。治宜清热利湿；方药多用龙胆泻肝汤加减，可加仙鹤草、小蓟、茅根等清热止血之品。④败精瘀阻证：症见精液色红，质多稠厚，排除不畅，甚则精道涩痛，或伴小腹胀坠刺痛，腰部胀痛，晨起痛著，阴部皮肤麻木瘙痒，阴囊湿冷，面色晦滞，舌质紫暗或有瘀点，脉沉涩或沉弦。治宜通精行滞；方药用桃红四物汤或血府逐瘀汤加味，可加茜草、炒蒲黄、三七等化瘀止血之品。

血精一症，经适当的治疗后，大多数患者，可以治愈，预后也是良好的。但亦有一少部分顽固性血精患者，每因伴有其他兼夹病症，又复因失治误治，而临床迁延多年不愈者。

血精临床辨治时，尚有一些注意事项：①血精乃精室、精道血络受伤所致病患，故在临床治疗时，不论何种证型的血精，均需分别辨证加入凉血止血、收敛止血、化瘀止血等止血和血药物。②血精一症，每有兼夹病症，或由他病所累而发，临床尤当详辨。如经治疗，精中血液消失后，如有兼夹病症及原发病者，亦当根治，以防死灰复燃，徒劳无功。

（石志超　石鉴泉）

44.阳痿案（3则）

病例1

乔某，干部。

形体虚胖，素嗜酒酪，喜食肥甘，阳痿两年余，初病时，每有性欲萌动，阴茎尚能勉强勃起，但不满意，后愈来愈重，近半年来已经完全痿废。此间辗转求医，曾多次应用激素类西药及补肾壮阳药，疗效均不佳，眩晕嗜卧，困倦身重。舌体胖大，舌质淡白隐青，舌苔白腻，脉滑缓。

中医诊断：阳痿。

辨证：痰湿阻滞宗筋，阳气不能畅达，故阳痿不用。

治法：化痰利湿，通络起痿。

方药：蝼蛄2枚，九香虫6g，地龙15g，僵蚕15g，桂枝6g，茯苓15g，泽泻15g，苍术10g，香附10g，柴胡10g，远志10g，炒白芍15g，蛇床子5g，炙甘草10g。10剂。

二诊：前方中鹄，继宗前法调治，取药前方改桂枝10g，加淫羊藿15g，10剂。

三诊：阳痿几近痊愈，略觉口燥咽干，患者阴虚之象显，前方去苍术、蛇床子，加生地黄20g、当归15g，10剂。3个月后又见，自述阳痿从未再发。

按语：该阳痿患者平素恣食肥甘酒酪，形体虚肥；其病机显示痰饮湿浊内滞，阻遏宗筋脉络，阳气不能畅达，而发阳痿。故治以化痰利湿、宣畅宗筋，通络起痿之法。方用个人验方通阳起痿汤加减论治。方中选蝼蛄、九香虫为主药，蝼蛄利湿通淋，专走水道，《本草纲目》载"利大小便，通石淋"，国医大师朱良春教授通过长期临床观察，认为蝼蛄是一味极佳的利水通便药，对于各种水肿或术后尿潴留，甚有良效。本品性较峻利，故用量宜轻，或伍以补益之品始妥。九香虫性温，归肝、脾、肾经，尤擅理气通络，温中助阳。用于脾肾亏损，肾虚阳痿。《本草新编》云："九香虫，虫中之至佳者、入丸散中，以扶衰弱最宜。"临床多用于肾阳不足所致的阳痿滑精、腰膝酸软、小便频数、阴囊湿冷的良药。再辅佐以地龙、僵蚕化痰通络；桂枝、香附、柴胡通阳疏郁；茯苓、泽泻、苍术利湿化浊；远志、炒白芍滋阴养肝；蛇床子、炙甘草补气温阳；诸药协同以收效。

通过运用化郁通阳，利水化浊而悟出一点心得。所谓通阳者，不同补阳、壮阳，彼乃补益阳气之本，此（通阳）乃调畅阳气之用；实有伸展、升举、畅达阳气之意。临床每见患者体内生痰蕴湿，阻遏阳道，致阳气不达宗筋之末，发为阳痿。今取辛散温通之品畅达阳气，以虫药善行之性通行宗筋脉络；又因痰湿阴邪为患，故用多量渗利通阳之品及利尿达阴虫药，因势利导，就近祛邪，使湿浊之邪从前阴排出。可先开阳气之路，以利阳气抵达宗筋，正合叶天士所谓："通阳不在温，而在利小便"（《外感温热篇》）之意。诸药合用，相辅相成，共收阴湿去而阳道通，宗筋畅而外势展之功。

病例 2

潘某，32 岁，工人。1980 年 2 月 27 日初诊。

病胃脘痛已久，西医诊为"十二指肠溃疡"，年余前又发阴茎不举或临房不坚，逐至一蹶不振，伴纳少乏力，气少神疲，形体消瘦。舌淡苔少，脉缓弱。曾服滋腻添补中药，服后阳痿未见稍好，而反增胃脘胀闷，纳呆呕恶等腻脾败胃、碍阻中州之症。今苦于胃脘疼痛，形体日羸而前起就医。

中医诊断：阳痿。

辨证：胃病日久，阳明亏伤，气血不荣，发为胃痛。

治法：温补阳明，缓急止痛。

方药：补中益气汤合黄芪建中汤加减。黄芪 25g，党参 25g，白术 10g，白芍 15g，炙甘草 15g，桂枝 10g，当归 10g，饴糖 20g（烊化），陈皮 10g，柴胡 5g，九香虫 10g，大枣 5 枚，生姜 3 片。

二诊：服药半月余复诊，胃痛大减，患者喜言之，阳痿亦有好转之象，仍宗前法而加桑螵蛸 10g、补骨脂 15g，以增强壮阳起痿之功。取药 20 剂。

三诊：胃痛若失，阳痿亦愈。

按语：阳明久伤，后天乏源；肾中之精气不充，宗筋少血气滋荣；阳痿不举，人道难成。本欲益肾起痿，曾服滋荣填补之剂；怎奈阳明衰弱，壅遏更伤健运之能。今苦于胃痛前来就医，不期阳痿竟奏全功，详查病源，妙在辨治求本；展势起痿，重在独取阳明。正如叶天士所云："阳明虚则宗筋纵，盖胃为水谷之海，纳食不旺，精气必虚，况男子外肾，其名为势，若谷气不充，欲求其势之雄壮坚举，不亦难乎？治唯通补阳明而已。"（《临证指南医案》）实乃独具法眼，深得个中奥旨。

病例3

张某，38岁，干部。1981年5月24日初诊。

病阳痿半年余，阴茎痿弱，虽时有性欲萌动而阴茎弛纵难举，平素多食肥甘酒醴，形体丰肥，眩晕嗜卧，困倦身重，烦闷忧郁。苔白厚腻，脉缓滑无力。多服补肾壮阳药及丙酸睾酮等，毫无疗效。

中医诊断：阳痿。

辨证：阳明壅遏，痰湿内生，阻滞脉络。

治法：化痰利湿，宣畅阳明。

方药：胃苓汤合二陈汤加减。苍术15g，白术15g，厚朴10g，陈皮15g，半夏10g，茯苓15g，泽泻15g，桂枝10g，甘草10g，蜈蚣2条（研末分吞），丝瓜络10g。8剂。

服前方后，阳事渐举，诸症好转，前方加露蜂房10g，继服8剂，阴茎勃起有力，诸症亦愈。嘱慎房事，节饮食，并同服前方以善后。3月后随访，阳痿未再发。

按语：醉饱无度，过嗜酒酪，阳明后天之健运被遏，水谷难化则痰湿内生，阻滞于宗筋脉络，正如沈金鳌所言："阴湿伤阳，阳气不能伸举，亦致阴痿不起。"（《沈氏尊生书·卷二十八》）因苦于阳痿，曾多服温补强壮药物；药实难对症，不辨证岂收此许之功。拟化痰利湿，宣畅阳明之法，俾痰湿化去，阳道畅通，阳痿顽疾自可愈矣。综而论之，治疗阳痿，不可执泥温肾壮阳之法。若能辨证施治，灵活运用调补阳明之治疗法则，则可收事半功倍之效。

（石志超　石鉴泉）

45.遗精案

吴某，男，33岁，老师，已婚。

少年时即有手淫史，平素身体羸弱，时有遗精，25岁婚后病情加重，每月必发数十次，曾先后服用知柏地黄丸及金锁固精丸皆无显效，面黄肌瘦，心悸惊怯，眩晕耳鸣，倦怠乏力，夜尿频数。舌淡润，苔薄白花剥，脉弦涩无力，双尺尤弱。

中医诊断： 滑精，虚劳。

辨证： 先天不足，后天劳损，心肾亏竭。

治法： 补肾培元，收敛摄纳，固精止遗。

方药： 桑螵蛸 6g，蜂房 6g，覆盆子 10g，五倍子 5g（研末冲），熟地黄 15g，山茱萸 10g，龟甲 15g，党参 20g，山药 20g，茯苓 15g，远志 10g，巴戟天 10g，内金 15g。14剂，每日 1 剂，水煎服。

二诊： 药后诸症改善，自述以往服药颇多，但疗效就觉得这次最好，精神转佳，要求继服前方。舌淡红，舌苔薄白少津，脉弦细无力。前药对证，继宗前法方药调治，前方加党参 30g、炒白芍 15g。14剂水煎服。

三诊： 病情明显好转且稳定，近半月在无性交情况下遗精一次，并无不适。临床治愈，继服前方 10 剂以为善后。

按语：本例遗精症系由先天亏损，禀赋不足，后天劳损，肾精亏耗，下元虚惫，失其封藏之能而频发遗精，又因劳神过度，心阴暗耗，致心阳独亢，心火不能下降于肾，肾水不能上济于心，心肾不交，水亏火旺，扰动精室而遗，同时又出现心悸、惊怯等症状。论治之法，当以培养先天，固摄下元为主，又益以补脾益气，滋阴潜阳，交通心肾之法。但本病滑脱日久，乃至一脱不复之势。故鉴于本案遗精较久，滑泄较重，当先予固涩，后补其虚，或补涩兼施。否则上补下泄，其流不断，而妄投重剂，徒充其源。故方中首选桑蛸、蜂房、五倍子诸药取其收敛摄纳，固精止遗之效。辅以熟地黄、山萸肉、覆盆子、巴戟天等味补肾培元，滋阴养液，加强其补肾固涩之力；在填补阴精的同时，鉴于本案病程较长，所以要适当地兼顾脾胃健运之能，以防滋腻之品，壅滞中土，呆腻脾胃，损伤后天精血化源，且固涩药奏效不显者，适当地加些补气升提之品，气升精气亦随其升也，故佐以党参、山药、茯苓健脾益气，固涩升提。再以龟甲滋阴潜阳，远志安神益智，交通心肾。诸药合用，顽疾得愈。

46.早泄案

刘某，男，31 岁，已婚。

结婚 2 年，婚后频发早泄，每交不足半分钟，甚则甫交即泄。近 3 个月来病情逐渐加重，至根本不能性交。今来诊见面色暗滞，表情惶恐，气少声低，头额虚汗，自述时发心悸、眩晕，夜寐欠安。舌淡红苔白黄薄干，脉弦细涩。自述服补肾壮阳、益气养血类中药多量，疗效不显。

中医诊断：早泄。

辨证：阴虚火旺，肝郁精滞。

治法：滋阴降火，化瘀固肾。

方药：知柏地黄汤加味。生地黄 30g，山茱萸 10g，山药 20g，丹皮 10g，泽泻 15g，茯苓 15g，知母 15g，盐黄柏 15g，虎杖 3g，桑螵蛸 3g，红花 6g，桃仁 6g，鸡内金 15g，生甘草 15g。

外用五倍子洗剂：五倍子 20g，蛇床子 20g，地骨皮 20g，冰片 1g，枯矾 20g，水煎后以药液浸洗阴茎，并用纱布蘸药液擦洗阴茎头，并嘱其可擦洗 10～20 分钟，只要局部皮肤不痛，不破，不过敏，则时间还可适当延长。且本方水煎可分多次外用。

1个月后复诊，喜述经前法方药治疗7日即效。并可完成性交1～2分钟。继按前法调治数次，顽疾不足月余而愈。

按语：早泄之症，可虚可实，古称其病者以虚证居多，观之现代临床，反觉肝郁心火者多见。又因精液之藏泄，为心、肝、肾诸脏同司，如朱丹溪云："主闭藏者肾也，司疏泄者肝也，二脏皆有相火，而其系上属于心。"故治疗着重于心、肝、肾三脏之阴阳虚实。早泄古称"鸡精""临门倒戈"，《秘本种子金丹》载："男子玉茎包皮柔嫩，少一挨，痒不可当，故每次交合，阳精正泄，阴精未流，名曰鸡精。"顾名思义，此乃男子阴茎头过度敏感之意也。而今医论治，多喜用补益壮阳之法，每致愈补气血愈壅，愈温欲火愈炽，而成鸡精顽症。今方中主用知柏地黄汤以滋阴固肾，清泻相火；辅以虎杖化瘀清热，桃红疏肝化瘀；少佐桑螵蛸固肾摄精，鸡内金消积化滞；再以甘草调和诸药；共收滋阴固肾，化瘀降火之效。

复又重用五倍子等敛涩解毒，固脱止遗类药物，作用于患处局部，经反复熏洗摩擦，可逐渐乃至明显地改善阴茎头局部的过度敏感状态。本法既可收到较好的药理作用，同时还可伴有一定的心理及物理治疗作用，给药途径方便快捷，况且五倍子等外用药物还有较好的抗菌、抗病毒、抗真菌的作用，尤其适合本类疾病的外治之法。内外合治，终收捷效。

并嘱男方要调摄情志，杜绝精神紧张；嘱女方对男方要多关怀，而不要责难。

（石志超　石鉴泉）

47.慢性肾盂肾炎案

赵某，女，39岁，干部。

患尿路感染6年余，近2年发作尤频，且多感劳而发，于1年前又确诊为"肾盂肾炎"，经常服用喹诺酮类、复方新诺明等抗菌药物，疗效较差，因为考虑长时间服西药的副作用，故多服清热利湿解毒的中药治疗，初病时尚有疗效，而近年效果愈来愈差，此次又复发作而就诊。现症尿频、急，排尿时尿道灼痛，窘涩不畅，腰痛如折，双下肢凉冷酸软，头晕倦怠，纳少便溏，经行量少腹坠，白带较多；自述年轻时即数患尿路感染；测体温37.3℃，检尿：尿蛋白（＋），白细胞（＋＋），红细胞（＋），脓细胞（＋）。

中医诊断：劳淋。

西医诊断：慢性肾盂肾炎。

辨证：久淋邪气伤正，又兼过用寒凉，湿邪留滞难去，脾肾阳气交伤。

治法：温补阳气，扶正固本，兼益清化湿浊。

方药：炮附子10g（先煎），桂枝10g，巴戟天15g，党参25g，白术10g，黄精25g，熟地黄30g，山萸肉10g，当归10g，盐黄柏15g，萹蓄10g，瞿麦10g，炙甘草10g。

服药六剂复诊，诸症大见好转，神气清爽，自言治病几载，从未用如此多之热药，亦未有如此佳之疗效。前药中的，继守前方加减调治，共三十余剂，自觉症状消失，检尿正常而临床治愈，嘱注意善后调理。

按语：他医多谓淋证乃尿路感染，唯清热利湿、解毒消炎可治，导赤、分清、小蓟、八正等当为必用之方药。本例久患淋证，劳感愈发，早显脾肾阳虚之象，治疗唯泥清利一法，已犯医家大忌，初用或得些许疗效，久服必致阳气戕伤，矧数历苦寒攻伐，屡犯虚虚之戒，终至一误再误。须知"淋有虚实，不可不辨，劳淋有困败之状，非养正不除"（《证治汇补》）。故薛立斋曰："虚淋者，唯《金匮》肾气汤可救，若精已竭而复耗之，则大小便牵引而痛，宜滋化源，不可误用知柏淡渗等剂，既泻其阳，复耗其阴也。"徐灵胎曰："治淋之法，有通有塞，要当分别。"皆为独具匠心之语，治病求本之术。故本案论治当温补脾肾阳气以扶正，兼化膀胱湿浊而通淋。方中附、桂、巴戟温阳补火，参、术、黄精培土益气，地、萸益肾养阴，归、戟调补冲任，萹、瞿、柏、竹清利湿浊以通淋，甘草引药达阴而调和，药证合拍，效如桴鼓。

48.慢性肾炎案

吴某，女，38岁。

半年前不明原因双下肢轻度浮肿，查尿常规：尿蛋白（+++），而于中心医院住院治疗，多次化验尿蛋白（++～+++），诊断为"慢性肾小球肾炎"，采用西医常规治疗无效。来诊时，倦怠乏力，手足心热，口干不欲饮，纳可，便调，月经量少色暗，双下肢轻度浮肿。舌红苔白，脉沉细涩。

中医诊断：肾风，水肿。

辨证：气阴两虚，风毒瘀滞。

治法：益气养阴，祛风通络。

方药：熟地黄15g，生地黄15g，山茱萸6g，山药20g，茯苓20g，泽泻10g，丹参15g，白术15g，茜草15g，鸡内金15g，僵蚕15g，蝉蜕15g，益母草30g。

半月后复诊：水肿明显消退，仍觉乏力，尿蛋白（++），加太子参20g、当归15g。

1月后复诊：水肿痊愈，全身症状也不明显，尿蛋白（+）。前方去泽泻，余药不变。

两个月后复诊：诸症均好，其间化验尿蛋白（-～+）。又以前方治疗1个月，尿蛋白完全转阴。继以六味地黄丸巩固治疗，随访 1 年，未再反复。

按语：慢性肾炎肾病乃属临证痼疾，临床辨证论治最忌拘泥治肾一法而忽弃诸法。同时，邪实者不可峻补；正虚者不可一味克伐，伤及正气。于脏腑求之，脾肾为本，且多虚证；肺肝为标，以风毒、瘀浊实为主；其他如三焦之疏泄、膀胱之气化亦与水液代谢，与肾炎之治疗密切相关，论治之时皆应综合考虑。更当嘱患者慎起居，调情志，节劳欲，避风寒，严格限制食盐的摄入量。如是，则顽疾可望治愈。

49．慢性泌尿系炎症反复发作案

张某，女，59 岁。2019 年 3 月 13 日初诊。

排尿灼热疼痛，且反复发作 2 年余。

两年来尿频、尿急、尿痛时有发生，遇劳累或受凉后症状加重，伴见口干，乏力，烦躁，尿液浑浊，色深黄。舌质暗红苔薄少而干，脉弦滑数。就诊前曾于大连医科大学附属一院检查尿常规：红细胞（＋），白细胞（＋－），细菌计数 4322.2/μL。

中医诊断：劳淋。

辨证：瘀浊湿热久滞，气阴两伤。

治法：化瘀利湿解毒，补气益阴护正。

方药：柴胡 6g，牛膝 15g，炒白芍 15g，生地黄 15g，黄精 15g，藿香 3g，蜈蚣 2 条，丹参 15g，旱莲草 30g，女贞子 15g，知母 15g，黄柏 15g，炒杜仲 10g，萹蓄 15g，瞿麦 15g，生麦芽 30g，内金 20g，生甘草 20g。14 剂。

3 月 27 日二诊：尿频已大为好转，灼热感亦减轻，口干缓解，自觉有力，但感风冷后，淋浊有欲作之象。舌质淡暗苔薄，脉弦滑。尿常规：红细胞（－），白细胞（－），细菌计数 118.7/μL。前方去萹蓄，加党参 20g、炒白术 20g。14 剂。

5 月 15 日五诊：排尿基本正常，口干乏力无，不耐风冷较前有所改善。舌质淡暗苔薄，脉弦滑。复检尿常规已正常。续用首方减萹蓄、瞿麦，加生山药30g。14剂。嘱其停用中汤药后继服血府逐瘀丸与知柏地黄丸以兹巩固。

按语：《诸病源候论》虚劳小便难候指出："水行于小肠，入于胞而为溲便，今胞内有客热，热则为液涩，故小便难。"该书劳淋候中又提出"劳淋者，谓劳伤肾气，而生热成淋也。肾气通于阴，其状，尿留茎内，数起不出，引小腹痛，小便不利，劳倦即发也"。细品之，主旨有二，为热为虚。本例患者符合上述两个辨证要点，故而定为劳淋。

然而，该例劳淋亦有其特殊性，即久病多瘀，这在劳淋的辨证中似不多见，但细玩《金匮要略·血痹虚劳病脉证并治》大黄䗪虫丸条，实为化瘀治劳之典范，彼用于干血劳，此则拓展至劳淋的治疗，这体现了中医学异病同治的辨证论治思想。

本例瘀热互结，久病成劳。其化瘀，弃大黄、䗪虫之破逐，选血府逐瘀汤柴胡、牛膝之升降，生地黄、白芍之滋养，另加凉血活血之丹参，再入利水活瘀之瞿麦。其热者效仿坎离，取法滋肾，以黄柏、知母赞化肾真而无化燥伤阴之弊，更何况又佐以二至以填补空隙，治病求本。酌加杜仲防其阴损及阳，聊选三仙以化中焦呆钝。方中藿香、蜈蚣、黄精为对症用药，于久病阳气不得舒伸以致浊瘀互现，颇多建功。

（石志超　薄文斌）

50.更年期足跟痛案

戚某，女，50岁。

双足跟痛9个月，发病似与走路锻炼过度有关。曾历用中西药、针灸、拔罐、药浴等法治之，皆不见明显疗效。来诊时自带历次治疗中应用过的多种中药处方，多为祛风除湿、活血通络及补肾药物，现症见腰酸腿软，时有轻度畏冷、眩晕、虚汗，自述经断半年余，平素一服补药易生咽干咽痛之症，大便略干。舌淡红苔白干少津，脉涩弱。

中医诊断：足跟痛。

辨证：肝肾不足，兼久滞入络，筋骨失养。

治法：补益肝肾，强筋壮骨，通经活络。

方药：大黑蚂蚁粉10g（香油烘炒干后碾细末，冲服），生地黄20g，山茱萸6g，山药15g，寄生20g，当归15g，鸡血藤15g，炒白芍15g，女贞子15g，覆盆子15g，怀牛膝10g，红花6g，炙甘草10g。

7剂后，症状好转，足跟痛明显减轻，再进7剂，诸症痊愈。嘱服六味地黄丸类，平补肝肾方药善后。

按语：足跟痛病症，临床多混杂在关节炎、腰腿痛、骨质疏松类疾病中统论之，而每被忽略。本病是中老年患者常见之疾，无论男女，临床时常有发病，而更年期因机体肾气渐衰，肾失所养，更易多发。本病除有肝肾精血不足，不能濡养骨骼筋络的内虚本质，还每因长年锻炼中过度行走、蹦跳、挫扭等外因，易致局部脉络瘀阻，筋络不能舒缓，易致邪瘀入络，而成虚实相兼之患，因本病实为虚实夹杂，常见应用祛风除湿、通痹止痛药物而犯虚虚之弊，精血日耗，筋骨失濡，诸证日甚者。又见单以补益强壮之品，而络瘀难去，药效难达病所。今选用温补肾督之大蚂蚁，取其飞升走窜，畅行通达肝肾、经络骨骼，直入少阳、厥阴两经而扶虚益损，强筋壮力，活络散滞，再益以生地黄、覆盆子、白芍、寄生、女贞子滋补肝肾、益养精血，山药补气健脾，当归、红花、鸡血藤活络生新，而收肝肾精血得养、筋骨经络得通之功。

51.尿崩症案

张某，男，31 岁。

病发多饮、多尿之疾 6 个月余，历经大连医科大学附属一院、中心医院等处确诊为"尿崩症"。曾多次应用垂体后叶激素及益肾收涩类中药疗效不显，前来求治。现症见口渴引饮，饮水无度，随饮随渴，饮过即渴，一昼夜饮水 4～5 水瓶，尿频而量多，尿量巨大，尿量超过 2500mL/d，自述尿比重多为 1.001～1.005，兼见眩晕，倦乏，自汗盗汗，腰酸腿软，五心烦热，大便略干。舌瘦红而干，苔薄花剥，舌根无苔，脉细涩无力。检查：血糖正常，尿糖阴性，尿比重 1.003。

西医诊断：尿崩症。

辨证：下元衰惫，气虚阴竭，肾失固摄。

治法：益气养阴，滋肾固精，缩尿升津。

方药：桑螵蛸 10g，生黄芪 20g，山药 30g，黄精 15g，生地黄 30g，山萸肉 6g，覆盆子 10g，麦冬 20g，白芍 15g，石斛 20g，鸡内金 15g，生甘草 15g，肉桂 1g（后下）。14 剂，水煎服。

二诊：药后诸症好转，多饮多尿明显减轻，精神转佳，精力渐旺，方证合拍，继宗前法，前方改桑螵蛸 15g 增强补肾固摄，加淫羊藿 6g 取义益阳配阴，取药 14 剂。

三诊：病情大减，诸症向愈，前方中改桑螵蛸20g，淫羊藿10g，20剂以治疗并善后调理。

一个月后来诊，临床治愈。嘱其根据自身的寒热状况，长服六味地黄丸及金匮肾气丸以进一步巩固疗效。

按语：尿崩症是以烦渴、多尿、低比重尿为临床特征的内分泌疾病。1910年国外即有医生首先注意到垂体后叶疾病产生尿崩症的症状。现已查明尿崩症是因抗利尿激素分泌不足所致，但也可由于肾脏对抗利尿激素反应缺陷而引起，前者称为中枢性或垂体性尿崩症，后者称为肾性尿崩症。临床单独以尿崩症命名的，主要是指垂体性尿崩症，临床男性较女性多发。

尿崩症当属中医"消渴"范畴。《金匮要略》云："男子消渴，小便反多，以饮一斗，小便一斗，肾气丸主之。"刘河间在《河间六书》中有"若饮水多而小便多者，名曰消渴；若饮食多而又甚饥，小便数而渐瘦者，命曰消中"之言，以上、下消为消渴，中、下消为消中，似为尿崩症与糖尿病之鉴别，但一直未被公认，故尿崩症一直混同于消渴病中，本病多由先天不足，后天失养所致。论治之法，当以培养先天，固涩下元为主，又益以补脾益气，济阳配阴之法。方中主药桑螵蛸，取其血肉有情峻补之体，以益肾固精，摄脱止遗。辅以生地黄、山茱萸、白芍、石斛、麦冬、黄精等味补肾培元，滋阴养液；黄芪、山药补气升清，固摄滑脱；佐以内金化积清热，缩尿止遗；更用小量肉桂，引火归原，导虚阳入肾；诸药协调，共收良效。

本方取效迅捷，关键注意到了两点：一者，方中以桑螵蛸为主药，并重剂用之。桑螵蛸药性味甘、咸、平；归肝、肾经；其功能固精缩尿，补肾助阳；临床特别适用于遗精滑精，遗尿尿频，小便白浊，阳痿早泄，赤白带下等因为下元虚惫所导致的失于固摄、滑脱不禁类之病症。但《本草经疏》亦载："凡失精遗溺，火气太盛者宜少少用之。"《本经逢原》亦曰："阴虚多火人误用，反助虚阳，不可不知。"故方中多配伍滋阴清润类药物，若稍有动火之象，尚可灵活加入知柏、玄参等药。二者，准确的燮理阴阳、补益气阴。须知"善补阳者，必于阴中求阳，则阳得阴助而生化无穷；善补阴者，必于阳中求阴，则阴得阳升而泉源不竭"（《类经》）。一般说此类病变阳气亏虚是病变根本，水液代谢失常是病变过程，阴液亏虚是病变结果。所谓治病必求于本，治疗消渴除了滋阴之外，还应当辨证地应用黄芪等补气药以及肉桂、淫羊藿等温阳生饮之品，以使阳复阴生，气化得行，消渴更易向愈。

（石志超　石鉴泉）

52. 睾丸痛（炎）案

孙某，男，36 岁。

近半年两侧睾丸疼痛，痛如针刺，夜间疼痛剧烈，两侧阴囊部汗出潮湿，但汗不粘手，无臭味，伴腰骶部酸痛，少腹坠胀不舒，性功能减退，时有早泄，心烦口苦，口唇青紫。舌质红，舌边密布瘀点，苔薄黄，脉弦紧。曾到大连多家医院求诊，诊为"睾丸炎"，西医予静点多种抗生素，中医予清热利湿或补肾壮阳之法，疗效不显，而上述症状日益加重。今来诊见各项临床体征及理化检查，均支持无菌性炎症诊断，又因为长期大量应用抗生素，不见些许疗效，反而出现许多副作用。

中医诊断：子痛、疝痛。

辨证：肝郁血滞，精瘀阻络。

治法：疏肝解郁，化瘀通络。

方药：蜈蚣 4 条，柴胡 10g，川牛膝 15g，当归 15g，炒白芍 15g，丹参 15g，橘核 10g，虎杖 15g，知母 10g，盐黄柏 10g，山药 15g，内金 15g，生甘草 10g。

嘱其忌食辛辣，调节情志，作息定时，避免色情刺激，性生活顺其自然，可配合热水坐浴。

二诊：服用 10 剂后症状好转，睾丸疼痛明显减轻。前药中鹄，继宗前法方药调治，继服前方加红花6g以增活血散瘀之功，乌药6g以理气止痛之力。再服10剂后诸证缓解临床治愈。

按语：睾丸疼痛属于中医"子痛""阴痛""疝痛"的范畴，是临床常见病，不少临床医生常因患者性事减退即投补肾壮阳之品，或因尿路症状而予清热解毒通淋之品，不达病所，反贻误病情。本病根本病机是瘀血、浊精阻滞精道。肝主筋，肝之筋脉环绕阴器，瘀血内停，脉络瘀阻，精道不畅，故可出现上述诸证，因此从肝郁论治，从血瘀论治是治疗本病关键所在。本例选用走窜之力最速的蜈蚣，本品辛温入足厥阴肝经，最善攻毒散结、通络止痛，借其窜利下行峻猛之性，可直走阴中以通精道，再配柴胡疏肝解郁，牛膝行血散滞，二者一升一降，可疏气血，令其调达，以助蜈蚣散结通络。再益以当归、炒白芍、丹参养血化瘀；橘核、虎杖、知母、盐黄柏疏肝通络、清热散结；山药、生甘草补脾益气；内金健脾消积；甘草又能调和诸药。共奏疏肝养血，化瘀通络，软坚散结之功，则顽症得愈。

（石志超　石鉴泉）

53. 前列腺癌案

宋某，男，72 岁。初诊 2004 年 3 月 16 日。

5 个月前于大连市某医院做前列腺癌根治手术，术后频繁出现排尿窘困无力，时而尿失禁，排尿时时夹尿血，并反复感染，5 月 22 日因排尿涩痛、不通，再次入院行尿管扩张术，并摘除双侧睾丸。膀胱镜检查见后尿道散在溃破样炎性损害，当 5、6 点处有两块息肉样隆起。常规处置，抗感染治疗。1 个月后 CT 复查，示前列腺癌手术后复发，左耻骨转移。患者坚决不做手术及放化疗，故来寻求中医治疗。现症：小便失禁，或窘涩不通感，总觉排尿无力且排不出，又时因尿失禁而将裤子尿湿，伴尿道疼痛，尿中时夹少量脓血样分泌物，大便亦夹有黏冻样秽物，会阴下壁作痛。舌淡紫暗，边有瘀点，舌苔薄白少津，苔根处花剥，脉弦细缓无力略涩，尺脉尤弱。

西医诊断：前列腺癌术后复发，伴耻骨转移。

辨证：湿浊瘀毒，结滞下焦，肾元衰惫，气阴虚竭。

治法：攻毒散结，化瘀泄浊，兼补气滋阴，益肾固本。

方药：水蛭 6g，壁虎 10g，甲珠 3g（研末），生地黄 30g，山药 30g，茯苓 15g，灵芝 30g，覆盆子 15g，旱莲草 20g，玄参 15g，生黄芪 30g，薏苡仁 30g，盐黄柏 15g，小蓟 15g，知母 15g，公英 30g，败酱 30g，生甘草 15g。14 剂。

二诊：自述因服前方诸症好转，故共服前方 30 余剂后，诸症明显好转，尿痛、脓血尿消失。唯觉倦乏、口干、腰酸等正气不足之象渐显。当于前方中增益扶助正气，培养气阴之味，前方去公英、败酱、小蓟之苦寒清利，加党参 30g、灵芝 30g，以为培养，并以蜈蚣 3 条易甲珠以增益化瘀解毒之力。

三诊：继服前方 3 个月余，排尿正常，尿常规正常，全身症状良好，CT 复查：耻骨联合术后改变，盆腔所扫层面内未见异常显影及淋巴结肿大。改服前列安胶囊（我的科研专利，辽药制字 Z05020092 号。组成：蜈蚣、水蛭、柴胡、当归、白芍、白术、公英、红花。主治前列腺、睾丸、精囊等泌尿生殖系统炎症及肿瘤疾患。）合知柏地黄丸，长期配服以为善后调理，1 年后随访未复发。

按语：前列腺癌是男性泌尿生殖系统常见的恶性肿瘤，多发于老年男性，近年来发病有快速上升的趋势。中医认为本病多隶属于"癃闭、尿血、精瘀、精浊、积聚"等病证范畴。其病因病机主要为湿浊瘀血阻于下焦，久蕴成毒损及肝肾，膀胱气化不利所致。故方中主药用水蛭搜剔瘀浊、通经活络，壁虎主入厥阴解毒散结、攻瘀剔络，甲珠剔毒化瘀、疏肝散结；再辅以薏苡仁、黄柏、公英、败酱、小蓟，清热燥湿，解毒泄浊，佐以山药、黄芪、茯苓、甘草等补脾益气，生地黄、玄参、覆盆子、灵芝滋养肝肾，共收扶正固本之功，且生甘草既可清热解毒，又能调和诸药，今用之乃收佳效。

54.男子不育症案

孙某，男，27 岁。2004 年 7 月 23 日初诊。

婚后同居 2 年未育，女方妇科检查均正常，性生活正常，但觉排精过少，数次检精液常规：精液呈灰白色，量约 1mL，精子数 1000 万 ～ 1500 万 /mL，活动力不良，精子成活率 40% ～ 50%。曾多方治疗，西药用丙酸睾酮和绒毛膜激素，中药治疗亦多服六味地黄丸、益肾丸等药及中药偏方，疗效不显，故来求治。现证兼见神疲倦怠，眩晕耳鸣，腰酸膝软，少寐多梦，性欲淡漠，伴轻度阳痿，多呈举而不坚之症。舌淡红嫩，舌苔薄白，舌根无苔，脉象涩弱。

中医诊断：男子不育症。

辨证：肾督亏损，精气不足。

治法：通补肾督，填精养血，益气生精。

方药：蜻蜓 10 只，蜂房 6g，山萸肉 6g，山药 20g，覆盆子 15g，枸杞子 15g，当归 15g，炒白芍 15g，首乌 15g，女贞子 15g，淫羊藿 10g，杜仲 10g，红花 6g，内金 15g。30 剂，每日 1 剂，水煎，分 2 次服。

嘱方中蜻蜓焙干研末服之更佳。

二诊：诸证明显好转，性欲转佳，性事如常，时值盛夏，略有督热之象。前方去杜仲，改熟地黄为生地黄，嘱可长服2月。

再服60余剂，化验精液正常。半年后喜告之，其妻已孕。

按语：先天禀赋不足，后天调养失宜，肾督之元气亏损，奇经之精血不足，久病积损，发为不嗣。方中首选大蜻蜓强阴止精（《别录》），壮阳，暖水脏（《日华子本草》），益肾生精，通补肾督；再以蜂房助阳起痿，温壮阳明，而补先后天以助大蜻蜓通补奇经之力；辅以熟地黄、山萸肉、首乌、当归、白芍、枸杞子、覆盆子、女贞子等味滋阴补肾，益精养血；淫羊藿、杜仲、山药壮阳益气，红花生新化滞；内金入肾固精，入脾助运。方药对证，守方久服，终收毓麟之效。

55.慢性支气管炎伴遗尿案（2则）

病例1

孙某，女，67岁。

有慢性咳喘之疾十余年。此次发病2个月余，咳嗽喘息，咳甚时尿随咳出而尿裤，咳吐清稀白痰量多，气短憋闷，倦乏畏寒，平素尿量极少，大便时每有脱坠感，排便亦极无力。曾于几家医院应用抗菌消炎或脱敏治疗，均不见许效。舌淡红胖嫩，苔白腻，脉沉缓细无力，尺脉尤甚。

西医诊断：慢性支气管炎伴遗尿。

中医诊断：膀胱咳。

辨证：肺肾俱损，元阳衰惫，气虚失摄。

治法：双补肺肾，温阳固摄，兼纳气止咳平喘。

方药：桑螵蛸10g，炒杜仲15g，巴戟天15g，生黄芪20g，山药30g，熟地黄15g，山萸肉6g，覆盆子15g，茯苓15g，桔梗10g，炙紫菀10g，款冬花10g，半夏6g，内金15g。3剂，每日1剂，水煎服。

二诊：服前方后大效，又进前方10剂，诸症痊愈，嘱服金匮肾气丸善后调理。

按语：本例慢性支气管炎伴有遗尿症，当属中医"膀胱咳"

重证。系由肺病日久，迁延不愈，由肺及肾，肺肾俱损，肾之元阳伤损，根本不固，气失摄纳，而出现咳喘与遗尿并见的重证。论治之法，当以培补肺肾，固摄下元为主，又益以补气升清，化痰止咳，纳气平喘之法。方中重用桑螵蛸，取其血肉有情峻补之体，以益肾固精，摄脱止遗，纳气平喘。正如《本经逢原》所言："桑螵蛸，肝肾命门药也。功专收涩，故男子虚损，肾虚阳痿，梦中失精，遗溺白浊方多用之。"佐以炒杜仲、巴戟天、熟地黄、山茱萸、覆盆子等味补肾培元，益精固脱，用黄芪、山药补气升清，炙紫菀、款冬花、半夏化痰、止咳平喘，桔梗载药上行，内金化积止遗。诸药合用，共收良效。

病例 2

杨某，48 岁，女。

因感冒后咳嗽 5 个月余，胸片示：肺纹理增强，余无异常。来诊时出示多家医院治疗病历，静点抗生素，并服止咳化痰西药，咳嗽并未减轻，且逐渐加重。又于几处中医治疗，遍服中药止嗽散、三拗汤、定喘汤、麻杏石甘汤之类，皆不效。经朋友介绍前来求治。症见：咳嗽频作，咳白黏痰量少，咽喉微痒，气短声低，乏力懒言；既而言语吞吐，似有难言之隐，言语开导后详细问诊，患者自述，平素即有恶寒怕冷症状，兼有遇寒则咳，咳甚则偶有遗尿症状。此次发病时令又在秋冬天寒之际，故咳嗽频繁发作，一咳嗽就要小便，稍不及时则会失禁。今咳嗽每伴遗尿已 3 月余，且日益加重，每咳必尿，甚则湿透衣裤，尴尬万状。查舌质淡胖嫩，边有齿痕，苔薄白微腻，脉弦细涩无力。血、尿检查未见异常。

西医诊断：慢性支气管炎伴遗尿。

中医诊断：膀胱咳。

辨证：肺肾阴阳俱损，元气虚衰，膀胱气化不利，失于温煦固摄。

治法：双补肺肾，温阳益气固摄。

方药：炒杜仲 15g，肉苁蓉 6g，炙黄芪 15g，生山药 30g，覆盆子 10g，全当归 15g，大熟地黄 15g，五味子 6g，炙蜂房 6g，桑螵蛸 6g，桔梗 10g，鸡内金 15g，炙甘草 15g。

服药后一剂知，周余大效，稍事加减，不足一月顽疾痊愈。且体质复健，更胜以往。

按语：本案论治重在温补肺肾，温阳益气固摄之味，方中几无通常习用的止咳化痰平喘药物。

总结治疗经验，全在治病求本，而不是盲目地见肺治肺，见咳治咳。古人有表在肺、本于肾之说。久病正亏或年老体虚，肾之气阴不足，难以纳气归根，故久咳不愈；肾虚不能约束膀胱，故小便频数，咳而遗尿。《景岳全书》曰："气脱于上而下焦不约而遗失不觉者。"《类证治裁》曰："大抵遗尿失禁由肺肾膀胱气虚。"同时详细问诊也很重要，一般中老年女性，长期咳嗽且伴见遗尿者，往往由于患者羞于启齿，医家若不追问，则易疏忽。

本病中医称之为"膀胱咳"。"膀胱咳"之名首见于《素问·咳论》篇中指出："五脏六腑皆令人咳，非独肺也。"又曰，

"肾咳不已，则膀胱受之；膀胱咳状，咳而遗尿。"本案患者久病正虚，久咳不愈，遇寒即甚，咳而遗尿，正与前论相合，参以脉症，诊为"膀胱咳"。可见，《素问》早已提出咳嗽的证治当从"五脏六腑"的角度考虑，不能仅仅见肺治肺。内经"五脏六腑皆令人咳，非独肺也"的理论是中医整体观念的典型体现，是一个指导我们进行肺系疾病诊疗的非常科学的理论。现代医学也已认识到许多脏腑的疾病均可造成咳嗽，如鼻后滴漏综合征、咽炎、心功能不全、胃食管反流、肾功能不全等均可致咳。将这一理论运用于具体疾病的诊治时，必须结合临床实际，对疾病的特殊性、规律性进行深入的研究，辨证施治，灵活应用，才能取得满意的效果。

膀胱咳其实临床并不为鲜见，主要见于中老年女性，只是有许多患者就诊时羞于启齿而不愿提及，故显得临床少见。西医认为，膀胱咳的产生是由于压力性尿失禁，或称张力性尿失禁。即咳嗽导致患者腹腔内压力增大，压迫膀胱，引起小便失禁。由于中老年女性因分娩、绝经后雌激素水平下降等因素导致女性盆底肌肉松弛，尿道外括约肌收缩力降低，尿道阻力减小，导致咳嗽时小便失禁。目前西医对膀胱咳尚无特效疗法，强调需要加强盆底会阴部肌肉的功能锻炼，但效果并不理想。

中医治疗膀胱咳这一类的疑难杂症具有明显优势及显著疗效。多年来，我们于临床在辨证论治的基础上，应用温肾益肺，滋阴补阳治法方药，先后治疗膀胱咳数十例，皆收良效。只要辨证理法精当，灵活选用金匮肾气丸、六味地黄丸、补中益气丸、人参归脾丸等中成药治疗，亦有较佳疗效。我们还治疗过临床更加少见的如久咳不愈，每咳则频频矢气的小肠咳；以及久咳不愈，每咳则排粪的大肠咳。其理论于两千年前的《素问·咳论》亦有记载："五脏之久咳，乃移于六腑。肺咳不已，则大肠受之，大肠咳状，咳而遗矢。心咳不已，则小肠受之，小肠咳状，咳而失气，气与咳俱失。"无论何种看似千奇百怪，无从治疗的疑难顽疾，在中医整体观念的理论指导下治病求本，辨证论治，都能够取得满意疗效。

（石志超　石鉴泉）

56.不射精症案

王某，男，35岁。

结婚3年多，婚后初期行房尚有少许精液排出，约半年后性交即不能射精。因无子曾多次求医，诊查女方无异常，男方因不射精而无法检查精液，故按不射精症论治。自述：年少即频频手淫，婚后即纵欲过甚。现性欲淡漠，头晕耳鸣，腰痛膝软，少寐健忘，头发脱落，食纳欠佳。舌淡红苔薄白，舌心少许花剥，脉涩弱。

中医诊断：精闭。

辨证：精气耗伤，泉源乏竭，无以为下，而发精闭顽疾。

治法：填补精气，充源达流，兼以通补肾督。

方药：大蜻蜓4只（焙后，研末分服），龟甲15g，熟地黄15g，山茱萸10g，首乌15g，当归15g，旱莲草15g，女贞子15g，枸杞子15g，山药30g，炒杜仲15g，内金15g，牛膝15g。

服前方20余剂，诸症均有明显改善，性交已有少量精液排出。前方加鹿茸片、玄参各15g。继服20余剂，性交正常，性欲明显增强，已能正常排精。半年后喜来告之，其妻已孕。

按语：不射精症，中医称之为"精闭"，临床患者多以婚后多年无嗣就医。论治之时，当详究病源，精亏泉竭，无以为下者，当填补精气，充源畅流。故本方首选大蜻蜓，通补肾督，生精壮阳，寓通于补而为主药。辅以龟甲、熟地黄、首乌、山茱萸、当归、旱莲草、女贞子、枸杞子等益精养血，杜仲、山药温阳益气，共资精血化源；再佐牛膝之引药达阴，内金之健运消积。自收源充流畅之效。而后复诊增益鹿茸、玄参亦是增益填补阴阳之意。

57.白塞综合征案

李某，女，50岁。2006年9月21日初诊。

口腔溃疡疼痛，反复发作2年，阴部溃疡疼痛、四肢痛性结节3个月。

2年前因情志不畅，忧虑过度而引起口腔溃疡、疼痛，反复发作，曾于多家医院口腔科诊治，给予维生素 B_2、维生素 B_6 等口服，西瓜霜局部喷洒，病情时有好转，但反复发作。于3个月前因上感发热后，阴部出现溃疡，疼痛难忍，继之四肢出现红色斑块、结节，疼痛，伴五心烦热，失眠盗汗，腰膝酸软，纳呆。经多家医院诊治，给予青霉素、左氧氟沙星等静脉点滴，病情反复发作。皮肤科检查：舌尖及两侧、下唇内侧散在小米粒至豌豆大溃疡，周围皮肤红肿。左侧小阴唇有黄豆大、豌豆大溃疡各1处，上有大量脓性分泌物，小阴唇红肿。双小腿胫骨前密集和散在豌豆至鸡卵大暗红色水肿性红斑、结节，压痛。双前臂散在豌豆至指甲大暗红色结节，压痛。经眼科检查眼底正常。化验血常规、尿常规正常，针刺反应阳性。舌红少津少苔，脉细稍数。

西医诊断：白塞综合征（不完全型）。

中医诊断：狐惑病。

辨证：久病热邪伤阴，致阴虚内热，肝肾阴虚，精血亏虚。

治法：解毒敛疮，滋阴泻火。

方药：僵蚕 15g，生地黄 20g，山萸肉 10g，山药 15g，丹皮 10g，茯苓 15g，泽泻 15g，盐黄柏 10g，知母 10g，白术 15g，女贞子 15g，金银花 15g，鸡内金 15g，生甘草 20g。

二诊：口腔溃疡缩小，小阴唇溃疡明显缩小，肿胀减轻，四肢结节缩小。前方加白芍 20g、威灵仙 15g。共治疗 1 个月，口腔及阴部溃疡愈合，四肢结节消退，临床治愈。

按语：白塞综合征亦称眼、口、生殖器综合征。本病的临床表现，是以反复发作性虹膜睫状体炎和前房积脓、口疮、泌尿生殖器溃疡为特征，除口、眼、外阴与皮肤受累外，可侵犯多系统、多脏器，如消化道、关节、神经系统、肺、肾、心脏、大血管等，具有慢性、进行性、复发性的病程特点，其预后与受累的脏器有一定的关系。

本病的病因病机至今尚未明确，有学者认为与病毒感染有关，目前多倾向于全身性自身免疫病。中医归属于"狐惑病"范畴。多为感受湿热毒气；或湿热蕴久化热；或过食辛热肥甘；或热病之后余毒未尽，而致热毒内攻肝、胆、脾、心、肾等诸脏，循经而致口、眼、外阴等孔窍而起病。发病至中晚期，湿热遏郁伤阴，或久病气血两虚，脉络瘀滞。该患为久病热邪伤阴，致阴虚内热，肝肾阴虚，经血亏虚，而致溃疡反复不愈。治疗以僵蚕为主药，以祛风散热，化痰散结，活络通经，走里达表，诸经皆到，可使顽邪久瘀得除，而不伤正气，正如《本草经疏》所云，僵蚕"能入皮肤经络，发散诸邪热气也"；再配合知柏地黄汤加味以滋补肝肾，养阴清热，解毒燥湿；鸡内金化积清热，尤其是对体内脾胃积滞化热更能釜底抽薪；生甘草清热解毒，又能调和诸药。诸药合用，相辅相成，而获良效。

（石志超　张雪莉）

58. 红斑狼疮案

梁某，女，33 岁，造船厂工人。

患者 5 年前因反复低热，周身关节疼痛，面部红斑于中心医院血液科住院，诊断为"系统性红斑狼疮，狼疮性肾炎"，经大剂量激素治疗后缓解。曾多次住院治疗，病情时轻时重，近年来又发现了狼疮性肝炎，而求诊于中医治疗。来诊时症见：低热，周身关节疼痛较甚，面部及手背部红斑时起时伏，眩晕耳鸣，倦怠乏力，五心烦热，便秘溲赤，月经先后无定期，双下肢轻度浮肿。舌红少津，脉细数无力。血常规：白细胞 4.0×10^9/L，红细胞 3.0×10^{12}/L；尿常规：蛋白（++），白细胞 1～2/HP，红细胞 20～30/HP；肝功：谷丙转氨酶 213U，谷草转氨酶 186U。

西医诊断：系统性红斑狼疮，狼疮性肝炎，狼疮性肾炎。

辨证：气阴两虚，邪毒留滞。

治法：益气养阴，清热剔毒，化瘀通络。

方药：乌蛇粉 10g（冲服），炒白术 20g，生地黄 15g，女贞子 15g，旱莲草 20g，寄生 30g，炙首乌 30g，生百合 15g，玄参 15g，丹皮 10g，秦艽 15g，赤芍 10g，苦参 20g，生甘草 15g。每日 1 剂，水煎服。

乌蛇粉制法：将乌蛇碎成小块，放入铁锅内，加香油少许，微火烘焙，稍见黄脆即好，碾细成粉备用。

二诊：用药 14 剂，低热，周身关节疼痛好转，仍觉乏力便坚，前方炒白术改为生白术 30g，再加党参 20g、麦冬 15g，将乌蛇粉增至 15g。

三诊：一月后患者自觉眩晕耳鸣，倦怠乏力明显缓解，二便通畅，未再出现低热，面部及手背部红斑亦逐渐变淡，关节疼痛已不明显。守方继续服用。

四诊：二个月后，自觉症状基本消失，无发热，关节偶觉不适，面部及手背部红斑已经消退，部分留有色素沉着，血常规：白细胞 $5.0×10^9$/L，红细胞 $4.2×10^{12}$/L；尿常规：蛋白（－），白细胞 1～2/HP，红细胞 1～3/HP；肝功：谷丙转氨酶 32U，谷草转氨酶 30U。停用汤药，改服乌蛇粉 10g（冲服）配服知柏地黄丸，以巩固治疗。半年后随访，病情稳定，已经恢复正常的工作和生活。

按语：红斑狼疮是一种自身免疫性疾病，属结缔组织病范围。分为亚急性皮肤型红斑狼疮和系统性红斑狼疮等类型，前者主要限于皮肤，表现为具有黏着性鳞屑红色斑片，鳞屑剥离后可见毛囊口扩大和角质栓，晚期出现萎缩性瘢痕；后者除皮损外，尚可同时累及肾、心等内脏器官，常伴有发热，关节酸痛等。系统性红斑狼疮是一种较严重的自身免疫性疾病，一旦发病，可累及患者身体的多个系统和器官，本病多发生于青年女性，是一种累及多脏器的自身免疫性结缔组织病。此病发病年龄多见于 20 ～ 40 岁，女性为男性的 5 ～ 10 倍。多数起病缓慢，呈亚急性和慢性，少数为急性，缓解与复发交替出现。其病因不明，目前认为与遗传、病毒或细菌感染、物理因素、内分泌因素、精神因素等诸多因素有关。某些药物（如酰肼类药物、抗癫痫药、普鲁卡因胺等）、阳光和紫外线、妊娠与分娩等可诱发。系统性红斑狼疮在西医中常使用非甾体类抗炎药、抗疟药、肾上腺皮质激素、免疫抑制剂等药物进行治疗，且疗效不佳。中医将红斑狼疮归入"发斑""痹证"范畴，认为系统性红斑狼疮常久治不愈，甚则致人殒命，是由于体内的热毒积聚所致，其根结在于"毒"。病之初，正气尚能与毒邪抗争，毒窜于肌腠、经络仅见关节疼痛，病久正气以伤无拒邪，毒必内侵脏腑。因此毒邪不去则病根难除，搜剔毒邪应贯穿始终，临床辨证论治首选善于搜剔毒邪的乌蛇为主药，乌蛇性味甘、咸、平，入肺、脾二经。功能祛风除湿，通络定惊。临床多用于风湿顽痹，肌肤不仁，风疹疥癣，麻风等病症。因其性善走窜，外达皮肤，内入脏腑，无处不致，《开宝本草》载："主诸风瘙瘾疹，疥癣，皮肤不仁，顽痹诸风。"张璐《本经逢原》云："治诸风顽痹，皮肤不仁，风瘙瘾疹、疥癣热毒、眉须脱落、痛痒等疮。"佐以炒白术、生甘草补气扶正；生地黄、女贞子、旱莲草、寄生、炙首乌、生百合、玄参滋阴补肾；丹皮、赤芍活血化瘀；秦艽、苦参祛湿清热；生甘草调和诸药；共收祛风解毒，化瘀通络，益气养阴，清热祛湿之效，终使顽疾得愈。

在临床中又有心得，中医治疗红斑狼疮颇具优势：①由于系统性红斑狼疮累及体内多个脏器，造成十分复杂的病变，中医能根据此病的本质调节患者体内的大环境，从而在临床更好的控制治疗此病。②中医治疗灵活应用辨证论治的方法，能够准确地根据患者的体质、症状等，采取三因治宜的方法按照个体化的原则制订治疗方案，效果明显。③如果临床辨证准确，中药的副作用较少，在驱逐病邪的同时，更能极好的扶正固本，可以明显减轻患者的痛苦。④中药适合患者长期服用，对于系统性红斑狼疮这种慢性而且容易复发的疾病来说，治疗效果更好。⑤患者如需服用肾上腺糖皮质激素进行治疗，如果同时使用中药进行辅助治疗，更能最大限度地减少对激素的依赖以及后期进行激素替代。

59. 混合性结缔组织病案

王某，男，52岁，工程师。2003年4月23日初诊。

四肢关节肌肉肿胀、疼痛6年，皮肤多发红斑、结节3年。

患者6年前不明原因四肢关节肌肉肿胀、疼痛，四肢末端先变白后变紫，并出现麻木、疼痛感，片刻后又变潮红，受凉时上症明显加重。于当地医院疑诊为"风湿性关节炎、系统性红斑狼疮"，后经北京协和医院诊断为"混合性结缔组织病"，并给予激素及免疫抑制剂等西药治疗。病情一度曾有所缓解，而后病情又逐渐加重，四肢关节肌肉持续性肿胀、疼痛，周身皮肤青紫，皮下多发瘀斑及结节，畏寒明显，消瘦，乏力，精神萎靡，食欲不振，大便略溏，小便清长。舌质紫暗，边有瘀斑，苔薄白，脉细弱。

西医诊断：混合性结缔组织病。

辨证：阳虚阴损，瘀毒留滞。

治法：扶阳益阴，化瘀剔毒。

方药：蚂蚁粉10g（冲服），熟地黄30g，白芍15g，当归15g，鸡血藤30g，茯苓15g，灵芝30g，淫羊藿10g，白术15g，山药20g，黄芪30g，寄生30g，秦艽15g，鸡内金15g，炙甘草15g。

两周后自觉周身关节舒展一些，肌肉肿胀、疼痛稍减，纳可，便调，效不更方，改蚂蚁粉15g。

1个月后，四肢关节肌肉肿胀、疼痛明显减轻，皮下瘀斑及结节逐渐消退，畏寒已不明显，食欲正常，改蚂蚁粉20g。

3个月后，肿胀及疼痛已不明显，皮下瘀斑及结节消退大半，四肢末端肤色由黑紫转为淡紫，皮温由凉转温，雷诺氏现象仅在冷水洗手时出现，体力、精神状态均好转。改为蚂蚁粉10g（冲服），配合金匮肾气丸、乌鸡白凤丸长期服用。

1年后随访，关节受凉时觉轻度疼痛，全身状况良好，已经恢复正常工作。

按语：混合性结缔组织病是一种同时或先后出现多种结缔组织病症的混合，西医认为，本病病因及发病机理尚未明确，其发病因素可能和遗传与免疫紊乱有关，治疗上目前还缺乏疗效满意的药物。中医认为本病之发生，内因多责之于先天禀赋不足，阴阳气血亏虚或失衡，加之外邪诱发，导致邪毒（风毒、寒毒、热毒、瘀毒）内生，阻滞于脏腑、经络而为病。

治疗方药中大蚂蚁，古来医籍从无详载。味咸、略酸，可入少阴、厥阴之经而峻补。黑赤黄白皆可应用，以产于山中黑大者最为上品，取其黑咸入肾，硕大效强。我曾于1980年撰写论文，较系统地论述大蚂蚁的中药功效，并发表在《吉林中医药》及《吉林省名老中医选编》中。今入药取其血肉有情之体峻补肾督肝脉之虚，生精壮力，扶虚益损，又其虫蚁喜行之力，飞升走窜，化瘀通络，无微不至，通中有补，补中有通，药力畅行而无壅腻之弊，实为通补之上品，于补益之中，尤具有活泼之性。李时珍曰："蚁能举起等身铁，吾人食之能益气力，泽颜色。"我的临床经验体会，蚂蚁性如将军，常见其持重于本身数倍之物过顶而经久不衰，可见蚂蚁有过顶之力。大能益精健骨，强筋壮力，兴阳道，疗虚损，托瘀外达，通络逐风。用于诸般虚损夹瘀，筋痿骨痹风毒均有奇效。入药时用大蚂蚁每以水烫，晒干，炒黄，或可拌等量白砂糖，共研细末备用。酒浸晒干后，再如上制用，兴阳逐瘀之力尤捷。蚂蚁扶正祛邪，古人用其治疗痹证。现代免疫学分析，蚂蚁制剂对人体的免疫功能具有适应原样的双向调节作用，既是广谱的免疫增效剂，又是安全的免疫抑制剂。对类风湿、红斑狼疮、硬皮病、皮肌炎等结缔组织病有较好的疗效。风湿病专家吴志成也以蚂蚁为君药，治疗上千例类风湿关节炎、强直性脊柱炎等疾病，疗效显著，亦可为参考。

今方中首选大蚂蚁为主药；再佐以熟地黄、白芍、当归、鸡血藤、茯苓、灵芝补肾养血，淫羊藿、白术、山药、黄芪温阳益气，寄生、秦艽祛风通痹，内金健运消积，甘草调和诸药；相辅相成，终获良效。

60.类风湿关节炎案（2则）

病例1

赵某，男，52岁。

患类风湿关节炎5年。

手足关节初则窜痛，久则定痛，漫肿变形，疼痛夜甚，腰脊疼痛不能俯仰，肢端强直难以屈伸，历服祛风湿、通经络、止痹痛之方药罔效，久用肾上腺皮质激素类药，亦渐转失灵，并见倦怠乏力，畏寒肢冷，大便干燥。舌质红，苔薄黄，脉弦细。

西医诊断：类风湿关节炎。

中医诊断：尪痹。

辨证：气血两亏，肝肾不足，脉络痹阻。

治法：益气养血，填精益髓，通痹止痛。

方药：当归15g，生白芍15g，生地黄15g，生白术15g，杜仲15g，桑寄生30g，知母15g，肉苁蓉15g，续断15g，乌梢蛇15g，灵芝30g，露蜂房15g，僵蚕15g，鸡血藤30g，甘草15g。每日1剂，水煎服，并嘱逐渐减少激素用量。

1个月后，患者自觉痹痛减轻，大便通畅，关节红肿，畏寒肢冷。舌红少津，脉弦细。前方去知母，肉苁蓉；加淫羊藿

10g、炙黄芪20g。

两个月后，体力大增，痹痛基本缓解，关节轻度肿胀。舌红，苔薄白，脉细涩。加水蛭粉2g（冲服）加强通脉之力。

按语：本病是本虚标实之证，临床除重视治本外，治标之法亦不可忽略，《素问·痹论》云："风寒湿三气杂至，合而为痹也。"风寒湿邪侵袭为本病发生和发展的诱因，风寒湿三邪久滞而成毒，深入筋隧、骨骱，而致本病缠绵难愈，因此祛邪之法亦是治疗本病的重要一环。只是本病病邪深在，需入络剔毒，非寻常草木之品所能奏效，唯虫类之大力者始能建功。虫类药善于入络搜风剔毒，逐邪外出；再者，取虫类药血肉有情补益之性，祛邪而又不甚伤正，标本兼顾。

此例患者在前期治疗过程中使用了激素缓解症状，但却不能改善病程。激素类药按中医理论分析可以归属为补肾壮阳药的范畴，此类药久用易呈助火升阳、耗劫阴津之弊。故在补阳的同时我们又应注意到阳损及阴的一面，适当参以滋阴之品，刻刻以顾护阴精为念，这样才能充分体现中医辨证论治、燮理阴阳之妙。如是治疗即可防止激素反跳和不良反应，又能更好地治疗类风湿关节炎本身，促进顽疾早日痊愈。本例尪痹患者之所以取效，乃因辨证准确，抓住了因虚致痛、因虚致瘀、因虚致痹的病理本质，以补益气血、温养脾肾为主，祛风湿、止痹痛为辅而贯穿治疗始终。

病例2

周某，男，60岁。

久经航海生涯，屡感风雨寒湿之患，病发类风湿关节炎已十多年，筋骨受损，两手足指、趾、掌、跖关节僵硬畸形、酸痛、麻木，掣引项背肩臂部，长年发病，感受寒湿更甚，于气交之变增剧。已于多家医院确诊为"类风湿关节炎"，曾服大量祛风除湿散寒类中药，效不显且每有胃胀、胃痛等症状。此次冬春之交发病，症情同前，兼气喘、咳嗽、咳白痰。舌暗淡隐紫，苔白腻，脉缓细无力，双尺尤弱。

西医诊断：类风湿关节炎。

中医诊断：尪痹，顽痹。

辨证：外邪久伤，痹阻经络，筋骨受损，久病入络。

治法：益气养血，填精益髓，通痹止痛。

方药：白花蛇6g，全蝎3g，僵蚕5g，寄生20g，当归15g，炒白芍15g，熟地黄15g，鸡血藤30g，生黄芪30g，灵芝20g，桂枝10g，淫羊藿6g，秦艽15g，伸筋草15g，炙甘草15g。

应用时方中前三味虫药，以少许香油烘炒干燥后研细末，分2～3次冲服，其余中药水煎服。

二诊：服前方14剂后，关节酸痛、麻木感明显减轻，时时拘挛感亦消失，痰咳亦止，纳食馨香，大便略稀溏。效不更方，继宗前法方药调治。

三诊：再以前方加山药30g以固护胃气，20剂后，诸症基本治愈。嘱继服金匮肾气丸配合乌蛇解毒丸（我院制剂，主药有乌蛇、蜈蚣、蛇蜕、僵蚕、当归等）以为长期调养。

按语：类风湿关节炎属中医"尪痹"范畴，多由久感外邪，邪气入深，久滞不去，酿成痰浊瘀血，深遏脏腑、筋骨肌腠之间为患，反复伤及骨骺筋肉，致筋肉萎缩拘挛，关节骨骺僵硬变形，为患顽重难治。临床论治时以寻常草木药物治之，每因痰瘀浊邪深遏而病邪难除；而误用、过用、滥用祛风除湿散寒类的风燥药物又每有耗气竭阴伤胃之弊。故本方首选白花蛇、全蝎、僵蚕等虫类药物，取其虫药善行窜透之力，搜剔经络骨骺，驱逐顽痰瘀血，攻剔追拔，无微不至，其效若神，为方中主药。佐以寄生、当归、白芍、熟地黄、灵芝、鸡血藤等味以益肾健骨，养血柔筋；黄芪、桂枝、淫羊藿、甘草等药以补气温阳，通经活络；伸筋草、秦艽以祛风散寒，通络散邪。诸药合用，则顽痰瘀血可剔，风寒湿浊可祛，肝肾筋骨得养，则顽疾得愈。

61.系统性硬皮病案

邱某，女，30岁。

2013年以"双手指肿胀两年，皮肤变硬1年"于中国人民解放军总医院风湿科治疗。初时，患者颜面部、双上肢、前胸、腹部、后背部双侧及大腿皮肤紧绷，不易捏起，右手中指指端瘢痕结痂、心肺部未见异常。单核细胞0.6，白细胞$3.35×10^9$/L。尿白细胞检查（镜检）0～2/HP，尿蛋白定性试验25mg/dL。纤维蛋白溶解酶原测定73%，补体C3测定0.87g/L，抗核抗体（ANA）1:1000阳性（均质颗粒），抗SSA抗体阳性，抗Scl-70抗体阳性。窦性心律不齐，心脏超声三尖瓣少量反流，胸部CT平扫双肺下叶胸膜下间质性改变。予以醋酸泼尼松、青霉胺、胃肠动力及胃黏膜保护剂，预防骨质疏松、改善循环药物，环磷酰胺冲击治疗。历时两年、时轻时重，疗效不彰。临证见：头面、胸背、双手皮肤僵硬而青黑，指如硬木、叩之有声，神疲乏力，长年无汗、恶寒，月经二三月一行、量少而色浅。舌暗淡、脉沉紧。

西医诊断：系统性硬皮病。

辨证：气虚血瘀，沉寒痼结。

治法：补益气血，温阳化瘀、开达肌腠。

方药：生黄芪 30g，桂枝 6g，生麻黄 3g，红花 6g，僵蚕 10g，当归 15g，炒白芍 15g，丹参 15g，熟地黄 20g，寄生 30g，夜交藤 30g，鸡血藤 30g，旱莲草 30g，内金 30g，炙甘草 15g。

二诊：服前方 14 剂，自觉肢节皮肤渐渐柔软，面色少淡，仍觉畏寒甚，四肢不温。

方药：生黄芪 30g，桂枝 6g，生麻黄 3g，红花 6g，淫羊藿 10g，僵蚕 10g，当归 15g，炒白芍 15g，丹参 15g，熟地黄 30g，寄生 30g，夜交藤 30g，鸡血藤 30g，旱莲草 30g，内金 30g，炙甘草 20g。

三诊：服前方 14 剂，月经忽至，血色已近正常，面色渐淡而红润，皮肤渐柔软，四肢渐温。

方药：生黄芪 30g，桂枝 6g，生麻黄 3g，淫羊藿 10g，僵蚕 10g，当归 15g，炒白芍 15g，丹参 15g，熟地黄 30g，寄生 30g，炒蒲黄 15g，旱莲草 30g，女贞子 15g，内金 30g，炙甘草 20g。

患者经治两年，复诊以上方调治三十余次，气血充盈，渐次向愈，又计划生二胎矣。

按语：系统性硬化症，属于一种结缔组织病，临床上以局限性或弥漫性皮肤增厚和纤维化为特征，常常累及心、肾、消化道等内脏器官。在中医学上，大体可归类为"皮痹""肌痹"之属。本案之治疗方向，一方面在于麻黄、桂枝通阳以开肌腠；另一方面以黄芪、淫羊藿、熟地黄、旱莲草、炙甘草等药补足大气，滋阴益阳；同时以红花、丹参、当归之属活血化瘀、通行血脉。其中尤其以生麻黄、生黄芪、红花、熟地黄的运用最为紧要。远追仲景之治法遗意，又用后世阳和汤之规矩。麻黄不取其发汗，而在于"开腠理凝滞闭塞"（《外科证治全生集》），用其峻烈之性冲击腠理、开达玄府，将僵死之肌肤渐渐开通，尤其配伍以滋补真阴之大药熟地黄，"麻黄得熟地黄不发表，熟地黄得麻黄不凝滞"（《外科证治全生集》），收事半功倍之效。生黄芪不但入脾经、肺经，补益胸中大气，且可周流一身，充润肌凑，固表发汗，两擅其用，与活血化瘀药同用，可以促其肌腠祛瘀生新，古人治疗重度烧伤，即服用大剂量生黄芪、肌肤即可生长如故，尤其配合以红花一药，专走肌肤及寻常药物所不及之末梢。因此，通阳化瘀开表，麻黄、红花得地黄、黄芪之助力，生新源源不断，破开腠理闭结之死肌，故收捷效。

（石志超　石鉴泉）

62.干燥综合征案

王某，女，63 岁，退休职员。2007 年 4 月 15 日初诊。

口、眼、阴道干燥 6 年，加重 2 年，伴乏力、纳呆、便秘。

追问病史，患者于 55 岁闭经。2 年后出现眼睛干涩，灼热，视物模糊，常需点眼药水，继之出现口干舌燥，进食干食时吞咽困难，需汤水送下，不久自觉阴道干涩不适，周身皮肤干燥，并伴乏力、纳呆、胸闷气短，夜寐不安，上述症状逐年加重。曾于大连市多家医院诊治，化验检查血常规、尿常规、肝功能、肾功能均正常，抗 SS-A、SS-B 抗体均阳性，类风湿因子（RF）阳性，抗 ds-DNA 抗体阴性。诊断为"原发性干燥综合征"，予维生素 E、维生素 B_1、维生素 B_{12}、维生素 C 等口服，每日泼尼松片 20～30mg 口服，人工泪液滴双眼等方法治疗，有所好转，但停用泼尼松片则病情反复，并逐渐加重。体格检查：眼睛干涩，球结膜轻度充血，角膜有浅表小溃疡，口舌干燥，阴道干燥，无分泌物。舌质红绛少苔，脉弦细稍数。说话之间频频饮水以滋润口腔。

西医诊断：干燥综合征。

辨证：禀赋不耐，肝肾阴虚失于濡养。

治法：滋补肝肾，通络润燥，清热解毒。

方药：蚂蚁粉 10g（冲服），僵蚕 10g，生地黄 30g，山萸肉 15g，山药 20g，丹皮 15g，茯苓 15g，黄精 15g，玄参 20g，枸杞子 20g，白术 15g，常规水煎服。服药 7 剂。

二诊：口眼干燥减轻，乏力及食欲改善，二便调，但夜寐欠安，皮肤干燥，胸闷气短，阴道干涩。前方加白芍 20g、石斛 15g。20 剂。

三诊：患者又自行取前方继续治疗。2 个月来诊，上述症状均有明显改善，病情稳定且向愈。改为六味地黄丸口服加蚂蚁粉 10g 冲服，每日 2 次，以为善后调理。

按语：干燥综合征是以眼、口腔黏膜及皮肤干燥合并关节炎或系统症状为特征的自身免疫性疾病。病因尚不明确，现认为有：遗传因素学说、病毒感染学说。本病的发病机制尚未完全明了，目前认为其可能在一定的遗传背景或先天性免疫异常的条件下，受获得性抗原（如病毒）攻击而产生自身免疫反应。免疫学异常主要表现在 B 细胞功能亢进，产生多种自身抗体及免疫复合物，外分泌腺中明显的淋巴细胞浸润及 NK 细胞缺如，周围血 NK 细胞功能下降，IL-2 产生减少。西医目前尚无特效办法治疗，主要是以对症及替代处理为主。中医辨证施治，亦取得较好的疗效。

方中蚂蚁是补益类的虫药，味咸，性平，内服益气养元、祛风除湿，外用消肿解毒，常用于虚损、顽痹、久痹等症。广西中医学院药学系曾对在树上作巢的拟黑多刺蚁进行了为期 8 年的药理试验，表明其有抗炎、护肝、平喘、解痉、镇静等作用。蚂蚁扶正祛邪，古人用其治疗痹证；现代免疫学分析，蚂蚁制剂对人体的免疫功能具有适应原样的双向调节作用，既是广谱的免疫增效剂，又是安全的免疫抑制剂。对类风湿、红斑狼疮、硬皮病、皮肌炎等结缔组织病有较好的疗效。蚂蚁一方面是一味温和的滋补良药，具有很强的补益肝肾精血之功；另一方面蚁类走窜之性甚著，又能够开通脏腑、经络的瘀滞邪毒。用之于本病能够扶正祛邪、标本兼顾，故为主药。白僵蚕性味咸、辛、平，入肝、肾经，具有祛风解毒的功效，是中医临床用于头风、喉风、喉痹、风痒瘾疹、丹毒等症的常用虫药。清代医家周岩在《本草思辨录》中云"白僵蚕劫湿而散肝风"，《玉楸药解》言其"活络通经，祛风开痹"，故同为方中主药。再辅佐以六味地黄汤滋补肝肾，扶正固本；黄精补气养阴，健脾润肺；石斛益胃生津，滋阴清热；枸杞子滋补肝肾，益精明目；玄参清热凉血，解毒滋阴；白芍养血敛阴柔肝；白术健脾益气；诸药合用，共收扶正祛邪，滋补肝肾，通络润燥，清热解毒的功效，而取得较佳疗效。

63. 溃疡性结肠炎案（2则）

病例1

曲某，男，48岁。

腹痛，腹胀，里急后重，大便不爽，或夹杂脓血，日行三四次，日间畏寒，夜间烦热，倦怠乏力，时轻时重，病延十载。脉弦细，舌体胖大，质暗红，苔黄腻，中间少许剥脱。肠镜报告（内窥镜号PENTMLEC-3801F，肠镜编号369）：进镜顺利到达回盲部，回盲瓣肿胀，其下方见一处片状溃疡，盲肠至降结肠弥漫性充血水肿，见散在大小不等片状及不规则状溃疡及糜烂灶。其溃疡表面均附有白苔，部分糜烂面有纤维素样渗出，并见多处片状出血，血管纹理不清，乙状结肠与直肠黏膜欠光滑，见多处出血点，取病理4块。病理报告（病理号032313）：送检黏膜呈慢性炎症样改变伴炎性渗出物。

西医诊断：慢性非特异性溃疡性结肠炎。

中医诊断：肠澼。

辨证：瘀毒留滞，湿热内蕴，气阴两伤。

治法：解毒泄浊，清肠化滞，益气养阴。

方药：地榆30g，酒大黄15g，党参30g，白术15g，炒白芍15g，薏苡仁30g，百合15g，黄连10g，炙甘草15g，丹参

15g，砂仁 5g，半夏 10g。每日 1 剂，水煎服。

灌肠方：生地榆 30g，大黄 15g，黄连 10g，苦参 15g，白及 15g，牡丹皮 15g，没药 5g，锡类散 1 支（兑入）。水煎取汁 150 ~ 200mL，候温，取左侧卧位，行保留灌肠，每日 1 次。

二诊：腹胀痛大减，便渐成形，日行一至两次，兼夹少许黏液，仍倦怠乏力。脉弦细，舌苔薄黄略腻，仍有剥脱。乃湿浊渐化，气阴未复，口服方去半夏，加旱莲草 20g，灌肠方去没药。

三诊：大便已经恢复正常，每日 1 次，无黏液及脓血，无里急后重，体力渐复，但仍不耐劳作。脉沉细无力，舌苔薄黄。口服方再去黄连，加黄精 15g。灌肠方另兑入蜂蜜 10mL。

前后诊治近 3 个月，诸症均好，复查肠镜显示：结肠各段可见散在充血点，无溃疡及出血点。继以参苓白术散善后。

按语：本病以腹痛、腹泻、里急后重、便下黏液脓血，反复发作为主症。前医多以健脾涩肠、利湿解毒之法治之，虽然也取得了一些的疗效，但疾病反复发作，终不能愈此顽疾。病发于此，毒浊废物排泄不畅，久滞肠腑蕴湿生热而化为粪毒，粪毒伤及病所，夹瘀入络，致毒瘀夹杂胶结难去。病程日久虽然耗损正气，但论治之时，其病机关键还在于肠道顽毒瘀浊久滞为患是重点，故应以解毒泄浊、清肠化滞为大法。临证我选用自拟验方"地榆清化汤"加减内服以之整体寒热虚实的调理。再配合以中药保留灌肠治疗，使药物直接作用于结肠黏膜，清除肠间局部的湿热瘀毒。临床我选用自拟外用灌肠方剂"丹榆清肠方"为主加减治之，以凉血解毒、化瘀生新收敛止血，消肿生肌，促进肠黏膜的修复；再配以锡类散益增收敛止血，敛疮生肌之力。诸药合用，内外并治，终使顽疾得愈。

（石志超　李享辉）

病例2

张某，男，46岁。

腹痛，腹胀，里急后重，大便不爽，或夹杂脓血，日行三四次，日间畏寒，夜间烦热，倦怠乏力，时轻时重，病延十载，脉弦细，舌体胖大，质暗红，苔黄腻，中间少许剥脱。肠镜报告：回盲瓣肿胀，其下方见一处片状溃疡，盲肠至降结肠弥漫性充血水肿，见散在大小不等片状即不规则状溃疡及糜烂灶。其溃疡表面均附有白苔，部分糜烂面有纤维素样渗出，并见多处片状出血，血管纹里不清，乙状结肠与直肠黏膜欠光滑，见多处出血点。病理报告：送检黏膜呈慢性炎症性改变，伴炎性渗出物。

西医诊断：慢性非特异性溃疡性结肠炎。

中医诊断：肠澼。

辨证：瘀毒留滞，气阴滑脱。

治法：解毒泄浊，清畅化滞，益气固脱。

方药：党参20g，生白术15g，薏苡仁20g，百合15g，炒白芍15g，丹参15g，五倍子6g，地榆15g，酒军10g，黄连6g，砂仁3g，半夏6g，炙甘草10g。每日1剂，水煎服。

外用灌肠方：五倍子 10g，生地榆 15g，大黄 15g，黄连 10g，苦参 15g，白及 15g，牡丹皮 15g，没药 5g，锡类散 1 支（兑入）。水煎取汁 150～200mL，候温，取左侧卧位，行保留灌肠，每日 1 次。

二诊：腹胀痛大减，便渐成形，日行 1～2 次，兼夹少许黏液，仍倦怠乏力。脉弦细，舌苔薄黄略腻，仍有剥脱。湿浊渐化，气阴未复，口服方去半夏，加旱莲草 20g，灌肠方去没药。

三诊：大便已经恢复正常，每日 1 次，无黏液及脓血，无里急后重，体力渐复，但仍不耐劳作。脉沉细无力，舌苔薄黄。口服方再去黄连，加黄精 15g。灌肠方另兑入蜂蜜 10mL。

四诊：前后诊治近 3 个月，诸症均好。复查肠镜显示：结肠各段可见散在充血点，无溃疡及出血点。继以参苓白术散善后。

按语：溃疡性结肠炎又称慢性非特异性溃疡性结肠炎或特发性溃疡性结肠炎，是一种原因不明的慢性非特异性炎症性肠病，病变主要限于直肠、结肠黏膜及黏膜下层，属于中医"肠澼""泄泻""痢疾""肠风""脏毒"的范畴。不同于一般的腹泻类疾病，本病具有病程长，病势缠绵，反复发作，难以治愈的特点，不可概以健脾涩肠、利湿解毒之法治之。今鉴于本病反复发作，病历十载的具体病情，抓住其本虚标实的特点，其病机的关键，既有胃肠正气不固，气阴滑脱之本源大伤，又有瘀毒留滞，久病入络之邪恋纠缠。今内服方药主药用党参、白术、甘草补益脾胃之气，以治久病正气之伤；辅药用丹参、百合、白芍益阴生津固本，以防久病之阴津亏耗，共助主药以扶正；佐以五倍子涩肠生肌，止泻固脱，地榆、酒军、黄连以助清热解毒，薏苡仁、砂仁、半夏燥湿泄浊，丹参亦可活化瘀生新，甘草调和诸药；共助主药在扶正的基础上以解毒攻邪、涩肠止泻、固精止遗、收敛止血。诸药合用，共奏生肌敛疮，解毒泄浊，化瘀生新之功。

又鉴于本病长期通过口服药清除肠间局部的湿热毒瘀，不但有鞭长莫及之嫌，且解毒清肠之品又多苦寒、苦燥而味劣。此类药物经过口服入胃，一方面易败伤脾胃之气；另一方面胃酸能破坏一部分药物，影响药物吸收。故又采用五倍子、生地榆、大黄、黄连、苦参、白及、牡丹皮、没药、锡类散等祛瘀生新、收湿敛疮、清热解毒的药物直接灌肠，尤其是五倍子尤擅涩肠生肌、解毒敛疮，"散热毒疮肿，除泄痢湿烂"（《本草纲目》），外用药中亦可以之为主药尤善。外用方药诸药均有清热解毒，化腐生肌，消肿止痛，化瘀生新的功效，药力直达病灶，就近祛邪、因势利导，局部治疗作用就可以得到充分发挥，而且不会伤及无过之地，而收事半功倍之效。在病情的急性期，可于方中兑入锡类散 1 支（也可以用云南白药或西瓜霜适量代替锡类散），病情缓解期加蜂蜜 30 ～ 50g 或液态鱼肝油适量，以增益润养肠道，生肌敛疮之功。

（石志超　石鉴泉）

64.腰椎压缩性骨折后尿潴留案

吴某，女，34岁。

擦玻璃时自高处跌下，当即觉腰痛剧烈，不敢伸直，转侧俯仰俱不能，双下肢亦有麻木感，摄X光片诊为第3、4腰椎压缩性骨折，小便不畅，大便秘结。3日后症状愈重，腰痛明显，烦躁口苦，腹胀纳呆，小便渐至不行，急来求治。

西医诊断：外伤后尿潴留。

辨证：瘀伤腰肾，瘀热互结，关门不利。

治法：破血逐瘀，通经化滞，通阳利尿。

方药：土鳖虫6g，蝼蛄4枚、酒大黄15g，芒硝10g（冲），川牛膝15g，桃仁10g，红花10g，乳香3g，没药3g，当归15g，生地黄15g，白术15g，生甘草15g。水煎，频频饮服。

翌日来告，二便通调，腰痛减轻。前方去芒硝，加川断15g，丹皮10g，以增益化瘀壮腰之力。

半月后三诊，又加生龙骨、自然铜等以助骨质生成，并配合腰椎压缩性骨折之常规练功疗法。月余痊愈。嘱继续服用六味地黄丸等益肾壮骨药物及练功以为善后。

按语：跌仆折损，瘀阻腰肾，二便为之失司，气化因之不行，关门不利，而成尿癃之患。故用土鳖虫为主药直入厥阴、少阴血分而破血逐瘀，通经化滞；辅以蝼蛄直走二阴而通阳利尿；再佐以酒大黄、芒硝之通瘀泻下，乳没、桃红之活血散瘀，当归、生地黄滋肾活血，牛膝引血下行，使以甘草调和诸药，益气护正。药证合拍，效如桴鼓。

65.血栓闭塞性脉管炎案

王某，男，45 岁，2003 年 7 月 11 日初诊。

3 年前左下肢患血栓闭塞性脉管炎，经治痊愈，近日又复发并加重，左足趾已经变黑，渐趋坏死，局部疼痛剧烈，夜间尤甚，辗转呻吟，难以入寐，形体盛壮。舌紫暗少津，脉弦。

西医诊断：血栓闭塞性脉管炎。

中医诊断：脉痹。

辨证：瘀毒痹阻，血热津亏。

治法：逐瘀通痹，凉血滋阴。

方药：水蛭粉 6g（装胶囊吞服），地龙 15g，牛膝 15g，赤芍 15g，丹皮 15g，当归 15g，玄参 15g，毛冬青 30g，生地黄15g，甘草 15g，丹参 15g，鸡血藤 30g。水煎服，每日 1 剂。

患者 3 年前发病曾用过水蛭治疗，疗效较好。此次因为疼痛剧烈，不遵医嘱，自行服用水蛭胶囊 50 粒（每粒0.4～0.5g），每日 2 次。连用 1 周，疼痛大减，已经完全能够忍受，病趾由黑转为紫红，且无明显不良反应，唯觉服药后胃脘胀满，移时则愈。又经两月调理，病情痊愈。说明水蛭在用量上还有可以商榷的余地，当然如此鲁莽过量之剂，终不足为法，仍以小量连服或递加为宜。

按语：血栓闭塞性脉管炎属于中医"脱疽""脉痹"的范畴，本患系由于血热和瘀毒互结，痹阻于血脉，日久血行不畅，导致本病的发生。立论之法，当以逐瘀通经，解毒活血为主，佐以清热凉血，滋阴养液之法。故方中以水蛭为主药，取其虫药善行搜剔之性，无微不至，善逐恶血、瘀血，治以破瘀通经，活血散滞。《本草汇言》云："水蛭，逐恶血、瘀血之药也。"《本草经百种录》言："最喜食人之血，而性又迟缓善入，迟缓则生血不伤，善入则坚积易破，借其力以攻积久之滞，自有利而无害也。"辅以地龙以增强其逐瘀通络的作用；佐以赤芍、丹皮、毛冬青清热解毒，凉血通脉；当归、生地黄、丹参、鸡血藤、玄参养血活血，滋阴清热；牛膝引血下行。诸药合用，疗效神奇。

（石志超　李享辉）

66.膝关节创伤性滑囊炎案

王某，女，37岁。

左膝部摔伤10个月余，当时肿胀疼痛，曾做过针灸、理疗、穴位封闭及内服中药治疗，疼痛略缓解，但时时反复发作。曾疑为风湿性关节炎，查血沉、抗O、类风湿因子等均属正常。服用芬必得等多种抗风湿镇痛药，疗效不佳，反有消化道刺激症状，曾反复于患处抽液三次，每次50～80mL，抽液后几日即肿。现左膝关节肿胀疼痛，夜间较重，稍事活动后亦加重。因走路时用力不均衡，现右膝亦觉酸痛无力。检查：左膝关节明显肿胀，扪之有囊样波动，有明显压痛，活动轻度受限。舌淡红嫩苔白，脉沉弦缓无力。

西医诊断：膝关节创伤性滑囊炎。

辨证：跌仆挫扭，筋络阻隔，瘀滞入络。

治法：活血逐瘀，疏筋活络，壮膝疗伤。

方药：土鳖虫10g，蚕砂20g（包煎），生黄芪30g，桂枝10g，当归15g，鸡血藤20g，骨碎补10g，炒白芍15g，寄生20g，茯苓15g，白芥子5g，牛膝15g，秦艽15g，三七粉6g（冲），炙甘草10g。

服前方20余剂后，患膝关节肿痛基本消失，关节屈伸活动已正常。继用前方加减，去秦艽、三七，加熟地黄 15g、红花 10g，以为善后调理。

1 年后随访患肢未再发病。

按语：本例膝关节滑囊炎系膝关节摔伤致筋络阻隔，日久不愈，瘀滞入络，滑囊发生充血，大量炎症渗出。治疗当以活血逐瘀，续筋疗伤为主，益以温阳通络，滋阴养液，柔筋止痛之法。方中重用土鳖虫为君，取其虫蚁搜剔，通络追拔之性，《本草通玄》云："破一切血积，跌打重伤。"《分类草药性》云："䗪虫，治跌仆损伤，续筋骨有奇效，乃足厥阴经药也。夫血者，身中之真阴也，灌溉百骸，周流经络者也。血若凝滞，则经络不通，阴阳之用互乘，咸寒能入血软坚。"《本草求真》云："䗪虫，古人用此以治跌仆损伤。"故本案以土鳖虫为主药，以活血化瘀，通经破滞；辅以蚕砂，渗湿化浊，消肿通络；佐以生黄芪、桂枝、骨碎补、白芥子补气升阳，温经通络，炒白芍、当归、鸡血藤、寄生、秦艽、三七等味滋阴养血，化瘀止血，活血止痛，牛膝引血下行。方证对路，药到病除。

67. 重症胰腺炎高热不愈并肠麻痹案

金某，女，21岁，学生。

因"腹痛28小时伴恶心、呕吐、发热"于2005年11月16日入我院外科住院治疗。

入院时症见：上腹持续疼痛，伴腰背部放射痛，恶心，呕吐，纳差，寒战。体温38.2℃，血压90/60mmHg，心率96次/分，律齐，双肺无异常。腹平软，无胃肠型及蠕动波，脐周及上腹正中处压痛阳性，无肌紧张及反跳痛，肠鸣音存在。血象：白细胞$12.9×10^9$/L，中性粒细胞0.9，血淀粉酶658U/L。B超示：胰腺增大，胰腺炎。上腹SCT平扫：胰腺炎，腹水。入院诊断：重症胰腺炎。西医予抗生素抗感染（头孢哌酮钠合替硝唑）、补液、胃肠减压等对症治疗；中医予理气攻下、清热解毒法。药用：茵陈30g，栀子10g，龙胆草10g，柴胡10g，黄芩10g，元胡10g，枳壳10g，木香6g，白芍15g，大黄30g（后下），芒硝15g（冲）。每日1剂，水煎，早晚分服。

入院第二天高热持续不降，体温最高达39.5℃，腹痛，腹胀，渐见黄疸，大便不通，肠音极弱。化验血象：白细胞数$20.4×10^9$/L，中性粒细胞0.9，血淀粉酶1099U/L。螺旋CT示：胰腺广泛明显增大，胰周及肝周均有积液征，肠积气及扩张征。诊断：重症胰腺炎合并肠麻痹征。予一级护理，心电、血压监测，西医更换抗生素舒普深加强抗感染，并加用地塞米松10mg/d抗炎退热治疗；中医继用前方，并予该汤剂加芒硝5g、生大黄粉10g，保留灌肠，每日1次。又予生大黄粉5g、芒硝5g间断冲服通便。经上述治疗7天，患者仍高热不退，恶心、呕吐日益加重，重度腹胀，精神萎靡，且伴发念珠菌性外阴阴道炎（外阴、阴唇覆盖白色膜状物，经妇科确诊）。

因病情危重，遂结合院长业务查房组织院内大会诊。多数专家认为患者为严重感染，应当加强抗感染治疗，提议抗生素进一步升级，更换泰能。而我结合查房会诊认为，该患为典型重症胰腺炎病例，目前抗生素已用多日，且药敏试验多种抗生素均明显耐药，合并二重感染，抗生素可降档，建议加用斯皮仁诺抗真菌治疗。但本科医生考虑斯皮仁诺有肝损害不良反应，不敢应用。我也考虑到医疗安全问题，所以我提议，为医疗安全起见，暂维持一种抗生素治疗（原应用4种），同时加强中药治疗当有转机。分析病情，入院初始当为少阳、阳明合病，如给予小柴胡汤合承气类或可获效。然而目前四诊所见：发热，胁腹痛，呕恶，默默不欲饮食，口苦，咽干，目眩，腹胀，腑气不通，肠音基本消失，倦怠乏力，精神萎靡，外阴白色伪膜。舌淡，苔白腐腻，脉细数极无力。

西医诊断：重症胰腺炎合并肠麻痹，伴顽固性高热不退。

辨证：属少阳、太阴合病，病机尤显中气衰败之象。

治法：和解少阳，温补中气，扶正固脱。

方药：小柴胡汤合理中汤加减化裁。柴胡 10g，黄芩 6g，半夏 10g，枳实 10g，党参 20g，白术 30g，炒白芍 15g，生百合 15g，黄精 15g，蜈蚣 3 条，藿香 6g，炙甘草 10g，姜、枣作引。水煎频饮。

服药 5 小时，肠音开始恢复，并逐渐正常排气排便，随之患者恶心、呕吐缓解，腹胀、腹痛减轻，身热渐退，体温37.5℃。次日体温正常，食欲大振，进流食，腹胀、腹痛缓解，肠音正常。改为二级护理，撤胃肠减压管，抗生素改为半合成青霉素，继服上方 5 天，病愈出院。

按语：通过这个病例谈谈对急腹症的辨证治疗思路。对本案而论，发病初期为少阳邪盛，阳明热实，治以通里攻下，清热解毒，和解少阳之法无可置疑。但攻下之品（大黄、芒硝）作用峻猛，苦寒攻泄最易耗气伤阴，损伤脾胃，本宜奏效即止，不可过服。而本患方药用量过大，用药时间长，使患者正气大伤；同时方中清热之品苦寒伐胃，苦燥伤阴，再加行气药辛温香燥，耗伤气阴，又予大量西药抗生素（亦等同于中药清热解毒类药物）迭进，一攻再攻，终致患者气阴耗竭，脾胃衰败，中焦不运，正不敌邪而病进。我们抓住本病例临床症状，见往来寒热，胸胁苦满，默默不欲饮食，呕恶频作，口苦，咽干，目眩等诸多少阳证见，而用小柴胡汤作基础方论治。

又鉴于所有急腹症均合并有消化系统症状（即脾、胃、大小肠病），如呕吐、腹痛、腹胀、下利或便秘等，历代医家多从阳明腑实证立论，以承气类治之。而我认为对此一定要遵循实则阳明，虚则太阴的原则。一般来说，急腹症初起，体质尚实者多见少阳、阳明合病，宜用小柴胡汤合承气汤类和解攻下；但遇年老体弱或素有慢性脾胃病或过用苦寒攻泄之品致虚者，虽亦为急腹症发作，但其腑证多见太阴虚寒病证，当从少阳、太阴合病论治。此时可用小柴胡汤合理中丸、补中益气汤之类治疗以补虚扶正。本案表现为腑气不通、腹胀、便闭、高热，似为阳明腑实证，但应用攻下法不效，而采用"塞因塞用"，以补开塞之法治疗却获卓效，这正是中医学所谓的反治法，是顺从疾病假象而治的一种治疗方法。究其实质，仍是在治病求本法则的指导下，针对疾病本质而进行治疗的方法，故实质上仍是宗于"辨证论治，治病求本"之旨。本例患者高热1周余，热伤津液；呕吐频频，气阴大伤；食不得入，气血生化乏源；加之过用大苦大寒攻伐之剂戕伤脾胃中气，数者相合，致本元大伤，中气衰败，气阴亏损，而出现腑气不通，腹胀便闭，肠音消失，精神萎靡，倦怠乏力，呕恶不食，舌淡苔白腻，脉细数无力，故以温运中阳，健脾益气法治之，使脾气健运，胃肠功能恢复正常，则腹胀自消，大便自通。

本例合并的肠梗阻、腑气不通的症状辨识及病理分析，就西医方面来说，肠梗阻分为机械性肠梗阻和动力性肠梗阻（即麻痹性肠梗阻），机械性肠梗阻听诊时肠蠕动音亢进，呈高调的金属音或"气过水声"；而麻痹性肠梗阻为肠管平滑肌收缩无力，听诊时肠音减弱甚至消失。从中医而论，本病基本病机为气机不通，而气机不通的病因有虚实两端：一是气虚，气的推动作用减退因而气机不通；二是有实邪阻滞及气机本身的病变。正气对脏腑器官起着推动、温煦和激发其运动的作用。若正气虚衰，推动、温煦、激活作用减弱，则使脏腑器官生理活动减弱。由此可见，麻痹性肠梗阻正是由于气虚而致肠管平滑肌收缩无力，肠蠕动减弱，故听诊肠音减弱或消失。故临床上遇到肠梗阻、腑气不通病例时，可综合以下三方面判断虚实：①通过中医主症、舌脉判断虚实；②结合病史判断，病程略长，有过用苦寒攻下剂不效者多为虚；③结合西医查体，若听诊肠蠕动音亢进者当辨为实，听诊肠音减弱甚至消失者当辨为虚。这是把西医的诊断手段作为中医辨证的依据，是真正意义的中西医结合。腑气不通之症，肠鸣音亢进者多可通泄，肠鸣音减弱或消失者多宜温补。

又本案从中医四诊所见，有恶心、呕吐不食、外阴白色伪膜、倦怠乏力、苔腻等脾胃虚弱，湿浊内阻之征象，西医检查显示合并严重的真菌感染。故方中加用藿香、黄精、蜈蚣3味药，应用藿香取其醒脾健胃，化湿浊，和中止呕之功效，同时现代药理研究表明藿香水煎液有抗真菌的作用。而黄精既补脾阴又补脾气，患者高热、呕吐日久，耗气伤阴，加之过用苦寒攻下之品（包括大量抗生素），使气阴大伤，故选黄精补脾益气固护气阴。现代药理研究证实，黄精水煎剂亦有抗真菌和抗细菌的作用。蜈蚣既能解毒散结，又有抗真菌及抗耐药菌株的作用。故选此三味药在中医方面可扶正祛邪，在西医方面均有抗真菌的作用，能起到明显的协同作用。

本案病初所用药方若能酌情加用补气健脾护胃之品，注意补虚扶正，则可扶正以达邪，使正气存内，邪不可干。本案病虽七八日，但历经苦寒攻伐，已现大虚大损、中气不运之象，似实而实虚，乃至虚有盛候之假象，不进补剂，却仍以攻下为法，实犯虚虚之弊，自然病进不退。正所谓"病不辨则无以治，治不辨则无以痊"。

（石志超　乔淑茹）

68. 重症胆囊癌顽固性发热案

王某，女，85岁，大连庄河人氏。2018年3月1日初诊。

患者既往胆道肿瘤术后，冠心病、重度心衰、心律失常、高血压病史。

1个多月前因上消化道梗阻伴急性感染高热休克于大连医科大学附属第一医院ICU（住院号417080）病房抢救，近十余日高热持续不退，饮食不进。体温波动在39～40℃。住院检查见全腹CT示：胰头或胆总管肿瘤支架术后；肝左叶囊肿；胆囊结石，胆囊炎征象，外胆管扩张、梗阻；胃腔扩张；十二指肠术后改变，十二指肠降段壁厚，梗阻可能；右侧肾上腺增粗。血常规：白细胞$7.12×10^9$/L，中性粒细胞0.77，淋巴细胞14.40%。D-二聚体：5040μg/L。血凝常规：APTT 45.6秒；TT 21.2秒；PT 18.7秒。肝功：ALT 2059.0U/L；AST 3708.0U/L。血培养：多重耐药。住院初步诊断：①胆管癌，胆管支架置入术后伴发热，感染可能性大；②胰头占位性病变；③上消化道梗阻；④肺炎；⑤肺栓塞可能性大；⑥右下肢静脉血栓形成；⑦冠状动脉支架植入后状态；⑧慢性心衰、心功能Ⅳ级。因患者抗生素多重耐药，肝功损伤极重，住院久治不效，发热不退，病情危重，故于2月26日出院返回庄河市老家。

又因家属不忍，继续在庄河市中心医院内科重症监护病房抢救治疗。多方求诊于我处，见其情急可悯，又为医者仁心，故在全天出诊结束后，不远百里赴庄河会诊治疗。临诊见：患者意识模糊呈浅昏迷状态，昏睡，时有躁动，似有腹痛而呈不自觉的痛苦状，口微张，不能开亦不能闭。（心电监护血压监测示：86/58mmHg）舌暗红瘀紫且极干无津，舌苔白干如砂纸边有腐剥样苔，脉涩弱结代。

诊病接近结束时才问知患者家属还自行拿着大连医科大学附属一院 ICU 病房的出院小结及部分检验结果（其实应该尽早地交给庄河中心医院的现在接诊医生参考），其最值得重视的资料有：谷丙转氨酶 2059U/L，谷草转氨酶 3708U/L，心功能Ⅳ级，有多种抗生素耐药。为何患者使用许多抗生素无效，且肝功受损极重，患者家属还全力要求应用多种抗生素？这些都是要在后续的治疗时要充分考虑的。

西医诊断： 胆囊肿瘤顽固性发热。

辨证： 气衰阴竭，热毒郁闭，枢机不利。

治法： 补气滋阴，和解少阳，解毒泄热。

方药： 柴胡 3g，生麦芽 15g，姜半夏 6g，党参 30g，生白术 20g，黄芩 10g，黄精 20g，麦冬 15g，生百合 20g，僵蚕 10g，蜈蚣 2 条，藿香 3g，牛蒡子 6g，炙鸡内金 40g，瓜蒌 15g，炙甘草 15g。2 剂，水煎。

因患者水米不入，故嘱陪护家属频频以鼻饲管喂饮，不必计较药量，以药入为度。鉴于患者已经多日未进饮食，而且多服抗生素及阿司匹林等抗凝药物，胃伤极甚。又嘱患者家属应用匀浆膳（流质营养餐）鼻饲，停用阿司匹林等其他抗凝药及明确可以判断无效的抗生素，必要时输白蛋白、血浆等营养支持。

3 天后患者家属来电告之：患者体温已恢复正常，神志已逐渐恢复，已可进少量米糊类流食。嘱再服前方 2 剂，然后调方善后，当以补正固本为要。

方药：柴胡 6g，黄芪 20g，党参 20g，生白术 20g，黄精 15g，麦冬 15g，熟地黄 15g，茯苓 20g，丹参 15g，僵蚕 10g，半夏 6g，内金 50g，海螵蛸 20g，炙甘草 15g。每日 1 剂，水煎，频频饮服。

按语：本患者本元大伤，气阴虚竭，明显呈衰竭不复之象，故必以补气益阴，扶正固脱为法。方中主药用党参、白术、黄精益气；麦冬、百合滋阴；急救固脱为主药。又见外邪夹毒久羁，正邪相争于少阳，少阳为枢机，枢机不利，外邪久羁，又有夹湿、夹浊、夹瘀之候，邪恋膜原之象，虽本虚之象大显，然在顾护气阴的基础上从少阳立论仍洞中肯綮。治疗当调和枢机，恢复中轴升降之职，清阳自升，浊阴可降，阴阳调和，再益补气养阴之法，热邪可退。故又选小柴胡汤配合治疗，药取柴胡气质轻清，苦味最薄，可和解表里，发散邪热，疏肝解郁，然虑其发散太过，损耗正气，总归邪实者可用，真虚者肝阳上升当酌其宜，更何况本病例乃肝胆之患，但又见肝损尤甚，又虞柴胡劫肝阴之弊，故必用柴胡也只取 3g；再选生麦芽清扬疏展之力以助柴胡,《医学衷中参西录》载生麦芽"虽为脾胃之药,而实善疏肝气"。近代中医亦认为生麦芽既可消食,又能疏肝,的确为肝功受损、正气亏虚而需疏肝时的最佳替代之品。今佐以柴芩、僵蚕、蜈蚣清热去邪解毒,半夏、牛蒡子、藿香止咳化痰祛浊,相辅相成而建功。

本案尚见西医联合应用大量抗生素治疗感染后出现的严重的耐药绿脓杆菌和菌群失调及继发念珠菌感染,是顽固感染性发热病重难治的主因。临床用蜈蚣、黄精、藿香三味抗耐药菌抑制真菌。现代药理研究表明,蜈蚣具有较强的抗菌作用,蜈蚣水提取液对金黄色葡萄球菌、大肠杆菌有弱的抑制作用,对各种致病性真菌和绿脓杆菌则有较强的抑制作用。绿脓杆菌即为浊毒、顽毒内蕴而成,蜈蚣性味辛温,入厥阴肝经,乃化瘀解毒,通络剔邪之良药,现代药理研究,蜈蚣具有极好的抗绿脓杆菌、抗耐药菌的作用。黄精甘平,归脾、肺、肾经,是补阴药中尤擅入脾经的药物,具有补气养阴,健脾润肺益肾之功效。现代药理研究表明,黄精能提高机体免疫功能,对各种致病性真菌有较好的抑制作用,在本病例的治疗中,既可治疗本虚,又抗菌群失调所致的真菌病患,起到了双重功效。藿香辛微温,具有芳香化湿,降逆止呕之功效,现代药理研究表明,藿香具有较好抗真菌的作用,对于本患湿浊内蕴化热,邪恋半表半里之膜原所致的身热不扬等症,具有较好的化湿祛浊的作用,正如《本草正义》云:"藿香芳香而不嫌其猛烈,温煦而不偏于燥烈,能祛除阴霾湿邪,而助脾胃正气,为湿困脾阳,倦怠无力，饮食不甘，舌苔浊垢者最捷之药。"尤其关键者，加藿香、黄精、蜈蚣直取其病。辨病辨证有机结合，有法有方，药证合拍，立获显效。

（石志超　王达）

69. 外伤骨折后骨不愈合案

乔某，男，27岁。

新婚半月之日，左前臂于劳动中被机器绞伤，曾在某医院诊为"尺、桡骨骨折"，手法整复后小夹板固定。服鱼肝油、钙片、白药等。三月后摄片，骨折对位略差，仍未见骨痂生成。诊见：面色㿠白，言语低微，患肢略肿，疼痛明显，肌肉萎缩。骨折处可查到异常活动。舌淡脉弱。

西医诊断：外伤后骨不愈合。

辨证：肝肾亏虚，血虚血滞。

治法：补益肝肾，活血化瘀，填精接骨。

方药：以童便送服益肾壮骨丹（家传验方）。药物组成：大蚂蚁、酒当归、酒白芍、阿胶、枸杞子、熟地黄、炙黄芪、川断、杜仲、五加皮、怀牛膝、川芎、红花、老鹳筋、细辛。并手法整复后以小夹板配合纸板托固定。

两周后复诊，症状明显好转，患肢已经无痛，精力转佳。单服益肾壮骨丹，多食猪脊髓、皮肉等物，并嘱分房静养，节欲百日，再一月后摄片见骨痂生成良好，临床治愈。

按语：本患虽为初来求治，病程已达中后之期，并见血虚血滞，肝肾两亏之象，临床一派虚中夹实之症，且新婚燕尔，不慎摄生，肝肾复戕，筋骨失濡，致骨断不得续，故立论之法。当以"活血化瘀定痛，填精养血续骨"为主，佐以"补益肝肾，强筋健骨"之法。故方中首选蚂蚁为主药，取其血肉有情、填精养血峻补之性，治以活血化瘀，填精养血；再辅以当归、白芍、熟地黄、阿胶、枸杞等味补肝肾，续血脉，炙黄芪、川断、杜仲补肾督，强筋骨；佐以五加皮、川芎、红花、养血活血，化瘀止痛，怀牛膝引血下行，细辛引经止痛。诸药合用，使肝肾精血得养，骨髓得充，瘀血得去，骨痂得生，其效若神。并多食益精填髓、补血滋荣之物，以助药力。而分房静养尤为必嘱，使能精充骨健，以获良效。

70.银屑病案（2则）

病例1

唐某，男，23岁。

患者于2个月前患上呼吸道感染，病愈1周以后，又复酒后当风，头皮四肢起红疹，继而泛发周身，大量皮屑，瘙痒明显，伴心烦口渴，先后于市某院肤科诊为"银屑病"，应用中西药物治疗，未见好转。今来我处治疗。查体：周身遍布黄豆大及铜钱大小之红色斑疹斑块，上覆银白色鳞屑，大量脱屑，搔抓后，露出鲜红色平滑光亮之薄膜，再剥刮时可见筛点状出血点，皮损以四肢伸侧及头皮为重，四肢皮损有少部分已融合成片，同时还有少量新发皮疹。舌边尖红苔薄黄，脉弦滑。

西医诊断：银屑病（急性泛发型）。

辨证：血热风毒，搏结肌肤。

治法：凉血润燥，搜风剔毒。

方药：乌梢蛇15g，露蜂房5g，蝉蜕10g，金银花15g，槐花15g，苦参15g，白鲜皮20g，生百部10g，丹皮15g，赤芍15g，生地黄20g，生甘草15g。

将乌梢蛇轧碎，成2～3cm长之小块，放入铁锅内，加少许香油，微火焙，待稍见黄脆即好，碾成细末备用。再将余药水煎，煎2次，兑一起后，分3次服，每日服药2～3次，同时送服乌蛇粉。乌蛇粉先从小量（约5g）服起，渐增至大量，4剂。

二诊：皮疹已无新发，瘙痒减轻，乌蛇改量为30g。前后共服药20剂，皮损全消。临床治愈。3年后随访未再发。

按语：白疕顽疾，从"毒"立论。陈远公认为本病"皆因毛窍受风湿之邪，而皮肤无气血之润，毒乃伏之而生癣矣。"笔者认为，银屑病临床辨治，若根据患者病变过程中皮肤损害之特点，重点从"毒"立论，每可详尽病机。辨证多为素有血热、血燥，复感风寒湿热诸邪，瘀滞不化，久蕴成毒，伤人肌肤；或素体血热蕴毒，复感风毒、热毒、湿毒，内外合邪，搏结肌肤，终成白疕顽疾。

剔毒搜风，虫药最宜。笔者于临床治疗银屑病。根据顽毒深遏肌腠，为害酷烈，难散难除的病机特点，重点选用乌蛇等搜风剔毒之品，以虫药毒性之偏以毒攻毒，用虫药善窜之性入络剔毒，直捣病所。方中取乌蛇治风瘙瘾疹，疥癣热毒为主药，并施重剂，每剂成人用量至30g。露蜂房祛风攻毒；蝉蜕疏风散热、透毒解毒；金银花、槐花可清解肺与大肠表里两经之热毒，四药共为辅药。更以苦参、白鲜皮清热燥湿解毒；丹皮、赤芍清热凉血化瘀；生百部、生地黄润肤止痒；生甘草既可清热解毒，又可调和诸药，同为方中佐使。诸药合用，共奏解毒剔毒，搜风止痒，凉血化瘀之功。

病例2

张某，女，工人。2004年2月6日初诊。

患者于 5 年前不明原因头身突发红疹，伴瘙痒，上覆多量白屑，经皮肤科诊断为"银屑病"，间断服用迪银片、昆明山海棠片等药物，病情时轻时重，终未能治愈。近一月来病情不明原因持续加重，再次服用迪银片、昆明山海棠片等药物无效，遂邀吾诊治。现症见：皮疹瘙痒较重，伴见口渴心烦，便秘溲赤，夜寐欠佳。查体：皮损泛发周身，头部较重，皮疹色红，上覆盖大量银白色鳞屑，皮屑容易脱落，搔抓剥离后，皮损基底色红并见筛状出血点。舌红苔黄白而腻，脉细数。内科检查无异常。

西医诊断：银屑病。

辨证：毒热内蕴，生风化燥，血热风毒，搏结肌肤。

治法：清热润燥，搜风剔毒。

方药：乌蛇粉 15g（冲服），苦参 30g，丹皮 15g，赤芍 15g，首乌 30g，麦冬 15g，玄参 15g，百合 15g，丹参 15g，白鲜皮 15g，生白术 15g，秦艽 15g，生甘草 15g，夜交藤 30g。每日 1 剂，水煎服。

将乌蛇碎成小块，放入铁锅内，加香油少许，微火烘焙，稍见黄脆即好，碾细成粉。

5 月 17 日二诊：自诉服药 2 剂时皮疹多发，但瘙痒减轻，因有医嘱在先，故继服前药，现诸症均见好转，皮损明显减轻，已无新发皮疹，仍见咽干便燥，脉细略数。继宗前法，加生地黄 30g 以增凉血养阴润燥之力，乌蛇粉加量至 30g。前后调治两月余，共用乌蛇粉近 2kg，皮损全消，临床治愈，随访 1 年未见复发。

按语：银屑病乃临床沉疴难医疾病之一，远较一般皮肤疾患为重，且顽固难愈。根据其发病过程及局部皮损特点详论之，应着重从"毒"立论，其病因病机多由素体血热蕴毒，或复感外邪，袭人肌表，内外合邪，搏结肌肤，久蕴成毒。治疗本病应在辨证的基础上，突出从"剔毒"论之。草木之品确有一定的疗效，但总不尽人意，根据本病顽毒深遏肌腠，为害酷烈，难散难除的病机特点，重用乌蛇，且须研粉冲服，以增药力，节约药源，节省药费。乌蛇乃游蛇科动物去除内脏的全体，味甘咸，性平，"主诸风瘙瘾疹，疥癣，皮肤不仁，顽痹诸风"（《开宝本草》）以虫药毒性之偏以毒攻毒，取虫药善行之性入络剔毒，即所谓"辄仗蠕动之物松透病根"（《临证指南医案》）直捣病所，攻克顽疾。

71.鱼鳞病案

郝某，女，11 岁。

自幼发病，皮肤粗糙，异常干燥，在四肢尤其明显。干燥形成鳞屑，伴有少许菱形或多角形鳞屑，外观如鱼鳞状或蛇皮状，皮色灰暗，干燥皲裂，遍及全身，四肢伸侧尤甚，皮干不润，汗腺分泌极差。舌淡红，脉细涩。

西医诊断：鱼鳞病。

辨证：精血不濡，营卫失和，腠理瘀闭。

治法：补气养血，畅荣肌肤，煦养疏散。

方药：生黄芪 20g，浮萍 6g，炙麻黄 6g，桂枝 6g，蝉蜕 10g，红花 6g，桃仁 6g，鸡血藤 20g，当归 15g，生地黄 15g，炒白芍 10g，旱莲草 10g，玉竹 10g，内金 15g。

同时，配合洗浴后外用自制润肤桃红膏（猪油 250g，桃仁 30g，红花 20g，微火煎制 5～8 分钟后，去滓备用）。服前方加减半年余，至冬令以炙麻黄 6g 代浮萍，汗腺分泌如常而愈。

按语：鱼鳞病顽疾旧称鱼鳞癣，是一种角化障碍性先天性皮肤病，中医古称之为"蛇皮病、鱼鳞风"等。其病机古人多从"血气痞涩，不能通润皮肤"（《诸病源候论》）立论，亦为先后天精血不足，皮肤失养所致。鱼鳞病之发病，既有真气虚衰，精亏血燥，皮肤无以荣润之因；又有真气失布，精微难达，皮肤无能畅养之由。治疗鱼鳞病，医者每多喜用滋阴养血、润泽肌肤药物。当代名医周鸣岐老师治疗本病极有建树，颇有心得，我在早年曾随诊于周老案侧亦获益良多，今治疗鱼鳞病亦多宗先贤方义。论治体会，方中当归、生地黄、炒白芍、鸡血藤、旱莲草、玉竹等益精养血、荣肌润肤之药虽属常用，亦为正治之法；但临证若要取效，实当配伍益气、散瘀、疏表之药，方可畅荣肌肤而奏功。而益气升阳之黄芪，活血散瘀之红花，疏表宣肺之麻黄三者，尤为必不可少之品。生黄芪入脾、肺二经而大补宗气，既可补气以生血，又可统领周身血气精津，内养脏腑，外达皮腠，以充身泽毛，荣肌润肤；气虚而难汗者可发，表疏而多汗者可止。诚如《本草备要》所言："生用固表，无汗能发，有汗能止，温分肉，实腠理。"实补气诸药之最，故方中以之为君。红花辛温宣散，"入足厥阴肝经，手太阴肺经"（《本草经解》），为血中气药，乃调血和血之神品。以其花穗轻扬散漫之体，走表宣散开瘀，入药用治鱼鳞病等皮肤顽疾，则益增轻扬宣散、活泼畅达之能，用以攻散皮表瘀滞，可望事半功倍，较之其他活血药远胜。麻黄辛温宣散，性偏温燥，因鱼鳞病多有血虚内燥之病机，每令医者视为不可应用之品。其实治疗鱼鳞病的方药中颇多填补滋腻之味，麻黄佐之，既可缓解麻黄本身燥性，又可用其宣肺开瘀、解表散邪之能，以去性存用；还可以其辛散宣通之力，防止诸多阴柔药物过于壅腻之偏弊，一举多得；又鱼鳞病虽内在脏腑气血多有虚损，但外在皮表每多实滞，肺卫瘀闭失宣，腠理瘀滞难荣。"其在皮者，汗而发之"（《素问·至真要大论》），故非辛散重剂不效，麻黄轻可去实，为发表第一要药。《本草正义》言："麻黄轻清上浮，专疏肺郁，宣畅气机，是为治感第一要药，虽曰解表，实为开肺，虽曰散寒，实为泄邪。"麻黄现代药理研究示，其对促进汗腺的发育有极好疗效，方中麻黄之妙用，立意殊多，而效验自见。

故方中益气通阳之黄芪、活血散瘀之红花，疏表开肺之麻黄，共用之以疏畅皮肤腠理，宣达肺经郁闭，而为主药。再辅以丹参、桃仁活血行滞，化瘀生新，蝉蜕、浮萍、桂枝辛散达表，宣畅皮腠，共助主药疏畅皮肤腠理之力。佐以当归、生地黄、白芍、旱莲草、鸡血藤、玉竹等诸多养血滋阴药物，濡润滋养肌肤，再使以鸡内金消积化滞，甘草调和诸药。共收熏肤、充身、泽毛、润肌之效。

又鱼鳞病属顽疾痼症，调治极难，实非旦夕可取效者，故治疗应守方久服，不可服数剂，疗效未见而终止用药。另外在饮食上无须忌口，只要营养丰富，易于消化者皆可服食，药食配合，相得益彰。

（石志超　石鉴泉）

72. 天疱疮案（3则）

病例1

李某，男，52岁。

患者5个月前口腔黏膜发生疱疹，破溃糜烂，继而躯干部又发水状疱疹，经某医院皮肤科诊为"寻常型天疱疮"，曾用多种西药治疗无效，故来诊治。现症：皮损疼痛，痛苦不堪，烦躁焦虑，倦乏畏冷，发热，夜寐不安，溲黄便秘，腹胀纳呆。查皮损遍发周身，疱疹呈褐色，周围红晕，疱壁薄而上有皱褶，部分疱疹破溃糜烂，不易愈合，尼氏征阳性。舌红苔黄腻，脉弦滑略数。

西医诊断：天疱疮。

辨证：毒火内盛，湿热蕴蒸。

治法：清利湿热，疏风解毒。

方药：蛇蜕10g，蜈蚣3条，白鲜皮20g，苦参15g，黄柏15g，地肤子15g，生大黄5g，金银花25g，蒲公英25g，赤芍10g，薏苡仁30g，生甘草20g。6剂，水煎服。

二诊：患者自述服前方略见好转，后又自服6剂。现烦躁、腹胀均减，已无寒热，大便已畅，疱疹已见萎缩，周围红晕已退。舌红苔白微腻，脉弦缓，毒热渐清，诸症好转，前药中鹄，继宗前法方药调治。为增益解毒之力，加僵蚕 10g、土茯苓 20g 以利湿解毒；威灵仙 5g 通行十二经以散湿浊，继服前方 10 剂。

三诊：诸症均见好转，疱疮皱缩、结痂，自觉疲乏、畏冷、纳呆、口干。舌暗淡红，苔白而干，脉细缓略无力。毒火湿热内蕴，病久耗气灼津，再拟养阴益气护正、清热除湿解毒之法。

方药：蛇蜕 10g（研末分服），生地黄 25g，玄参 15g，石斛 20g，山药 30g，生黄芪 20g，丹皮 10g，苍术 15g，地肤子 15g，白鲜皮 15g，生甘草 15g。8 剂，水煎服。

四诊：疱疮结痂脱落，精神转佳，食欲增进。舌淡红，苔白，脉细缓。湿浊去，毒热清，正气渐复。继宗前法 8 剂，以冀全功。1 年后随访，愈后未发。

病例 2

齐某，女，36 岁。2004 年 6 月来诊。

口腔溃疡、结膜炎、下阴溃疡反复发作半年，1 个月前周身散发黄豆大水疱，于大连医科大学第二附属医院诊为"天疱疮"，现症见：口腔溃疡及结膜充血，周身见十余个黄豆大水疱，便秘。舌暗红、苔薄白、脉沉细无力。

西医诊断：天疱疮。

辨证：湿毒内蕴，气阴两虚。

治法：清利湿热，疏风解毒，固护气阴。

方药：蛇蜕 6g，蜈蚣 2 条，蝉蜕 15g，熟地黄 30g，茯苓 15g，泽泻 15g，盐黄柏 15g，知母 15g，内金 15g，麦冬 15g，苦参 15g，生石膏 30g，牛膝 15g，生百合 20g，苍术 10g，薏苡仁 20g，生甘草 15g。

二诊：两周后来诊水疱已结痂，口腔溃疡及结膜充血减轻，大便稍稀，前方去百合、黄柏，余药不变再服两周。

三诊：皮疹已愈，无明显不适，前方去苦参、苍术，10 剂善后调养。

病例 3

王某，男，50 岁。

患者于 4 个月前口腔黏膜发生疱疹，破溃糜烂，继而躯干部又发疱疹，经某医院皮肤科诊断为"寻常型天疱疮"，曾用多种中西药治疗罔效。来诊时皮损泛发，痛苦不堪，烦躁焦虑，夜寐不安，溲黄便秘。查体：皮损遍发周身，疱疹呈褐色，周围红晕，疱壁薄，上有皱褶，部分疱疹破溃糜烂，不易愈合，尼氏征阳性。舌红苔白黄而腻，脉弦滑数。

西医诊断：寻常型天疱疮。

辨证：毒火内盛，湿热蕴蒸，复感外邪，伤人肌肤，发为疱疮。

治法：剔毒疏风，利湿清热。

方药：蛇蜕 5g（研粉冲服），蜈蚣 2 条（研粉冲服），乌蛇 10g（研粉冲服），苦参 30g，白鲜皮 15g，黄柏 15g，地肤子 20g，薏苡仁 30g，苍术 10g，生百合 30g，丹皮 15g，赤芍 15g，生甘草 20g。

二诊：诸症均见好转，疱疹皱缩、结痂，自觉周身倦怠乏力，畏寒，口干，便秘。舌淡红，苔白而干，脉弦细数而无力。

此乃毒火、湿热渐清，病久而耗气伤津，阴阳俱损之象已显。前方去黄柏、苍术，加生白术20g，生地黄20g，玄参15g，肉苁蓉3g。

三诊：疱疹结痂脱落，精神转佳，大便通畅，体力渐增。舌淡红，苔白，脉弦细而无力。继宗前法，加党参15g，麦冬15g。共调治3个月余，临床治愈，1年后随访，未再复发。

按语：天疱疮乃皮肤顽疾，因其发病水疱遍及全身，日久成疮而得名。天疱疮西医属自身免疫性疾病，死亡率较高。西医治疗多依赖于激素，不良反应较多，停药后又容易出现病情反弹；中医认为本病多由素体心火亢盛，脾胃湿热蕴蒸，复因外感风热、湿热之邪，久蕴而成毒，风湿热毒蕴蒸胶结，搏结肌肤，内不得疏泄，外不得透达，而发疱疮。正如《外科大成》所谓："天疱疮者，初起白色燎浆水疱，小如芡实，大如棋子，延及遍身，疼痛难忍。"本病的发生，素体湿热蕴毒是内在之本，而致病则多由外感风热、风毒之邪诱发。风毒之邪最易伤人肺表，风热湿毒每蕴蒸胶结，搏结肌肤，伤人为患，且顽重难医。故急重期治以清热利湿、疏风解毒为法，以求病邪表里双解，邪去病瘥。但因湿热风毒，蕴蒸化燥，耗气竭阴；而疱疮破溃，滋水流淫，最耗津气；同时苦燥寒凉之药每易伤及气阴，终至邪未去而正先伤，病必不愈。

我的经验本病初治应以清热利湿、疏风解毒为法。方中多选蛇蜕、乌蛇、蜈蚣等虫药为君，飞升走窜，轻浮走皮之力，祛风解毒，既达皮腠，又入经络，搜剔邪毒，故常为方中主药；

再辅佐以白鲜皮、苦参、黄柏、地肤子、生石膏、生大黄等味清热燥湿，泻火解毒，金银花、蒲公英清热解毒，赤芍凉血化瘀，薏苡仁、生甘草渗湿化浊解毒，调和诸药。每加僵蚕增益解毒之力；土茯苓、威灵仙以增利湿化浊之功。病久因见气阴受损之象，故本病治疗中后期，定要逐渐加用补气益阴扶正之品，以期全功。乃改用扶正祛邪之法，还可增益生黄芪、山药、生地黄、石斛等补气益阴之品，去大黄、公英、苦参、黄柏等苦燥寒凉之药，以固护气阴。终使邪毒得去，正气得复，顽疾痊愈。

73.斑秃案

唐某，男，46 岁。2018 年 8 月 15 日初诊。

患者于 3 个多月前头部出现多个圆形脱发区，就诊于当地医院，确诊为"斑秃"。前后于大连金州各医院治疗，服养血生发丸、首乌片等中成药，维生素、镇静安眠等西药，养血祛风中药近百剂，仍不效。平素时有头痛头昏，记忆力下降，心烦无力，腹痛腹泻，失眠多梦等症状。

临证见头前侧部可见十余个圆形脱发区，直径在 1 ～ 2cm，边缘可见松而易脱的头发，脱发区头皮正常且光滑。头昏头痛，头皮瘙痒，心烦急躁乏力，纳少便溏，寐差多梦。舌质淡，苔薄白，脉沉略细。

中医诊断：斑秃。

辨证：肝肾不足，脾气虚弱，瘀血阻络。

治法：滋补肝肾，补脾益气，剔毒化瘀。

方药：柴胡 6g，牛膝 15g，生地黄 15g，白芍 15g，桃仁 6g，当归 15g，百合 20g，丹参 30g，旱莲草 30g，侧柏叶 15g，蒲黄 20g，僵蚕 15g，黄芩 15g，白术 15g，山药 40g，炙甘草 15g。14 剂，每日 1 剂，水煎服。

2018 年 8 月 29 日二诊：头部脱发区均可见毛发生长，纳寐可，口和，二便调。舌淡，苔薄白，脉细弱。因患者出行不便予口服血府逐瘀丸巩固疗效。

按语：斑秃又称"鬼剃头"，是自身免疫系统错误地攻击毛囊导致的一种脱发，损伤是突然发生在头皮一片或数片形成脱发斑。是一种非瘢痕性脱发。通常发生在身体有毛发的部位，局部皮肤正常，没有自觉症状。是一种具有遗传素质和环境激发因素的自身免疫性疾病。

中医临床医家治疗斑秃皆从血虚风燥论治，我们认为，从病机来看，多有不符之处，血虚受风毛发皆应全部脱落，而能局部脱落？故应进一步完善病机论治：一者局部气血失和，瘀血阻络致毛发局部脱落。斑秃局部毛发脱落，应为局部气血失和，瘀血阻络，致使局部毛发失养致脱落。在养血祛风、补肾生精的基础上，必定应用活血化瘀药物改善局部血运，促使毛发生长。二者从风邪入络立论，以虫药搜风剔邪。本病中医治疗上多采用养血祛风等方法，而久治不愈皮肤病由于外邪反复侵袭、蕴结、血瘀久滞入络，深遏肌腠，祛风表散的方法很难奏效。治疗上就要针对络瘀之邪而选方用药。用僵蚕等虫药取善行以入络搜风剔邪，即所谓"辄仗蠕动之物松透病根"（《临证指南医案》），方能切中病机，直捣病所，逐邪于外，以建全功。这类顽固性皮肤病虽然各自有不同的病机特点，临床表现也各不相同，但是他们却有一个共同的病理本质，就是"邪毒内蕴""气血瘀滞"。因此治疗此等顽疾，表散之法无异于隔靴搔痒，应当着重从"久病血瘀入络"立论，以搜风剔络、活血化瘀之法治其标，养血扶正治其本，方可切中病机，蠲除顽疾。

74.丹毒案

姜某，男，54岁。2007年10月13日初诊。

左小腿暗红色斑片、疼痛，伴发热，反复发作1年。病史：1年前，因左足癣趾缝糜烂感染，致左小腿出现红色斑块，疼痛，伴发热、寒战，经大连市皮肤病医院诊断为"丹毒"，收住院治疗，给予青霉素静点15天，上述症状均消退，出院。2007年12月20日，上述症状复发，又于皮肤病院住院，以同样方法治疗20天，临床治愈出院。2008年2月21日，本病又复发，经抗生素治疗近1个月，红斑缩小，但行走或站立稍久，左小腿就会出现红斑、肿胀、疼痛、不适感。皮肤科检查：左小腿胫骨前中下部有手掌大暗红色水肿性斑块，灼热，压痛，周围皮肤轻度肿胀，左足三、四及四、五趾缝糜烂，左腹股沟淋巴结肿大、压痛。体温：37.4℃。血常规：白细胞$10.56×10^9$/L，中性粒细胞0.78。舌质暗红尖红赤，苔黄腻，脉弦滑稍数。

中医诊断：丹毒。

辨证：外感湿热毒邪，毒热蕴结，阻滞经络。

治法：解毒散结，清热利湿，活血通络。

方药：土鳖虫10g，地龙10g，蒲公英20g，金银花10g，连翘15g，地丁15g，黄柏10g，牛膝10g，丹皮15g，陈皮

15g。7 剂，水煎服。

二诊：上述症状明显好转，左小腿红肿斑块明显缩小，疼痛减轻，左腹股沟淋巴结缩小，体温恢复正常。继续宗前法方药调治，继服上方加水蛭 6g 以增益化瘀通络之力，取药 14 剂，临床治愈。3 个月后随访未复发。

按语：丹毒是由溶血性链球菌引起的皮肤及皮下组织的一种急性炎症。发病以皮肤突然发红，色如涂丹脂染，迅速蔓延的急性炎症为主要表现。其特点是患处焮赤灼热迅速向外扩大。西医治疗以抗生素为主。中医认为其病因病机多为湿热火炽，由于湿热下注，化火化毒，或素有脚湿气，或有外伤，染毒而成。后期为湿热久恋，经络阻滞，气血运行不畅。根据不同的病因病机辨证施治，该患为素有脚湿气，皮肤破损，染毒而成，又因反复发作，湿热毒邪久恋，经络阻滞，气血运行不畅，久病入络成瘀，寻常草木难以疏通瘀滞，非走窜搜剔虫药难取其效，故治疗以清热解毒，利湿通络为大法。方中以土鳖虫为主药，其药性咸寒，具有破血逐瘀、散结消癥的作用，有祛瘀生新之性，辅以地龙搜经窜络，化瘀通滞，瘀毒深遏用之最宜。再佐以蒲公英、金银花、连翘、地丁、黄柏清热解毒利湿；牛膝、丹皮、陈皮活血化瘀行滞。诸药合用，相辅相成；尤其是土鳖虫、地龙等虫类药以其化瘀经络，解毒散结之力，搜剔瘀血伏毒更能针对慢性丹毒反复发作的病机；而再加水蛭针对本病瘀毒结滞，经络不通的关键病机，又能增强活血通络、解毒散结之力，更是锦上添花，终使顽疾沉疴一并祛除。

75. 带状疱疹后遗神经痛案

宁某，男，80岁，辽宁省瓦房店市东长春路二段。

2002年7月17日10时以"右侧胸胁部疼痛一个月"为主诉入院。

患者于1个月前不明原因出现右侧胸胁部疼痛，继而分批出现成簇而不融合的米粒至黄豆大丘疹、水疱，皮疹依次沿肋间神经呈带状分布，自右侧肩胛下漫延至前胸正中线，局部疼痛逐渐加重。曾先后就诊于大连医科大学附属第一医院、第二医院、大连市皮肤病研究所等各大医院，确诊为"带状疱疹及带状疱疹后遗神经痛"。经中西医结合治疗，皮疹大部分消退，但局部疼痛却持续不缓解。来诊时症见：右侧胸胁部刺痛、灼痛、掣痛，痛如针刺、如刀割、如火灼，绵绵不休，入夜尤甚，彻夜难眠，局部可见片状红斑、结痂、色素沉着。伴见心烦意乱、口燥咽干、纳呆腹满、大便秘结（已一周未行）。舌质红绛，苔薄少津，脉弦细。入院后中医辨证为气滞血瘀型之蛇串疮，中药采用血府逐瘀汤加减化裁，方药：当归20g，生地黄20g，桃仁10g，红花10g，白芍30g，枳壳10g，柴胡10g，川芎10g，牛膝15g，桔梗10g，元胡15g，制乳香10g，制没药10g，全蝎7.5g，蜈蚣2条，炙甘草15g。西药给予营养神经、抗病毒治疗，并加用卡马西平片及舒乐安定片口服，平痛新针肌注以止痛、镇静。联合用药3天后，病痛无缓解。患者难以忍受病痛的折磨，于2002年7月19日17时左右自服舒乐安定片10片、卡马西平片70片，半小时后值班医生发现患者处于深昏迷状态，立即给予洗胃等抢救措施，并转入内科二病房（呼吸科）用呼吸机继续抢救及监护。经积极救治，患者昏迷36小时后才逐渐苏醒。但右侧胸胁部之疼痛愈发加重。又经多科会诊，分别给予针灸、理疗、中药外敷、椎旁神经节阻滞等治疗，病痛仍无缓解。于2002年7月23日9时院长查房会诊日邀余会诊，详审病案。

西医诊断：带状疱疹后遗神经痛。

辨证：气阴两亏，津枯血燥，络脉瘀滞所致之顽痛。

治法：益气生津，养血润燥，化瘀通络。

方药：生白芍50g，生百合30g，玄参15g，当归15g，生地黄20g，僵蚕15g，蜈蚣3条，没药5g，太子参30g，蝉蜕15g，丹参15g，鸡内金15g，炙甘草10g。

并告知患者此药宜频频饮之，药量不拘多少，每日甚则可连服2～3剂，总之以大便通畅为度，而且单纯服用此方至大便通畅之时，疼痛便可缓解。如果大便稀溏，减量服用便是。患者首日仅服药半剂，大便未行，病痛亦无任何改观。第二日早晨查房再次向患者强调了服药方法，患者方依言用药，至当晚十时许共进药三剂，大便畅行一次，当夜即能安睡，第三日疼痛随之大减，又继续服药十余剂，诸症痊愈出院。

按语：带状疱疹是由水痘带状疱疹病毒引起的一种常见皮肤病。俗称"蛇串疮""缠腰火丹"。此类疾患的老年患者在皮损消退后大多数遗留有顽固性的神经痛，即所谓的"灾难性疼痛"。隋代巢元方《诸病源候论》将带状疱疹的疼痛形容为"惨痛"，可见其疼痛程度之剧烈。带状疱疹一病初期乃由热毒夹湿侵及于肌腠，阻滞于经络，导致局部疼痛、疱疹、渗出等病变，随着病程的进展，局部渗出减少而结痂，却留下了无尽无休的顽固性疼痛。以中医常理分析，患者局部刺痛、灼痛、掣痛，痛如针刺、如刀割、如火灼，绵绵不休，入夜尤甚，为血瘀的典型症状，当用活血化瘀之法以止痛，但前者遍服化瘀通络止痛之药无效，而今大量益气生津养血之品却取显效，其理安在？"痛证有虚实，治法有补泻，不可不详"（《景岳全书》），正说明了这一点。泥一法而应万变，本为医家大忌，就是说绝不能一见疼痛，便想到不通则痛，一味活血化瘀、通络止痛，往往药证不符，屡犯"虚虚"之戒而贻误病机。

本患者已届耄耋之年，精血原本不足；加之热毒灼伤津血；体液渗出本身又是阴液的丧失；历任活血化瘀、开破攻伐之剂戕伤气血；惨痛日久不愈，寝食难安，终至难耐病痛折磨而服药自杀，经积极抢救而化险为夷，又进一步大量耗损气血。数者相合，致本元大伤，气阴虚竭，络脉失于充养润养而致局部经脉挛急而痛，为不荣则痛，属大虚痛。但若再泥化瘀通络一法而止痛，则无异于竭泽而渔，而致愈散愈虚、愈通愈痛之弊端。治疗本病之疼痛，必宗于"辨证论治、治病求本"之旨，根据"虚则补之"的治疗原则，以补养滋荣为法，与病机相符，方能一举成功。滋阴养血润燥之法是治疗津枯血燥而致血瘀证的关键所在，滋阴养血药可滋荣、濡养脉道，有养血生津、充脉活络之效。源足流畅，切中病机，顽痛自消。本病发展到这个病程阶段，气血津液严重耗损，证属虚痛，大法宜养，已经无可置疑。然而本病在发病的初期毕竟还夹杂着血瘀络滞邪实的一方面，即不通则痛，只是随着病程的进展已经下降为次要矛盾。

今方药中重用白芍、生地黄滋阴补血，养肝柔筋，缓急止痛为主药；辅以百合、玄参、当归、太子参滋阴补气，润养筋络；再佐以僵蚕、蜈蚣解毒剔络，丹参、没药化瘀止痛，蝉蜕透表走皮，可引诸药直达皮腠，内金消积和胃，以利诸多滋腻养血之品的运化；再使以甘草解毒，调和诸药。诸药合用，相辅相成，顽疾可愈。本方之妙在于大队滋阴养血药中，精选少量效专力宏之活血化瘀药入络剔毒，化瘀定痛；但此类药多辛燥，配大队滋阴药中则燥性不显；养血药多滞，伍用活血化瘀药则具灵动之能。二着合用，起到相辅相成之效。

通过这例病案，我们不仅仅是学会了如何治疗带状疱疹后遗神经痛，还应该悟出一个道理——从中医病机学角度审视，不荣则痛和不通则痛一样，也是疼痛的基本病机之一，只是世医常偏执于不通则痛、痛则不通，而不荣则痛，即虚痛这一病机常常易被忽视。其实虚痛的症状虽然同样为痛，但病因却是不充、不养、不荣、不润所致。在治疗学上，正如清代医家程钟龄所说："若属虚痛，必须补之。"同时期的陈士铎治疗虚痛也主张："必须用补，不补虚而痛不能止。"虚痛当以补虚养荣为正治之法。这种治痛的思维方式，看似异于常法的逆向辨治思维理念，归根结底其实也是一种辨证求本的常规思维。正如清代王九峰所说："治病必求其本，滋苗必灌其根。若不培养真元，徒以痛无补法，即系呆理，安望成功。"一理通，百理通，各种疼痛都可以遵循这种原理，病虽不同，理则一也。

中医无神经痛之说，而全包括在肝脉筋络体系之中，"肝血不足，则为头痛、为胸胁痛、为少腹痛，为疝痛诸证，凡此皆肝血不足也"（《质疑录》）。中医理论认为肝藏血，在体合筋，养血即是养肝，肝血充足，筋络得血所养，则能舒展自如；肝血不足，不能充养、润养筋络，筋络拘挛、紧急、涩滞，则见绵绵作痛、火灼作痛、针刺作痛、拘急而痛。本方通大便即可止痛的机理在于养血荣筋、缓急止痛。便秘与神经痛其病机同为津枯血燥，异病同治，养血生津润燥能够润养肠道、增水行舟治疗便秘，同样亦可润养脉道、滋荣经络而治疗神经痛。大便通畅证明津血得到了充养，津枯肠燥所致大便秘结得到了改善，同理血枯脉燥所致筋脉挛急之顽痛也同样得到缓解。

另外服用中药一般都是每日 1 剂，治疗本病我却让患者频频饮用，每日甚至用至三剂，方能速效。中医治病，不仅要求对病因病机了然于胸，方证对应，药病相合，而且中药的服药方法，也是大有讲究，特别是对某些特殊性疾病，更宜深究，需灵活运用，不可拘泥于每日 1 剂之常法。此例患者证属津血大伤，一不能濡养脉道，而致脉道干涩，无水行血，拘急作痛；二不能润养肠道，而致肠道干燥，无水行舟，大便秘结。非峻补津血不能为功，每日 1 剂，按部就班，终显病重药轻，缓不济急。治疗此等急重疾患，服药之法更应深讲，最宜不拘时间，频频用药，以使药力递加，作用持续。滋阴补血类药物能够润滑肠道的功效显而易见，便于把握，因此频频服药的极量当以通便而不滑肠为度。如出现滑肠之副作用，说明此类药用之过急，解决之法不必更方，减量服用便可。

（石志超　李享辉）

76.精神性荨麻疹案（2则）

病例1

王某，女，41岁。

夜间外出遇歹徒，幸别人所救，而后惊恐郁怒不释，约半小时后全身突发散在风团丘疹，瘙痒难忍，服用扑尔敏、泼尼松等西药及疏风止痒类中药，用药当时有效，随后即发，治疗调理达4个月病仍未除。来诊自述若逢精神紧张，则立即发作，而且有愈发愈重趋势。舌暗淡，有纵纹，苔薄白，脉弦细涩。

西医诊断：精神性荨麻疹。

辨证：肝郁惊恐，气血失和，腠理郁滞，发为瘾疹。

治法：疏肝解郁，调和气血，活络祛风。

方药：选用自拟验方疏肝解郁汤，柴胡10g，郁金15g，白芍20g，当归15g，夜交藤30g，合欢皮20g，生牡蛎30g，蝉蜕15g，鸡血藤20g，生甘草15g。水煎服，每日1剂。

辅以心理疏导，服药6剂，病愈，追访半年从未再发。

病例2

夏某，女，10岁。

3年前兄妹去抬水时，兄不慎坠入井中，妹惊呆，状若木鸡，稍后方知哭喊呼救。其兄获救后，患者晚间紧张兴奋不能入睡，周身出现大小不等的风团，剧烈瘙痒，曾屡用扑尔敏、赛庚啶等药治疗，稍逢有事心中着急立即发作，后服祛风止痒汤药数剂仍未取效。来诊述每日均有发作，时而肤略痛。舌红，苔白干，脉弦涩而缓。

西医诊断：精神性荨麻疹。

辨证：情志损伤，气血失和，腠理郁滞，发为瘾疹。

治法：疏肝解郁，调和气血，活络祛风。

方药：疏肝解郁汤加减。柴胡3g，郁金6g，炒白芍10g，当归6g，夜交藤15g，合欢皮6g，生牡蛎10g，生龙骨10g，蝉蜕6g，鸡血藤10g，鸡内金10g，炙甘草6g。

8剂知，12剂愈。此后未再复发。

按语：荨麻疹为临床常见疾病，症状为大小不等的限局性风疹块损害，发无定处，此起彼伏，瘙痒较重，消退后不留任何痕迹。引起荨麻疹的原因颇多，可由禀性不耐，人体对某些物质过敏所致。此外，由于环境心理的刺激也是重要的发病原因之一。情志活动是正常的心理活动，但各类情志活动必须适度，不可超过生理极限，否则可以对身体造成损害，导致心身疾病的发生。详论之，因精神情志因素导致荨麻疹，西医属"胆碱性荨麻疹"范畴，亦是典型的心身疾病。中医以为此类病患多由情志损伤，肝郁不舒，气机不畅，气血失和，腠理郁滞，发为瘾疹。治疗若只看见瘾疹风团、瘙痒无度的皮肤表象，唯知祛风解表之法实为舍本逐末。今治疗针对肝郁不舒，情志损伤，气血失和的病机；方药选用自拟验方疏肝解郁汤，药用柴胡、郁金、白芍、当归、夜交藤、合欢皮、生牡蛎、蝉蜕、鸡血藤、甘草等。方中柴胡、郁金疏肝解郁；白芍、当归养血柔肝；夜交藤、合欢皮、鸡血藤安神开郁，活络息风；牡蛎镇惊安神，蝉蜕祛风散邪，甘草调和诸药。诸药合用，共奏疏肝解郁，安神活络，调畅气血之功效，而使瘾疹顽疾得愈。本方辨证加减而成，其实如四逆散、逍遥汤、血府逐瘀汤等疏肝解郁、活络镇惊之类方药皆可辨证加减选用，药虽异而理法同，亦可收效，实不必拘泥一方一药。

笔者在临床中常遇到有些患者由于愤怒、忧郁、恐惧等精神刺激而诱发荨麻疹的。如曾治疗一例精神高度焦虑的荨麻疹患者，该患原于江苏工作，事业有成，只是后来因为对油菜花粉过敏，为了躲避油菜花粉，忍痛割爱，放弃喜爱的工作，回到大连；谁知在一次画展中看到了油画上的大片油菜花，马上就病发荨麻疹以及过敏性哮喘，服用中西药物疗效不佳，并且反复发作。在我处亦是以疏肝解郁、活血祛风、镇惊活络的治法，应用疏肝解郁汤合血府逐瘀汤治愈。这一类常见的表现在皮肤上的心身疾病，往往应用祛风止痒等中医临床常规治法疗效不佳。我们针对本类病证情志损伤乃发病根本的病机特点，论治以疏肝解郁为主，佐以镇惊活络之法。多年来治疗本类疾病30余例，都取得了满意疗效。

（石志超　石鉴泉）

77. 结节性红斑案

刘某，女，36岁。2007年11月25日初诊。

1个月前感冒咽痛后，双下肢出现暗红色斑块、结节，疼痛，体温波动在36.9～37.8℃，经自服抗生素20余天，效果不明显。皮科检查：双下肢散在和密集甲大至五分钱币大暗红色结节，自觉疼痛，压之更痛，灼热，指压痕阳性，以双小腿为重。伴发热咽痛，筋骨酸痛，神疲乏力，体温37.3℃，化验血常规、尿常规正常。舌质暗红，苔薄白，脉弦细稍数。

西医诊断：结节性红斑。

辨证：外感风邪，内有湿热，蕴蒸肌肤，以致经络阻隔，瘀血凝滞而成。

治法：活血化瘀，清热解毒。

方药：地龙15g，土鳖虫6g，桃仁10g，红花10g，当归15g，赤芍15g，川芎10g，生地黄20g，旱莲草30g，山药30g，生甘草15g。水煎服。

服药7剂后上述症状明显好转，双下肢斑块、结节明显缩小，疼痛减轻，前方加威灵仙15g，服药14剂，双下肢红斑、结节均消退，疼痛症状消退，临床治愈。

按语：结节性红斑是一种对称发生于小腿伸侧的红色或紫

红色的炎性结节性皮肤病。归属于中医的"湿毒流注""瓜藤缠"范畴。西医认为，本病为皮下脂肪组织及脉管的非特异性炎症。可能为某些病原性微生物感染（如链球菌、结核菌、真菌、病毒等）、药物或某些疾病所诱发的迟发超敏反应。主要临床表现为好发于小腿的疼痛性结节。本病病机的关键是气滞血瘀，经络阻隔。地龙性咸、寒，入肝、脾、肺经，善清热通络，治下焦湿热尤效。如《本经逢原》曰："能引诸药直达病所。解时行热毒，除风湿痰结。治跌仆，祛虫瘕，破血结。"土鳖虫能搜经窜络，破血逐瘀、化瘀通滞，两药相配伍，更增加了搜经窜络，化瘀通滞的效力，今以虫药搜剔顽毒，化瘀通络之专长，使经络通畅，顽瘀消除。再辅以桃红四物汤活血化瘀，以助主药化瘀散结；佐以旱莲草养阴柔肝，又可兼顾方中活血散瘀药过多易动血之弊；山药、甘草益气护正，调和诸药；相辅相成，故而达药到病除之效。

78.结节性痒疹案

戚某，女，33岁。2003年9月23日初诊。

两个月前被蚊虫叮咬后，双下肢起疙瘩，奇痒，搔抓至出血亦不可止，渐成小硬结，继而身体别处亦起小丘疹，逐渐变成小硬结节，剧痒难忍，夜寐不安，经服抗过敏及激素类西药及疏风止痒类中药不效。且伴焦躁不寐，经行腹痛，月经量少有血块。查体：四肢、躯干可见大批散在黄豆大小之半球形坚硬丘疹，因剧痒长期搔抓表面粗糙，角质肥厚，呈灰褐色，约百余个，以双下肢伸侧尤多。舌尖红，苔薄白而干，脉弦滑。

西医诊断：结节性痒疹。

辨证：内蕴湿热，外感邪毒，毒瘀结滞，凝聚成疮。

治法：搜风剔毒，清热除湿，化瘀散结。

方药：白花蛇6g（研末冲服），乌蛇6g（研末冲服），全蝎3g（研末冲服），蝉蜕10g，僵蚕10g，苦参15g，白鲜皮15g，丹参15g，赤芍15g，当归15g，生地黄20g，夜交藤20g，生甘草15g。7剂，每日1剂，水煎服。

药后瘙痒已减，夜寐转安，余症亦见好转。再以前方加刺蒺藜15g，以增益搜风止痒之力。再服药30余剂。结节已平，瘙痒已愈。

按语：结节性痒疹是剧烈瘙痒的疣状结节性皮肤科顽疾。中医因其剧痒，而将其归属于疥的一类，称之为"马疥"。如《诸病源候论·疥候》曰："马疥者，皮肉隐嶙（不平），起作根墌，搔之不知痛。"本病临床治疗极难，其病机之顽湿瘀毒结聚的特点，每使寻常草木药屡治难效。我们论治此病，每每必用大剂虫类药物，攻逐搜剔结毒以期良效。故本案论治，首选白花蛇、乌蛇、全蝎搜风除湿，攻瘀散结，入络剔毒"辄仗蠕动之物松透病根"（《临证指南医案》），而为方中主药。辅佐以苦参、白鲜皮利湿清热，解毒止痒；丹皮、赤芍活血化瘀，通络散结；当归、生地黄、夜交藤祛风止痒，养血润燥；生甘草清热解毒，调和诸药。药证合拍，直中病机，固收良效。

据此理法，我还在临床研发科研验方乌蛇解毒丸，做成院内制剂，并获辽宁省卫生厅批准文号（辽药制字 Z05020109号）。其主药有乌蛇、蛇蜕、蜈蚣、僵蚕、当归、生地黄、莪术等，临床治疗结节性痒疹、银屑病、慢性湿疹、慢性荨麻疹等顽固性瘙痒性皮肤病，屡获良效。以乌蛇解毒丸治疗结节性痒疹进行的临床科研还获大连市 1996 年年度科技进步二等奖。

79. 寒冷性荨麻疹案

杨某，女，23岁，工人。

患者于十余年前，冒雨涉水后，即发瘾疹瘙痒。以后每感寒湿风冷即发，冬春季则发病较频，且有经期加重之势。经多方治疗，应用多量内服外用之中西药物，疗效不佳。此次又病，迁延二月有余不愈，瘙痒明显，夜晚加重，影响饮食及睡眠，乏力倦怠，头晕腰酸，经行后期，白带量多。检查：周身泛发淡红色风团，大小不等，局部皮肤有抓痕，皮肤划痕症（＋）。舌淡红嫩，苔薄白，脉沉缓无力。

西医诊断：慢性寒冷性荨麻疹。

辨证：气虚营卫失和，风湿邪毒为患。

治法：祛风解毒，调和营卫，温经养血。

方药：乌蛇粉10g（分吞），蝉蜕10g，桂枝10g，炒白芍15g，首乌15g，鸡血藤15g，防风10g，红花6g，炙甘草5g，生姜3片，大枣4枚。

乌蛇炮制方法，将乌蛇切成小段，放铁锅内用少许豆油或香油小火烘炒后，研粉备用。每日分3次服。

服前方3剂后，风团已消，瘙痒大减。继服前方3剂，以求全效。且为善后计。嘱其愈后服用补中益气丸及玉屏风散等补气固表扶正之品。1 年后随访，告之从未再发。

按语：本病例系由先天禀赋不足，营卫不和，腠理不固，复感风寒湿邪，侵及肌肤经络，诸邪久滞化毒，遏伏肌腠，损人肌肤所致，日久迁延不愈，而成慢性荨麻疹。治疗当以活络疏风，解毒止痒为主，益以温经通络，调和营卫，补养气血之法。故方中重用乌蛇、蝉蜕为君药，取其虫蚁搜剔，通络追拔之性，以疏风通络，解毒止痒。《雷公炮炙药性解》云："乌蛇味甘、性平、有小毒，入脾、肺之经，主皮肤不仁，散瘾疹身体瘙痒，热毒风淫。"再佐以桂枝、防风等味祛风止痒，温经通络，炒白芍、炙首乌、鸡血藤、红花等药养血和营、活血祛风，炙甘草补气和中，姜枣调和营卫；诸药合用，共获佳效。

80. 慢性湿疹案（2则）

病例1

苏某，女，20岁。2017年7月10日初诊。

周身起红疹、痛痒、渗出6个月余。

患者于6个月前因为变换水土及饮食习惯改变，胸腹部及双下肢出现散发红色皮疹，逐渐泛发全身，皮疹渗出、糜烂、瘙痒无度，入夜尤甚，不能安卧，伴口苦咽干，心烦胸闷，尿黄便燥，经行量少色暗。多家医院诊断为"慢性湿疹"，经中西医多方治疗终未能愈，迁延至今。查体：周身泛发红色粟粒样皮疹，多数皮疹渗出，轻度糜烂，局部皮肤增厚，呈轻度苔藓样变，夹有抓痕、血痂及少量白色脱屑。舌质红，苔白少津，脉弦细数。

西医诊断：慢性湿疹。

辨证：禀赋不足，邪毒内伏，复感湿热之毒。

治法：解毒疏风，利湿清热。

方药：乌蛇10g（研粉吞服），全蝎3g（研粉吞服），僵蚕10g，苦参10g，苍术10g，薏苡仁20g，鸡血藤30g，当归15g，丹皮10g，地肤子20g，生甘草20g。每日1剂，水煎服。

8月30日二诊，瘙痒时轻时重，局部渗出减少，夜寐欠安，口干渴，便秘，舌红少津，脉细数。前方去苍术，加生白术、生地黄各 20g，生百合 20g，乌蛇改为 6g。

9 月 10 日三诊，瘙痒缓解，皮损逐渐消退，夜寐已安，二便已趋正常，改乌蛇 5g，前方加减调治。

共治疗 2 个月余，诸症痊愈，随访 1 年未复发。

按语：湿疹是皮肤科常见病、多发病之一，以红斑、丘疹、渗出、瘙痒和反复发作为主要特点。其病机关键是由于饮食伤脾或外感湿热之邪，导致湿热内蕴，搏结肌肤。病情轻浅者一般草木之品利湿清热、祛风止痒多能奏效。病情严重者由于湿热之邪内蕴，久滞而成"毒"，邪毒留恋肌肤腠理之间而致顽疾缠绵难愈。此时单纯应用草木之品就显得病重药轻，每有药不胜"毒"之虞，必须在辨证论治的基础上选用虫类之攻邪剔毒之力峻者，如乌蛇、僵蚕、全蝎等，疏透肌腠，搜剔邪毒，方能使邪毒得解，顽疾得愈。

病例 2

朴某，女，未婚，学生。

于 5 个月前，因变换水土及饮食等因素，胸腹部及下肢出现散发红色皮疹，逐渐泛发全身，皮疹渗出，糜烂，瘙痒无度，入夜尤甚，伴口苦咽干，心烦胸闷，尿黄便燥，经行量少、色深。曾服中药单方及应用西药（抗过敏、钙剂、激素等），终未能愈，迁延至今。来诊时自述，过去体质似有些过敏，但是还有许多蛋白质可以吃，而近来鸡蛋、牛奶等过去可以服用的食物，吃一点也过敏了。检查：周身泛发红色粟疹，多处皮疹渗出，轻度糜烂，部分皮肤增厚，呈轻度苔藓样变，夹有抓痕、血痂及少量白色脱屑。舌质红，苔白干，脉弦细数。

西医诊断：慢性湿疹。

辨证：禀性不耐，邪毒遏伏，复感湿热，发为湿疹。

治法：清热利湿解毒，疏风活络止痒。

方药：乌蛇粉 10g（分吞，自小量起），蝉蜕 10g，苦参 15g，苍术 10g，黄柏 15g，鸡血藤 30g，当归 10g，丹皮 10g，地肤子 15g，生甘草 15g。14 剂，水煎服。配用少量止痒外用药膏。嘱服药期间忌发物、腥膻、辛辣之物。

二诊：瘙痒大减，皮损已见好转，二便已趋正常。舌淡红，边尖略红，苔薄白干，脉细数。继服前方 14 剂。

继宗前法方药加减调治，前方加山药 30g、薏苡仁 20g、夜交藤 30g，以增加补益气阴固本之力。再复前方 16 剂后，临床治愈。1 年后随访，未见复发。自述曾试服鸡蛋、牛奶等富含蛋白质类食物，也不过敏了，一年来常吃亦未曾发病。

按语：本例慢性湿疹系由正气不足，禀赋不耐，营卫不固，外邪乘虚侵袭人体体表肌腠，复感湿热之邪，湿遏热伏，病发湿疹，日久迁延不愈。治疗当以清热利湿解毒，疏风活络止痒为主，佐以清热凉血，养血活血之法。方中重用乌蛇为主药，取其虫药走窜之性，能够搜剔皮肤、肌腠之湿毒，治以利湿解毒，活络止痛，《本经逢原》言："蛇，治诸风顽痹，皮肤不仁，风瘙瘾疹，疥癣热毒，眉须脱落……乌蛇性善无毒耳。"辅佐以苦参、苍术、黄柏、地肤子、蝉蜕等味清热燥湿，祛风止痒；鸡血藤、当归、丹皮滋阴清热，养血活血。诸药合用，疗效满意。

81.泛发性神经性皮炎案

赵某，男，56岁，干部。

患者于十余年前，因工作紧张、劳累、思虑过度，经常少寐多梦，渐出现四肢皮肤瘙痒，抓之起暗红色丘疹，初起于四肢肘膝关节伸侧，逐渐发展至全身，瘙痒剧烈，难以忍受，夜间难以入寐，经常搔抓至出血方可罢手，痛苦万状，病情逐年加重。虽经多方治疗，口服扑尔敏、酮替芬等抗过敏止痒药物，维生素 B_1、维生素 B_{12}、谷维素等营养神经药物，外涂各种激素类药膏，效果不理想。病情反复发作，苦不堪言，性情急躁易怒，便秘。来诊时查体：躯干部（以腰背部尤甚）、骶尾部、四肢伸侧、双手足背部密集和散在粟粒至高粱米粒大暗红色、褐红色扁平丘疹，腰背部、四肢伸侧融合成大片状，皮沟加深，皮脊增高，皮肤肥厚、粗糙，其上有白色鳞屑、血痂、抓痕。舌质暗红，苔薄黄，脉弦滑。血常规检查：无异常所见。

西医诊断：泛发性神经性皮炎。

辨证：肝气不舒，气滞血瘀，生风化燥，肌肤失养。

治法：疏肝理气、通络化瘀、祛风止痒。

方药：全蝎5g（先以清水浸泡去掉盐分晾干，在炒勺内放少许香油，焙干研面，以煎好的中药汤汁送服之），当归15g，白芍 20g，柴胡 10g，茯苓 15g，白术 15g，僵蚕 10g，蛇蜕 5g，威灵仙 15g，丹皮 15g，白蒺藜 15g，生甘草 15g。服药 10 剂，水煎服。

二诊：周身皮肤瘙痒减轻，抓痕、血痂消退，部分丘疹缩小，二便调，但夜寐欠安，皮肤干燥。前方加玄参 20g，夜交藤 20g。20 剂。

三诊：整体症状明显减轻，皮肤瘙痒消失。方证合拍，继续以前方加减调治，前方去柴胡、威灵仙之辛燥耗散。取药 30 剂。

3 个月后患者来诊，周身皮疹、皮屑消退，瘙痒症状消退，睡眠改善，临床治愈。

按语：神经性皮炎中医称之为"牛皮癣、摄领疮"。西医又称为"慢性单纯性苔藓"。以皮肤苔藓样变及阵发性剧烈瘙痒为特点。原因不明，一般认为系大脑皮层兴奋和抑制功能失调所致，过度疲劳、精神紧张，以及搔抓、摩擦、日晒、多汗、饮酒或机械性、物理性刺激因子均可促发本病。患者常伴有头晕、失眠、情绪易于激动等神经官能症或更年期症状。中医认为本病多由外邪阻肤、情志内伤、营血不足所致。如《诸病源候论·摄领疮候》云："摄领疮，如癣之类，生于颈上痒痛，衣领拂着即剧。"又如《外科正宗·顽癣》曰："牛皮癣如牛项之皮，顽硬且坚，抓之如朽木。"该患由于工作紧张，思虑过度，情志不畅，致肝郁气滞，五志化火生热，火热伏于营血，灼伤阴液，日久耗血伤阴，致营血不足，经脉失疏，肌肤失养而发为本病。

方中主药全蝎味辛，性平，入肝经，善于搜剔祛风，开瘀通络，解毒散结。久病入络成瘀，邪瘀胶结，最难祛除，非走窜搜剔虫药难取其效，瘀毒深遏用之最宜，能使郁热、瘀血、毒邪一并搜剔而去。全蝎常规煎汤剂内服计量为 2.5 ～ 4g。研面冲服，效力可增 3 倍。辅以僵蚕增祛风、通络、散结之效，蛇蜕增解毒、祛风、止痒之力。而虫类药又多辛燥，故于方中佐以补气养血、滋阴柔肝之药当归、白芍、玄参、夜交藤、白术，使邪去而不伤正。柴胡疏肝解郁，丹皮凉血化瘀，茯苓健脾渗湿，威灵仙祛风通络散结，白蒺藜疏肝散郁祛风止痒。诸药合用，共奏化瘀解毒、通络散结、滋阴养血、祛风止痒之功效，使多年顽疾得以痊愈。

82.脂溢性脱发案

夏某，男，35岁。

脱发半年余，于皮肤科诊为"脂溢性脱发"，服多种维生素、胱氨酸及中药偏方不效，来诊见头皮多屑，瘙痒明显，前额及头顶部头发脱落，已成秃顶，残余少许头发亦明显变细干燥。额面亦潮红油腻，时时瘙痒，口干心烦，尿黄便秘。舌红苔白干少津，脉弦滑略数。

西医诊断：脂溢性脱发。

辨证：湿浊内盛，化热蕴毒，瘀阻毛窍。

治法：清热解毒，利湿化浊，祛瘀通窍。

方药：僵蚕10g，蝉蜕10g，全蝎5g，苦参20g，白鲜皮20g，牛蒡子15g，丹皮15g，地肤子15g，侧柏叶15g，旱莲草20g，当归15g，生地黄15g，生白术15g，生甘草15g。每日1剂，水煎服。

外用配用苦参洗剂（组成：苦参30g，生百部30g，地肤子30g，蝉蜕15g，生甘草15g，冰片1g）洗头面，嘱戒服辛辣发物。

服前方10剂，头皮瘙痒明显减轻，头屑亦明显减少，面额红瘀亦消，二便转调。

二诊：继用前方加百合 15g、首乌 15g、内金 20g，以增滋阴养血，消积化浊之力。再服月余，诸证皆愈，毛发已逐渐长出。随访年余，未见脱发。

按语：脂溢性脱发属中医"发蛀"范畴。发病多以湿热脂浊内盛，瘀积化热蕴毒，复感风邪（过敏因素），上侵毛窍所致。其病机特点多瘀多实，与寻常之单纯血虚所致之脱发不同。故我们论治本病，每以全蝎、僵蚕、蝉蜕等虫药为君，搜风解毒，化瘀剔络，直达毛窍之邪滞之处，而为方中主药；配合苦参、白鲜皮、牛蒡子、地肤子等清热解毒，燥湿止痒，丹皮清热凉血化瘀，生地黄、当归、旱莲草、侧柏叶等滋阴养血生发，白术、生甘草健脾燥湿护正，以防众药过度苦寒滋阴。复诊再加百合、首乌以助滋阴养血生发，内金消积化浊清热之力，而建全功。

83. 泛发性寻常疣案

王某，男，27岁。

1年前手背部发现寻常疣3枚，初起如绿豆大，很快扩大至豌豆大小，逐渐遍及颈部、胸背、四肢，约有一百多个。屡治不效，特来求治。现症见：周身遍生寻常疣，伴肢体酸胀，腰重腿软，烦躁焦虑，口苦咽干，大便略燥。查体：周身散发疣状物多如豌豆大小，呈圆形或多角形，表面粗糙，角化明显，触之硬固，多呈污黄或污褐色。舌暗红舌尖少许瘀点，舌苔白黄而腻，脉弦滑有力。

西医诊断：泛发性寻常疣。

辨证：风热蕴毒，禀赋不耐，毒瘀肌肤。

治法：清热疏风，解毒散结，兼扶正气。

方药：僵蚕15g，蛇蜕6g，蜂房6g，板蓝根20g，大青叶30g，金银花15g，贯众15g，生薏苡仁30g，丹皮15g，赤芍15g，生百合15g，山药20g，生甘草15g。

前方治疗30余日后，疣体大量脱落，略觉倦乏，方证合拍，继按前法方药调治。前方减大青叶15g，加灵芝20g，以增益扶正固本之力。继服60余剂，配合外用阿昔洛韦软膏频频涂擦以善后，疣体全部脱落，只是右手心尚有一处留有疣体底盘。

按语：泛发性寻常疣为皮肤顽疾，发病与乳头瘤病毒感染有关。但如此例泛发周身之严重，可能与机体的免疫缺陷有关。中医认为本病属"千日疮、疣目、木刺瘊"等疾病范畴，乃机体正气亏虚或失和，复感风热毒邪客伤肌肤所致。针对本病毒结、毒伤皮肤的病机重点，故方中重用僵蚕攻毒散结，清热疏风；蛇蜕剔毒通络，搜风达表；蜂房攻毒杀虫，散风祛瘀；三味虫药相辅相成，针对肌表风热结毒泛发之主要病机，共收解毒攻毒剔毒之效。佐以板蓝根、大青叶、金银花、贯众清热疏风解毒；薏苡仁祛湿解毒散结；丹皮、赤芍凉血化瘀通络；百合益阴清热解毒；山药、甘草调补胃气固本。且本方三味虫药以及大多清热解毒药物的现代药理研究亦均有明显的抗病毒作用，故收卓效。

附一

石氏临床验方

青蓝解毒片（青蓝素片）

组成与用法：大青叶 30g，板蓝根 30g，金银花 25g，僵蚕 15g，净蝉蜕 15g，柴胡 10g，桔梗 6g，黄芩 6g，牛蒡子 6g，生百合 15g，山药 20g，生甘草 10g。压片或水煎服。

功能：清热解毒，消炎利咽，益气滋阴。

适应证：风热外感，温邪上受（上呼吸道感染及多种病毒性疾患）。

说明：青蓝素片为科研验方，获辽宁省卫生厅药政处批号（辽药制字 Z05020109 号）。多年来应用青蓝素片在大连市中医医院内科临床治疗上呼吸道感染及多种病毒性疾患上万例，取得了极好疗效，是我院最受欢迎的治疗感冒、抗病毒的中药制剂。青蓝素片与现在临床广泛应用的清热疏风、清热解毒类中成药对比，最大的优点是：①其组方中的僵蚕、净蝉蜕、牛蒡子等均有极好的祛风散邪抗过敏作用，可以明显改善外感病患的上呼吸道过敏性症状。②方中的固护气阴之品，可以减轻或避免清解散风类药物苦寒伤气、苦燥伤阴的弊端。

肺痿回春汤

组成与用法：炙黄芪 20g，党参 20g，太子参 15g，山药 20g，百合 15g，麦冬 15g，沙参 15g，当归 15g，生地黄 15g，丹参 15g，僵蚕 10g，水蛭 3g，桔梗 10g，桃仁 6g，红花 6g，丹参 15g，炒蒲黄 15g，三七粉 4g（冲服），鸡内金 15g，炙甘草 10g。水煎服，每日 1 剂。

治法：滋阴润肺，益气活血，通络散瘀。

适应证：肺痿（肺纤维化）久治不愈正气亏耗，气阴两虚，痰瘀互结。症见：咳吐涎沫，其质或黏稠，或清稀量多，口淡不渴，气息喘促，或短气不足以息，气怯声低，神疲乏力，头晕目眩，食少便溏，畏寒肢冷，或见五心烦热，面白虚浮，小便频数遗尿，口唇爪甲紫暗，肌肤甲错，杵状指。舌质暗或有瘀点、瘀斑，脉沉细或涩。

心肌炎合剂

组成与用法：党参 20g，炙甘草 15g，黄精 30g，麦冬 15g，当归 15g，丹参 10g，五味子 5g，板蓝根 15g，僵蚕 15g，金银花 20g，内金 15g，柴胡 3g。水煎服，每日 1 剂。

加减：气虚甚者，加太子参 15g、黄芪 15g、生晒参 3g；阴虚甚者，加玉竹 15g、生地黄 15g、山萸肉 10g。

功效：补气滋阴，清热解毒。

适应证：病毒性心肌炎。

补心安神养血酒方

组成与用法：酸枣仁 50g，远志 30g，柏子仁 50g，合欢花 30g，石斛 30g，丹参 30g，龙眼肉 30g，枸杞子 50g，生地黄 50g，麦冬 30g，五味子 30g，太子参 50g，炙甘草 20g，藏红花 2g，蜂蜜适量。加入 38～60 度白酒 2500～3000mL，浸泡

2～3周后即可饮服。每次 20～50mL，每日 2 次。

功效：补血养血，安神益智。

适应证：心血不足，心神失养所致的神经衰弱、失眠多梦、心悸怔忡、记忆减退，或冠心病、心肌炎、心律失常、贫血等慢性虚损性疾病。

糖脂消丸

组成与用法：苍术 10g，内金 10g，蚕砂 20g，黄精 50g，僵蚕 10g，水蛭 50g，麦冬 15g，蚕茧 30g，红花 6g，山药 30g，葛根 10g，知母 25g，生地黄 25g，山楂 25g，黄芪 15g，肉桂 1g。水泛为丸。

功效：益气滋阴，生津止渴，祛脂化瘀。

适应证：糖尿病肾病、视网膜病变、末梢神经炎、周围血管病等并发症。

说明：糖脂消丸是我在临床创制的治疗糖尿病经验方，常用以治疗消渴病，稳定期可以配合降糖西药长期服用，或可以作为汤剂之后的善后调理，巩固治疗。本方消补兼施，温滋并用，辨证与辨病相结合，充分反映出我们治疗消渴的一贯论点。糖脂消丸获辽宁省卫生厅药政处批号（辽药制字 Z05020090 号）。多年来广泛用于临床，经过数万例患者的临床验证，对糖尿病及其并发症的防治屡获良效。

蚕茧降糖饮（清润消渴汤）

组成与用法：知母 30g，生地黄 30g，黄精 15g，天冬 15g，花粉 15g，麦冬 15g，玄参 20g，五味子 5g，黄连 6g，水蛭 3g，山药 30g，苍术 10g，蚕茧 15g，内金 15g。水煎服，每日 1 剂。

功效：滋阴清热，生津止渴，活血化瘀。

适应证：糖尿病初期，耗气伤阴，津伤化燥者，瘀热内盛者。

固本降糖饮（固本消渴汤）

组成与用法：黄芪 30g，山药 30g，苍术 10g，西洋参 3g（研末冲服），黄精 20g，玄参 15g，生地黄 20g，山萸肉 10g，桑螵蛸 3g，蚕砂 15g，僵蚕 10g，红花 5g，水蛭 3g，蚕茧 10g，内金 15g，肉桂 1g。水煎服，每日 1 剂。

功效：补气滋阴，培元固本，化瘀生新。

适应证：糖尿病后期，本元大伤，络瘀脏损诸症显者（糖尿病见微血管并发症者）。

祛脂化瘀丸

组成与用法：水蛭 30g，黄精 15g，葛根 15g，炙首乌 15g，茯苓 10g，胆星 5g，当归 10g，泽泻 50g，生山楂 200g，丹参 50g，灵芝 50g，酒大黄 30g。

水蛭、黄精、葛根、炙首乌、茯苓、胆星、当归共为细末，泽泻、生山楂、丹参、灵芝、酒大黄共煎浓缩，制小水丸。

功效：轻身益气，滋阴生精，祛脂化瘀。

适应证：脂肪肝，高脂血症，高尿酸血症，肥胖症。

说明：科研方"祛脂化瘀丸（片）"获辽宁省卫生厅药政处批号（辽药制字 Z05020074 号）。广泛用于临床，疗效满意。完成的科研成果"祛脂化瘀丸治疗脂肪肝的临床与实验研究"获 2000 年大连市科技进步一等奖、2001 年辽宁省科技进步三等奖。科研方祛脂化瘀丸正在进行国家级准字号三类药物的开发。

百合益胃丹

组成与用法：生百合 30g，炒白芍 20g，麦冬 15g，丹参 15g，党参 20g，山药 20g，乌药 6g，佛手 7g，砂仁 2g，内金 15g，焦山楂 15g，甘草 10g。水煎服，每日 1 剂。

功效：养阴益气，和胃消痞。

适应证：慢性浅表性胃炎、慢性萎缩性胃炎、消化道溃疡等辨证属气阴两虚者。

温胃止痛丸

组成与用法：香附 10g，良姜 10g，炙黄芪 15g，桂枝 3g，生百合 15g，炒白芍 20g，丹参 15g，砂仁 3g，佛手 15g，柴胡 3g，炙甘草 15g。水泛为丸。

功效：温中止痛，和胃健脾。

适应证：慢性浅表性胃炎、慢性萎缩性胃炎、消化道溃疡等辨证属寒凝气滞者。

结肠清化汤

组成与用法：生地榆 30g，酒炒大黄 15g，黄连 10g，旱莲草 20g，炒白芍 15g，丹参 15g，党参 20g，白术 15g，薏苡仁 30g，砂仁 2g，诃子 3g，炙甘草 10g。水煎服，每日 1 剂。

功效：解毒泄浊，化瘀生新。

适应证：溃疡性结肠炎（肠澼、泄泻、痢疾等病证范畴），临床主要以腹痛、腹泻、便下脓血等症状为主，病程缓慢，病情缠绵，反复发作。

说明：治疗溃疡性结肠炎，当用辨病与辨证相结合的方法，来确定病名和病位，而临床治疗用药，必须遵循辨证论治的原则，不可概以健脾涩肠、利湿解毒等法统治之，而应"有是证则用是药"，则能无过。肠腑乃排泄毒浊废物的通道，病发于此，每兼粪毒伤及病所，夹瘀入络，故毒瘀夹杂留滞难去。论治之时，首重清化，当以解毒泄浊，化瘀生新为大法。纵有虚象，亦不宜滥投滋补，当遵循"六腑以通为补"的古训，务求腑气通畅，瘀滞得散，毒浊得清，而后补涩之，庶无留之虑。

方中主用生地榆、酒炒大黄二药。生地榆"入足厥阴、少阴，手足阳明经"（《本草经疏》），功能凉血止血，清热解毒，"止血痢蚀脓"（《药性论》），专走大肠，清热解毒、收敛攻瘀之力颇佳，且清降不虑其过泄，收敛亦不虑其过涩，施于脓血夹杂之泄泻、血痢、肠风、脏毒等病，收效最捷，用量多应在 30g 以上。酒炒大黄擅走肠中，能破积散滞，泄热攻毒，乃推

石志超医案

陈致新，祛陈腐而安五脏之神品，热毒积聚肠中，秽浊留滞体内者，用之最宜。用酒制者，有升清化瘀之功，而缓其过度苦寒、峻下疾走之力。二药合用于方中主药，共奏解毒泄浊、化瘀生新之功。又鉴于本病瘀毒留滞的同时，泻痢又每易伤脾害胃，脾虚湿盛则泻痢加重，健脾除湿之法当贯穿始终。临床除常选用党参、白术、炙甘草健脾外，薏苡仁一味尤不可少。《药品化义》谓其："味甘气和，清中浊品，能健脾阴，大益肠胃。"本品味甘淡，性凉，既能健脾利湿，又能解毒排脓，用之于本病可谓邪正兼顾，唯药力薄弱，非多用不能建功。我在临床常让患者用薏苡仁配少许大米煮粥随意服用，正如《内经》所谓"谷肉果菜，食养尽之"，以助药力。此外久泻又能耗损阴津，当时时以顾护阴液为念，但滋阴之品又多有滑肠之弊，我临床常喜选用炒白芍、百合及旱莲草。白芍酸能养血敛阴，又主泻痢腹痛；百合一味，既能滋阴，又能解毒；旱莲草滋肝肾之阴，又能止血，而且滋阴无滑肠之弊。又加丹参活血化瘀，砂仁理气消滞，正如刘河间所谓："行血则便脓自愈，调气则后重自除"（《素问病机气宜保命集》）；诃子苦酸涩温，《四声本草》言其"下宿物，止肠澼久泄，赤白痢"，故诃子乃涩肠固脱圣药，无论何种泄下，均可辨证加用诃子，并根据正虚的程度，滑泄的轻重，灵活增损诃子用量，用其收涩之功，而无恋邪之弊。

外用丹榆清肠方

组成与用法：牡丹皮15g，生地榆30g，苦参15g，黄连

· 262 ·

10g，大黄 15g，白及 10g，生甘草 15g，锡类散 1 支（兑入）（也可以用云南白药或西瓜霜适量代替锡类散）。水煎，浓缩药液 200mL，候温，取左侧卧位，行保留灌肠，每日一次。

加减：病情急性期，腹痛剧者加没药 6g，或三七粉 6g；热毒炽盛者加蒲公英 30g，黄芩 15g。病情缓解期加蜂蜜 30g，或液态鱼肝油适量。

功效：解毒消肿，祛瘀生新，化腐生肌。

适应证：溃疡性结肠炎外用保留灌肠治疗。

说明：根据本病瘀毒留滞、因虚致实的病理变化，内治法除了解毒泄浊、清肠化滞外，还非常注重补益脾胃、顾护气阴、调养正气，恢复泻痢对人体造成的伤害，发挥其整体治疗作用是其专长。而通过口服药清除肠间局部的湿热瘀毒不但有鞭长莫及之嫌，且解毒清肠之品又多苦寒、苦燥而味劣。此类药物经过口服入胃，一方面每易败伤脾胃之气，而胃本身又不吸收药物；另一方面胃酸反能破坏一部分药物，药物由小肠吸收后又要经肝、回心，再经体循环运送到大肠，到大肠时，药物有效成分已经大半被吸收或破坏，局部治疗作用就变得微乎其微。而采用清热解毒、祛瘀生新的药物直接灌到肠间，药力直达病灶，就近祛邪，局部治疗作用就可以得到 100% 的发挥，而且不会伤及无过之地。因此治疗本病应该灵活配合外用药物治疗以因势利导，就近祛邪。直接作用于病灶，迅速蠲除病邪，缓解病痛，然后再从整体上治疗。这种治疗方法不但与中医的整体观念不相违背，而且还可以作为整体疗法的一个重要组成部分。溃疡性结肠炎病变集中于下焦结肠，正如《黄帝内经》所谓："其下者，引而竭之。"中药保留灌肠治疗本病正符合这一指导思想。使药物直接作用于结肠黏膜，清除肠间局部的湿热瘀毒。

方中地榆凉血止血、清热解毒；牡丹皮一味外用古称"无双升肌散"，有凉血解毒、化瘀生新之功；大黄祛瘀生新，清热攻下，防止湿、热、瘀、浊过长时间停留于肠道；白及收敛止血，消肿生肌，促进肠黏膜的修复；《滇南本草》谓苦参主"肠风下血，便血"；《别录》记载黄连主"久下澼脓血……调胃厚肠"；生甘草解毒而缓急止痛。锡类散原名"烂喉痧方"，方出《金匮翼》，历来常用于乳蛾、牙疳、口舌糜烂等口腔咽喉疾病，具解毒消肿、利咽止痛之功，外用吹敷患处，功效卓著。口腔、大肠均为水谷之通道，对口腔部溃疡有效，大肠溃疡也同样可以建功。临床应用时也曾选用过西瓜霜或云南白药，替代锡类散亦有较佳疗效。另外，灌肠方的随症加减亦很关键，急性期以祛邪为主，瘀滞重者加没药或三七粉化瘀止痛；热毒重者加蒲公英、黄芩以清热解毒。缓解期以润养肠黏膜为主，加用蜂蜜或液态鱼肝油适量，以增润养肠道、护膜生肌之力。

解毒消瘤丸

组成与用法：蛇蜕 10g，蜈蚣 5g，全蝎 6g，僵蚕 10g，薏苡仁 15g，水蛭 10g，茯苓 15g，当归 10g，党参 15g，鸡内金 15g，青黛 3g，炙甘草 10g，共研细末；半枝莲 100g，莪术 100g，蜂房 100g，白花蛇舌草 100g，水煎提浓缩液。将前药细末兑入已经提取的浓缩药液中，搅拌后再脱水烘干，并再研细粉做原料备用，制成蜜丸或者小水丸。每服 6g，每日 3 次口服。

功效：攻坚消积，解毒散结。

适应证：多种恶性肿瘤初期，毒邪壅结，正气未伤者。

固本消瘤丸

组成与用法：党参 20g，黄精 15g，薏苡仁 20g，茯苓 15g，沙参 15g，天冬 15g，当归 15g，炒白芍 15g，灵芝 15g，姜半夏 6g，蜂房 6g，僵蚕 10g，蜈蚣 3 条，青黛 3g，内金 20g，炙甘草 15g。

功效：扶正固本，补气滋阴，解毒祛邪。

适应证：多种恶性肿瘤中晚期，正气大伤者，毒邪留滞者。

胃癌方

组成与用法：薏苡仁 50g，黄芪 30g，女贞子 15g，生百合 15g，炒白芍 10g，丹参 20g，莪术 15g，花粉 15g，蛇蜕 5g，蜈蚣 5 条、全蝎 10g，白及 6g，白花蛇舌草 30g，海螵蛸 15g，内金 20g，炙甘草 10g。水煎服，每日 1 剂。

功效：益气养阴，软坚消积，清热解毒。

适应证：胃癌或重度胃炎、胃溃疡病情严重，久治不愈，病理见重度肠上皮化生、伴不典型增生者。

养胃降逆方

组成与用法：党参 20g，炒白术 15g，茯苓 15g，半夏 10g，陈皮 10g，竹茹 10g，砂仁 2g，藿香 3g，百合 15g，石斛 15g，海螵蛸 10g，炙内金 15g，生麦芽 15g，炙甘草 10g。每日 1 剂，水煎两次，分多次频频饮服。若觉药苦口，酌加水果汁、糖或蜂蜜少许亦可。

功效：养胃健脾，和胃降逆。

适应证：恶性肿瘤应用化疗药物后消化道毒副反应，出现恶心、呕吐、食欲减退、胃脘部不适、全身乏力等。

益髓固本汤

组成与用法：熟地黄 20g，黄精 15g，当归 15g，灵芝 15g，阿胶 10g（烊化），鸡血藤 20g，菟丝子 10g，黄芪 20g，人参 6g，鸡内金 15g，炙甘草 15g。水煎服，每日 1 剂。

加减：阳虚气虚症状较甚者，酌加淫羊藿、鹿茸、杜仲、西洋参、白术、山药等；阴虚血虚症状较甚者，酌加旱莲草、女贞子、白芍、百合、麦冬、石斛等药物以增加药效。

功效：补肾填髓，益气养血。

适应证：化疗后骨髓抑制（包括白细胞抑制、贫血、血小板抑制等）等副作用，获得较佳疗效。

说明：临床辨证论治之时，化疗后的骨髓抑制，当属中医虚劳重症。中医论及人体的造血功能，总的来说，分为先天肾脏（肾藏精，主骨，生髓，精髓为先天造血之源）和后天脾胃（脾胃主化生水谷精微，水谷精微为后天造血之源），而治疗骨髓抑制主要求之肾脏，以补肾生精填髓以造血为主；再辅佐以强壮脾胃，补益气血，则可收良效。

中药近代药理研究亦有很多经验和值得借鉴之处，临床亦有较佳疗效。当然，在辨证论治的基础上用药，则能取得更好的疗效，临床借鉴如下：①升白细胞的中药包括：灵芝、阿胶、鸡血藤、菟丝子、山萸肉、生熟地黄、黄芪、党参、人参、紫河车、绞股蓝等。②升红细胞的中药包括：黄芪、阿胶、大枣、当归、淫羊藿、补骨脂等。③升血小板的中药包括：花生衣、三七、炒蒲黄等。

大量临床证明，中药升血象虽然速度缓慢，大约需要一周，但血象一旦升上来，就维持得久。其一要正确把握扶正祛邪的时机。中医治疗讲究扶正祛邪。扶正是守，祛邪是攻。在化疗期间，只可守，不可攻。因为患者此时抵抗力弱，只可用补气升血、健脾养胃的药物来扶正，如果再用清热解毒、活血化瘀的药物进攻癌细胞，那只能是雪上加霜，加重对患者身体的伤害。在放化疗结束后，如果患者情况良好，可以用中医的"攻"法来控制肿瘤的复发转移。因此，患者不可随意服用所谓的"祖传秘方"，而应该在正规的医院接受规范的中医治疗。

胆石丸

组成与用法：柴胡 6g，金钱草 20g，内金 70g，郁金 15g，姜半夏 6g，黄芩 15g，大黄 10g，党参 30g，炒白术 15g，炒白芍 15g，硼砂 1g，茵陈 10g，炙甘草 10g。

功效：疏肝利胆，化石排石。

适应证：慢性胆囊炎，肝胆结石。

说明：临床验方胆石丸（胆石片）获辽宁省卫生厅药政处批号（辽药制字 Z05020077 号），广泛用于临床，疗效满意。正在进行国家级准字号三类药物的开发。

肾石丸（肾石胶囊）

组成与用法：内金 60g，海金沙 30g，郁金 10g，琥珀 6g，石韦 15g，牛膝 15g，白芍 20g，肉苁蓉 10g，黄芪 15g，甘草 10g。

功效：利湿通淋，排石化石。

适应证：泌尿系统结石。

说明：临床验方肾石丸（肾石胶囊）获辽宁省卫生厅药政处批号（辽药制字 Z05020036 号），广泛用于临床，疗效满意。

伤科息风散

组成与用法：菊花 15g，钩藤 15g，天麻 10g，磁石 20g，珍珠粉 3g，丹参 20g，红花 6g，牛膝 15g，僵蚕 15g，蝉蜕 6g，全蝎 10g，地龙 15g，乳香 3g，没药 3g。

功效：活血化瘀，镇心安神，平肝息风。

适应证：头颅外伤内外疗法治疗后症情逐渐稳定，症见：头痛较重，多呈刺痛或胀坠作痛，头晕目眩，恶心时吐，情绪不宁，惊悸烦乱者。

益髓健脑汤

组成与用法：熟地黄30g，炙首乌15g，巴戟天10g，枸杞15g，山茱萸10g，当归15g，白芍10g，山药20g，人参3g，鹿茸2g，川芎3g，三七5g，红花3g，桂枝3g，砂仁3g，紫河车3g。水煎服，每日1剂。

功效：大补真元，填精益髓，补肾健脑。

适应证：头颅外伤后期，脑伤较重或失治误治而致迁延不愈者，此期病程已长，正气大伤，上气不足，髓海空虚，症见：头痛绵绵，多作空痛、晕痛、眩晕耳鸣，失眠多梦，倦怠乏力，心悸气短，腰酸膝软，记忆力减退等症。

有些医生认为头部损伤必是瘀血无疑，无论伤病新久，不辨虚实，唯以当活血化瘀为治，一味攻伐，必然反复戕伤正气，致髓海愈亏病必不愈矣。故病久亏虚者，治宜大补真元，填精益髓，益肾健脑为主；或可少佐活络生新之品，可获良效。

壮腰通痹丸

组成与用法：炒杜仲15g，桑寄生30g，黄芪30g，熟地黄15g，石斛15g，当归20g，蜈蚣3条，水蛭5g，地龙15g，土虫3g，鸡血藤30g，千年健15g，细辛3g，内金15g，炙甘草15g。

功效：补肾壮腰，益气养血，活血通络。

适应证：腰椎间盘突出，强直性脊柱炎、慢性风湿性关节炎、腰椎增生等。

蝉蚕肾风汤

组成与用法：蝉蜕 10g，僵蚕 15g，鸡血藤 20g，茜草 10g，益母草 20g，土茯苓 20g，党参 30g，山药 30g，白术 15g，熟地黄 15g，当归 15g，覆盆子 10g，炙甘草 15g。水煎服，每日 1 剂。

加减：风毒瘀浊较甚者，加乌蛇 10 ～ 15g，水蛭粉 3g（分冲）；如兼风热毒邪袭肺者，加牛蒡子 10g，银花 15g；如阳气虚衰较甚者，加黄芪 15g，淫羊藿 10g；如阴虚兼尿血为主症者，加仙鹤草 15g，旱莲草 30g；如久用肾上腺皮质激素或在减撤激素类西药而呈病情反复者，可酌加中药替代疗法，可用淫羊藿、巴戟天等药温肾壮阳以拟激素之功用，再加生地黄、女贞子、旱莲草等药以阴配阳，共收卓效。

功效：疏风解毒，化浊利湿，益气滋阴。

适应证：慢性肾炎、肾病综合征类疾病。

说明：慢性肾炎、肾病综合征类疾病，中医临床多从"水肿、虚劳"等范畴论治。然在本类病证的不同病理阶段，水肿见症或有或无，凡见肾病必从水肿治之已属牵强，而临床疗效也不满意。我们认为此类疾病之病因病机关键为"风毒"瘀滞于肾，夹湿夹浊，久羁为患，病久正气亏损，脾肾先后天气阴两伤。故从"肾风"论治更能切中病机。论治之时，当时时抓住"风毒"伤肾之病机关键论治，以期全功。故方中以蝉蜕、僵蚕疏风解毒，化瘀散浊为君药；再辅以鸡血藤、茜草化瘀生新散邪，益母草、土茯苓化浊利湿解毒为臣药；配以党参、山药、白术、甘草益气温阳，熟地黄、当归、覆盆子滋阴固摄，而为佐使。诸药合和，风毒瘀诸邪可祛，先后天阴阳正气得复，而收良效。

本方为治疗慢性肾炎、肾病之基础方。

补肾壮阳酒方

组成与用法：杜仲20g，肉苁蓉20g，淫羊藿10g，菟丝子15g，巴戟天20g，人参15g，鹿茸10g，鹿鞭10g，枸杞子50g，熟地黄30g，当归15g，远志15g，龟甲15g，覆盆子15g，山萸肉10g，金樱子15g，桂枝3g，藏红花2g，或可加冬虫夏草适量，蜂蜜适量。加入38～60度白酒2500～3000mL（一般1斤药可用10斤酒，并可于酒尽之后，复加一次等量白酒），共浸泡2～3周后即可饮服。每次20～50mL，每日1～2次。

功效：温肾壮阳、补精益髓、强腰壮脊。

适应证：阳虚气弱，肾元虚惫，腰膝冷痛，形寒畏冷，大便稀或晨起泄泻，小便频数，夜尿频多，性欲减退，或肢体浮肿，关节痹痛等症。

补肾滋阴酒方

组成与用法：熟地黄20g，生地黄20g，炙首乌20g，龟板20g，石斛15g，白芍15g，女贞子20g，覆盆子15g，麦冬15g，黄精15g，当归15g，枸杞子30g，山萸肉10g，金樱子 15g，巴戟天 15g，太子参 20g，西洋参 20g，藏红花 2g，或可加冬虫夏草适量，蜂蜜适量。加入 38～60 度白酒 2500～3000mL，浸泡 2～3 周后即可饮服。每次 20～50mL，每日 1～2 次。

功效：滋阴补肾、养血生精。

适应证：精血不足，肾元虚惫所致腰膝酸软、眩晕耳鸣、齿松发脱、须发早白，失眠健忘、口燥咽干、五心烦热、潮热盗汗、小便频少、形体消瘦，性功能低下。

说明：一般情况，纯粹阳虚或阴虚的情况极少或根本没有，所以上述补阳或滋阴的药酒方也是侧重点各有不同而已。如果阴阳两虚，还可以将上述两方合而用之，则更符合个人的体质或病情。

首乌生精丸

组成与用法：炙首乌 60g，枸杞 20g，熟地黄 20g，山萸肉 10g，阿胶 5g，黄精 15g，桑椹 20g，当归 10g，红花 3g，炒白芍 10g，女贞子 10g，茯苓 10g，菟丝子 10g，肉苁蓉 10g，覆盆子 5g，黄芪 15g，山药 30g，内金 20g。

功效：益精养血，补气培元。

适应证：各种肾精亏损病症，男子不育症，女子不孕症，多种老年病，脑萎缩，贫血，脱发，骨质疏松，久病恢复期等。

蜻蜓展势丹

组成与用法：大蜻蜓（青大者良，红者次之，余更次之。去翅足，微火米炒）20对，原蚕蛾15对，大蜈蚣5条，露蜂房、生枣仁、酒当归、炒白芍15g，炙首乌20g，丁香、木香、桂心各6g，砂仁3g。共为细末，炼蜜为丸，如梧桐子大，每服15丸；或为散，每服10g。每日2～3次，空腹以少许黄酒送服。

功效：益肾兴阳，养阴柔肝，展势起痿。

适应证：阳痿不举，或举而不坚，伴精神紧张，恐惧不安，郁闷焦躁，腰酸尿频者。

说明：此方系笔者的祖传秘方，后在临床略作完善。组方立意清新，选药奇特，别出心裁。考阳痿病机，可分虚实两端。虚者，肾精亏损，命火衰微，化源不足，致宗筋失养而成痿，治重补益；实者，肝气失于调畅，督脉失于温通，气血难达外势，亦可致宗筋失养，治重通调。证诸临床，纯虚纯实证少见，大多为虚中夹滞、滞虚相杂之证，治当通补并行。蜻蜓展势丹中大蜻蜓强阴、止精（《别录》），壮阳、暖水脏（《日华》），功擅补肾益精，治阳痿遗精（《中国药用动物志》）；原蚕蛾益精气，强阴道，使交接不倦（《纲目》），大能补肝益肾，壮阳涩精，治阳痿、遗精、白浊（《中药大辞典》）。二者共为主药，取虫药走窜之性，入肝经畅达宗筋以展其势，用血肉有情之体，入任督二脉通补阴器以强其本。辅以露蜂房、大蜈蚣之飞升走降，解肝脉气血郁闭，使宗筋血气畅达。丁香、木香、桂心、砂仁辛温香窜，既可疏肝解郁，畅达宗筋之滞，又可温通阳明，强壮宗筋之体。佐以生枣仁、酒当归、炒白芍、炙首乌益精养血，润养宗筋，既强阴器之根蒂，又能补偏救弊，协调阴阳，防前药之辛燥。确属虚实兼顾，通补并行之妙剂，自可展势起痿。

速效性复康丸

组成与用法：水蛭 10g，蜈蚣 4 条，肉苁蓉 10g，当归 10g，炒白芍 15g，炒蒺藜 10g，僵蚕 6g，九香虫 6g，远志 10g，蜂房 10g，柴胡 10g，淫羊藿 10g，地龙 10g，鸡内金 15g，炙甘草 10g。

功效：疏肝通络，展势起痿。

适应证：肝郁血滞，心肾不交之阳痿。

速效性复康外用剂

组成与用法：人参 10g，皂荚 8g，公丁香 6g，细辛 5g，干姜 7g，五倍子 10g，白胡椒 5g，地骨皮 7g，肉桂 8g，吴茱萸 6g，冰片 2g，苦参 6g，蛇床子 10g。上药水煎 2 次，将 2 次煎出药液兑一处，将布巾浸入，浸后阴干或晒干，反复数次，制成无菌洁净湿药巾或干药巾备用。使用时（干巾以少许温开水浸至湿软）以药巾揉摩缠绕阴部，时限以阴茎勃起为度。

说明：①本方为我临床科研课题"性复康系列药"之一种，为阳痿外用速效制剂。②本方原名乾坤巾，每密封袋中分装 2 条药巾，男女皆可使用。而女子主要用于治疗性欲淡漠，阴冷阴弛诸症。③应用本制剂 3 年来，共系列观察治疗阳痿 286 例，其中显效 172 例，占 60.14%；总有效 256 例，占 89.51%；以本方药完成的科研"康宝液治疗性功能障碍的临床研究与开发"，获 1999 年大连市科技进步三等奖。

功效：兴阳催欲，展势起痿。

适应证：阳痿不举，举而不坚，鸡精早泄，性欲淡漠诸症。

前列安丸

组成与用法：水蛭 6g，蜈蚣 3 条，地龙 10g，王不留行 10g，炒白芍 15g，当归 15g，黄芪 15g，内金 15g，远志 10g，酒大黄 10g，红花 6g，柴胡 6g，牛膝 10g，益母草 10g，虎杖 15g，炙甘草 10g。

功效：通精化瘀，疏肝活血。

适应证：血滞精道所致之慢性前列腺炎、前列腺痛、前列腺增生、精囊炎、附睾郁积症、精索静脉曲张、性功能障碍、生殖系统肿瘤等病症。

说明：用前列安丸治疗慢性前列腺炎万余例，取得了极好的疗效。应用前列安丸临床治疗慢性前列腺炎的科研成果，于 1994 年获大连市卫生局科技进步一等奖，科研课题"前列安丸治疗慢性前列腺炎临床与实验研究"被立为 2000 年辽宁省政府百千万人才工程科研资助课题，科研验方前列安丸被北京科迪药业集团开发为治疗前列腺炎的中成药"前列解毒胶囊"，并获国家准字号批号，广泛用于临床。科研课题"前列安丸（前列解毒胶囊）治疗慢性前列腺炎的临床与实验研究，"获 2005 年度大连市科技进步二等奖。我临床根据病情常将此方变成汤剂灵活化裁，根据病情适当选用清解或扶正之品，病情缓解后再改丸剂以巩固疗效。总之，临证用药刻刻以化瘀通精、畅达肝脉为念，则顽疾多可痊愈。本类方药对非细菌性前列腺炎是最佳的选择，对细菌性前列腺炎不但具有很强的抗菌能力，还可明显改善局部的血液循环，有助于提高抗生素在前列腺组织内的渗透能力，起到明显的协同治疗作用。

乌蛇解毒丸

组成与用法：乌蛇 50g，蜈蚣 10 条，僵蚕 10g，蛇蜕 10g，牛蒡子 10g，生地黄 15g，当归 15g，川芎 6g，炙首乌 20g，黄芪 15g，丹皮 10g，莪术 10g，甘草 15g。

功效：解毒剔络，活血搜风，润燥止痒。

适应证：结节性痒疹、慢性荨麻疹、慢性湿疹、银屑病、神经性皮炎等顽固性皮肤病。

说明：科研方"乌蛇解毒丸"获辽宁省卫生厅药政处批号（辽药制字 Z05020109 号）。多年来应用乌蛇解毒丸在大连市中医医院皮肤科治疗结节性痒疹、慢性荨麻疹、慢性湿疹、银屑病、神经性皮炎等多种顽固性瘙痒性皮肤病上万例，取得了极好的疗效。科研"乌蛇解毒丸治疗结节性痒疹的临床研究"获 1996 年大连市科技进步三等奖。

五花养颜汤

组成与用法：玫瑰花 10g，月季花 5g，合欢花 6g，红花 6g，野菊花 10g，生百合 15g，白茯苓 15g，当归 15g，白芍 15g，太子参 20g，生麦芽 15g，蝉蜕 10g，生地黄 15g，山药 15g。水煎服，每日 1 剂。

功效：活血行滞，养血和营，悦颜泽面。

适应证：头面部皮肤憔悴，颜面萎黄，斑黯少泽诸症。

白驳风 1 号方

组成与用法：柴胡 6g，牛膝 10g，丹参 20g，红花 6g，当归 15g，生地黄 20g，白芍 20g，生百合 15g，生白术 15g，刺蒺藜 15g，磁石 20g，蝉蜕 10g，内金 15g，白芷 3g，生甘草 15g。水煎服，每日 1 剂。

加减：如女性月经量多者，可去方中丹参、红花，改用炒蒲黄 15g、浮萍 6g。

功效：疏肝解郁，行气活血。

适应证：患白驳风且身体较壮，多兼见抑郁，焦虑，烦躁，易怒等精神症状者。

白驳风 2 号方

组成与用法：生地黄 20g，白芍 20g，当归 15g，旱莲草 30g，女贞子 15g，炙首乌 15g，丹参 15g，补骨脂 3g，生黄芪 15g，刺蒺藜 15g，蝉蜕 10g，磁石 15g，内金 15g，生甘草 15g。水煎服，每日 1 剂。

功效：补益肝肾，益精养血。

适应证：患白驳风且年幼或年老，或大病久病之后，或平素身体之虚较甚者。

祛斑丸

组成与用法：当归 15g，赤芍 10g，红花 10g，炙首乌 15g，炒白芍 15g，丹参 15g，玫瑰花 10g，枸杞 20g，生黄芪 30g，白扁豆 15g，菟丝子 15g，茯苓 15g，僵蚕 15g，合欢花 15g，净蝉蜕 15g，柴胡 6g，白芷 1g。

功效：疏肝养血，祛瘀生新。

适应证：黄褐斑、老年斑等皮肤色素沉着性疾病。

鼻渊熏洗方

组成与用法：苍耳子 10g，白芷 10g，辛夷花 10g，牛蒡子 10g，薄荷 6g，细辛 3g，僵蚕 6g，柴胡 10g，升麻 6g，藿香 6g，蛇床子 10g，元参 15g。不锈钢锅或砂锅煎药，待水沸约 5 分钟后，将药离火，用一大块布连药带头罩住，尽量多用口鼻呼吸之，待药液稍凉后，可用纱布蘸药液洗额头及鼻部，每剂药可用 4～6 次，每日 2 次。

用此熏洗，首出黄黏浊涕，一二日则渐渐转为灰白之浊涕，后渐渐转为清涕，鼻窦炎明显改善，渐次向愈。

功效：疏风清热、解毒泄浊、清利上窍。

适应证：风热蕴毒，上犯清窍之鼻渊（副鼻窦炎）。

说明：副鼻窦炎中医属"鼻渊"范畴，此病多属于慢性，难缠难治疗，多见鼻塞、脓涕、头痛诸症。鼻塞常可致暂时性嗅觉障碍，脓涕则往往后流至咽部和喉部，刺激局部黏膜引起发痒、恶心、咳嗽和咳痰。由于脓涕流入咽部和长期用口呼吸，常伴有慢性咽炎症状，如痰多、异物感或咽喉疼痛等。若影响咽鼓管，也可有耳鸣、耳聋等症状。其重者亦有影响视力的隐患。

此病往往于上颌窦形成脓腔，服用一些中药制剂和抗生素效果不彰，因其药力不及，屡治屡犯，迁延不愈。而后，则需做上颌窦穿刺，洗除上颌窦腔内的黏液脓涕，及应用各种抗菌药物，如青霉素族或大环内酯类等治疗。然而，也有屡次穿刺无效、甚或出现并发症者，则需手术，清除上颌窦腔内的各种病变组织，改善局部引流，进而恢复鼻窦生理功能。这一系列的治疗过程，实令病者苦不堪言。予多年来总结一经验方，名曰"鼻渊熏洗方"，应用此方治疗鼻渊甚多，颇有经验，且能免除患者穿刺、手术之苦。

本方以白芷、细辛、藿香、辛夷泄浊通窍，僵蚕、升麻、蛇床子解毒泄浊，苍耳子、薄荷、牛蒡子、柴胡、元参清热疏风，诸药合用，共奏清热疏风，解毒泄浊，清利上窍之功。且又经熏洗疗法，直达病所，可使鼻窦部病灶引流通畅，稠浊浓涕得以顺利排出，故收佳效。

丁香浴足液

组成与用法：丁香 5g，玫瑰花 6g，红花 3g，薄荷 6g，藿香 10g，小茴香 2g，白芷 10g，炙附子 15g，桂枝 15g，艾叶 10g，川芎 10g，独活 10g，透骨草 15g，豨莶草 15g。

功效：温经散寒，芳香化湿，舒筋活络。

适应证：风湿痹痛，足膝凉冷，下肢麻木，足痿无力等症。

手癣、手脱皮洗剂

组成与用法：黄精 15g，丁香 2g，生百部 15g，苦参 15g，藿香 10g，红花 6g，黄柏 15g，白鲜皮 15g，蛇床子 15g，地骨皮 15g，地肤子 10g，食盐、白醋适量。

功效：润燥解毒，祛湿化浊，杀虫止痒。

适应证：手癣、足癣、手脱皮。

玉容散（面膜）

组成与用法：僵蚕 15g，白茯苓 30g，白丑 5g，白附子 5g，白扁豆 10g，白及 3g，白丁香 5g，滑石 7g，花粉 5g，冰片 1g，绿豆粉 30g，或加麝香 0.3g。

功效：祛斑泽面，洁肤悦颜。

适应证：黄褐斑、黧黑斑等面部皮肤色素沉着类疾病，或面部皮肤憔悴、过早老化等病症。

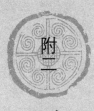

附二

石志超弟子医案

1.重症肺炎高热不愈伴呼衰、心衰案

赵某，男，85岁，大连石河镇人氏。2018年10月14日初诊。

患者是我友父，既往高血压病、冠心病病史多年，脑梗死瘫痪长期卧床。因呕吐后出现高热，5天后出现昏迷，于大连金州区第一医院ICU病房治疗抢救（病案号：301175）。住院后静点泰能、氨溴索近一周，高热仍持续不退，痰多，咳痰不能，体温波动在38～39.5℃。住院检查见：肺CT示双肺炎症；全腹CT示胆囊炎征象；血常规示白细胞$28.12×10^9/L$，中性粒细胞0.97，淋巴细胞14.40%；血培养示多重耐药。住院诊断为：①重症肺炎，呼吸衰竭；②高血压3级；冠心病，右心衰；③慢性胆囊炎急性发作；④脑梗死后遗症，假性球麻痹。痰药敏试验示多重耐药，痰量多排出不畅，住院久治不效。患者发热不退，病情危重，随时可能出现生命危险，医生建议行气管切开呼吸机机械通气。家属考虑患者高龄体弱，风险太大，故拒绝，欲返回老家准备后事之前求助于我，因家师外出讲课不便，另平素耳提面命常教导对此类疾病有所悟，故亲自接诊治疗。

临证见：神昏，昏不知人，发热，体温为38.8℃，鼻饲导尿状态，呼吸急促，近身则闻及痰鸣音。用手电筒看舌暗红苔黄无津，脉沉数无力。

西医诊断：重症肺炎、呼吸衰竭。

中医诊断：外感发热。

辨证：热毒内闭，枢机不利。

治法：滋阴泄热，调和肝脾。

方药：柴胡 3g，黄芩 15g，姜半夏 6g，党参 30g，山药 30g，桑白皮 15g，黄精 20g，知母 15g，生百合 30g，生地黄 15g，玄参 15g，蜈蚣 3 条，藿香 3g，浙贝母 20g，炙鸡内金 40g，瓜蒌 15g，生麦芽 50g，炙甘草 15g。

用法：水煎，频频鼻饲管注入，以热退为度。5 剂后朋友来电告知病情好转：患者神志清醒，体温波动在 37.5～38.0℃，痰量明显减少。

二诊：2018 年 10 月 23 日。神清，低热，体温波动在 37.5～38.0℃。声低气怯，口干，近身仍闻及痰鸣音。舌红苔黄腻，脉沉数无力。

方药：柴胡 6g，茯苓 15g，姜半夏 6g，党参 20g，生白术 30g，山药 30g，黄芩 15g，黄精 15g，丹参 15g，生地黄 15g，麦冬 15g，僵蚕 10g，蜈蚣 3 条、藿香 3g，浙贝母 20g，炙鸡内金 40g，瓜蒌 15g，桑白皮 15g，生麦芽 40g，炙甘草 15g。5 剂，水煎，每日 2 次，鼻饲管注入。

三诊：2018 年 10 月 29 日。已经无发热，痰少，泄泻，稀便臭秽。舌红苔腻，脉数无力。辨证为湿热中阻，气阴两伤。

方药：柴胡 6g，党参 25g，姜半夏 6g，黄连 6g，山药

30g，黄精 15g，丹参 15g，茯苓 25g，炒白术 30g，麦冬 15g，僵蚕 10g，藿香 6g，紫菀 15g，炙鸡内金 40g，瓜蒌 15g，炙甘草 15g；5 剂水煎，每日 2 次，鼻饲管注入。

四诊：2018 年 11 月 3 日。神清，痰少，稀便。舌淡红苔薄白，脉滑。调方善后，补正固本。

方药：柴胡 3g，党参 25g，姜半夏 6g，生麦芽 30g，山药 30g，黄精 15g，丹参 20g，茯苓 15g，炒白术 30g，麦冬 15g，黄芩 10g，百合 25g，紫菀 15g，炙鸡内金 40g，瓜蒌 15g，竹茹 15g，炙甘草 15g。水煎，每日 2 次，鼻饲管注入，7 剂后诸症却，恢复病前状态。

按语：家师石志超教授临床擅用"和"法治疗危重疑难，法参中西，常独辟蹊径。和法本意为治疗邪在半表半里之证而设，后世言和法者，总以小柴胡汤为主。后世医家在此基础上广引其义为"平其亢厉"。发热一症，元气虚着最为重，虚不受补。用参、芪则邪气得补，而热愈盛，强寇登堂。何以解热？《景岳全书》云："小柴胡汤，以人参、柴胡并用；东垣之补中益气汤，以参、术、升、柴并用。盖一以散邪，一以固本，次自逐中有固，固中有逐也。"

本案患者年老，先天阴阳俱虚；长期卧床，中气虚衰；又有高热灼津，阴液虚损。痰食伤肺化热致邪火内炽，阴阳两伤。热扰神明致神昏；无夜重谵斑知热不在营血；无脉大、无汗、无腑实知其不在阳明；无发热恶寒邪不在表。正邪相争于少阳，胆火上炎，灼伤津液致波动发热，持续不退，从少阳立论洞中肯綮。

故尊师法急予以参、术、山药、黄精益气固本防脱，生地黄、玄参、百合补津益阴。佐以柴芩、知母、僵蚕、蜈蚣清热去邪解毒，半夏、瓜蒌、桑白皮、大贝、藿香止咳化痰祛浊，重用鸡内金益五脏、补虚损，运化脾胃，行散药力，生麦芽可"消化一切饮食积聚，运化其补益之力，不至张满，为肾行气，力能疏肝，善助肝木梳泄以行肾气"。柴胡气质轻清，苦味最薄，推陈致新，解其表里，和解退热，疏肝解郁，升举阳气，然其发散太过，损耗正气，总归邪实者可用，真虚者肝阳上升当酌其益，故虚者联合生麦芽疏肝更相得益彰，微咸更能行上焦滞血，使营和而卫益畅。且有蜈蚣、黄精、藿香三味中药抑制真菌、抗严重的耐药绿脓杆菌和菌群失调及继发念珠菌感染，祛除顽毒痰浊。玄参、生地黄亦仿导龙之意，引火归宅。正邪交锋两军对圆，虽有君臣佐使，也必有统帅领军。方中小柴胡汤为三军（全方）之胆，成无己说："足少阳，胆经也。"《甲乙经》曰："胆者，中精子腑，五脏取决于胆。"小柴胡汤为三军（全方）之帅，调和枢机，恢复中轴升降之职，清阳自升，浊阴自降，阴阳调和，热邪必退。诸药相辅相成而体现出中医"和"法的精髓。

（金州区中医医院　王达）

2.不稳定型心绞痛案

张某，男，45岁。

反复心前区疼痛不适3月余，加重5天。

患者近3个月来反复出现活动后心前区疼痛不适，每次发作持续5～10分钟，经休息有症状缓解。患者诉慢性胃炎、胃溃疡病史20余年，每因食辛辣生冷上腹部疼痛反复发作。5天前再次出现活动后心前区疼痛不适，伴胸闷、乏力，纳食欠佳，夜寐欠安，二便正常。查体：血压138/88mmHg。形体肥胖，颈静脉无怒张，两肺未闻及干湿啰音。心率86次/分，律齐，各瓣膜听诊区未闻及病理性杂音。面色晦暗，口唇发绀。舌质淡红有瘀点，舌体胖且边有齿痕，舌苔白腻，脉弦涩。辅助检查：心电图示 $V_2 \sim V_5$ ST段下移1mV，T波低平，房性早搏。

西医诊断：不稳定型心绞痛。

中医诊断：胸痹心痛。

辨证：气滞血瘀，气阴两虚。

治法：行气活血，通络止痛，益气滋阴。

方药：党参30g，炙黄芪30g，丹参30g，益母草15g，延胡索10g，当归15g，瓜蒌20g，薤白15g，地龙10g，炒蒲黄15g，炒白芍15g，炙甘草10g。7剂，水煎，每日1剂，分3

次口服。

二诊：心前区疼痛不适明显好转，乏力明显减轻，仍有胸闷，纳食欠佳，睡眠可。前方加生麦芽30g、柴胡10g。

三诊：无心前区疼痛不适，无乏力，偶有胸闷，饮食及睡眠可，二便正常。效不更方，上方再进10剂。嘱患者调畅情志，避免劳累。服上方2个月后随访，患者病情稳定，无不适症状。

按语：在胸痹的发展过程中，其病机之根为阳微阴弦本虚标实之证，本虚以气虚为主，标实则以血瘀为重。因气虚血瘀之证候贯穿于心衰发展始末，故益气活血为胸痹基本治则。气虚，必致血瘀，故善治血者，必先益气行气，气为血帅，血为气母，气行则血行，血荣则气充。因此在本病的治疗过程中应注重气血同治，通补兼施。本案方中党参、黄芪并用，扶正益气；瓜蒌、薤白通阳行气止痛；丹参、益母草、延胡化瘀通络，可达去瘀生新之功；炒蒲黄既可化瘀，又可防止上述活血药动血之弊；当归补血调肝，活血而不耗血；地龙活血祛瘀，疏通心络；白芍、甘草缓急止痛、调和诸药；诸药合用，共收行气活血，通络止痛，益气滋阴之效。

本案患者为中年45岁，有高血压病史10年余。有慢性胃炎、胃溃疡病史，当患者尤以反复突出加重慢性胃病史，易出现误诊情况。冠心病、心绞痛与胃食管反流病均可引起心前区疼痛。当饱餐、饮酒、平卧时腹内压升高或食管存在结构和功能缺陷，造成胃食管反流，临床上可出现心前区疼痛（多为胸骨后），表现为烧灼样疼痛，多伴有反酸、嗳气，也可引起食管冠状动脉综合征，临床表现酷似冠心病、心绞痛，心电图也可有一过性心肌缺血改变，但予制酸药及促进胃肠动力药治疗可以缓解。而心绞痛疼痛的原因是心肌缺血、缺氧后。心绞痛主要位于胸骨体上段或中段之后也可稍向左偏，也可放射到左肩、下颌等部位，这种疼痛历时短，很少超过 15 分钟，休息或含化硝酸甘油后在 1～3 分钟内可缓解。临床亦有冠心病患者服用阿司匹林、氯吡格雷等药物后引起消化道黏膜的损伤，从而加重反流症状，导致冠心病与反流并存的情况，临床中要分清主次，避免以偏概全，误诊误治。

（大连医科大学附属第二医院　张洋、尹晓磊）

3. 冠心病、三度房室传导阻滞案

袁某，女，74岁。

2019年7月11日患者以右侧肢体麻木、流涎伴心慌胸闷加重5天为主诉入院（病例号112272）。

既往冠心病、心功能不全病史4年，三度房室传导阻滞病史2年；脑梗死病史4年，未留后遗症。入院心电图示：三度房室传导阻滞，房律68次/分，室律42次/分，心电轴左偏，T波改变。头MRI：双侧半卵圆中心、右侧放射冠液化灶、左侧缺血灶，脑梗死。入院诊断：腔隙性脑梗死，冠心病，心律失常，三度房室传导阻滞，慢性心功能不全。患者因恐惧手术一直拒绝安装人工心脏起搏器。临证见：心慌，胸闷，气短，右侧肢体麻木，流涎，畏风，无汗（三伏天），懒言乏力，一般活动即加重喘促，头昏，时有一过性晕厥，腰痛，反酸纳少，口略干，多寐，小便清长，大便溏。舌质淡胖，苔薄白，舌尖及两侧可见点状瘀斑，脉结代迟涩。

西医诊断：心悸，心衰。

中医诊断：虚劳，胸痹。

辨证：阴阳虚衰，水瘀互结。

治法：补阳益气滋阴，化水消瘀通络。

方药：炮附子 6g（先煎），党参 15g，炙黄芪 15g，炒白术 30g，黄精 15g，山药 30g，生地黄 15g，麦冬 15g，百合 20g，玉竹 15g，当归 15g，丹参 20g，炙麻黄 2g，细辛 2g，桂枝 6g，鸡内金 20g，海螵蛸 20g，炙甘草 15g。7 剂，水煎温服。

7 月 20 日二诊：自觉心慌好转，心烦纳少，无流涎及肢麻，无头晕，畏风无汗改善，口干，二便调。舌质淡苔薄白，舌尖处散见点状瘀斑，脉沉弦涩迟。复查心电图示：窦性心律 42 次 / 分，心电轴左偏，T 波改变。上方入生麦芽 20g、百合 30g。10 剂水煎温服。

7 月 24 日三诊：患者出院前一天，心慌胸闷明显好转，口略干。舌质淡苔薄白，脉弦细弱。复查心电图示：窦性心律 75 次 / 分，心电轴左偏，T 波改变。嘱其出院后继续口服剩余汤药，门诊复诊。

按语：三度房室传导阻滞是临床一种严重而又危险的心律失常疾病，常见老年冠心病患者，临床因心率减慢多有晕厥发作，并发心力衰竭和脑缺血性疾病，严重可导致死亡。中医无此病病名，可归属"心悸、心衰、迟脉、胸痹、厥证、眩晕"等病范畴，临床多为心气不足，心阳不振，而且又与肾阳虚损有关，目前治疗无特效药物，安装人工心脏起搏器因其价格昂贵且有创伤，故患者经常抵触。

本病患者心悸、脉结代、晕厥当知心阳欲脱；"但欲寐"知其病在少阴；流涎、头 MRI 示脑内液化灶，知其为阴乘，水饮不化；畏风无汗是少阴、太阳两感；阴伤见口干；肢麻、舌见瘀血斑点当知气血瘀滞；便溏知其脾气不升；返酸知其胃气不降，肝木乘土；无下利清谷、脉微欲绝，当知麻黄附子细辛汤可用。

久侍石师之侧，耳提面命，对本病认识治疗有所心得，故仿家师治疗本类病之意：阳气欲散急温之，予炙附子扶阳温肾固脱，回阳救逆救其急。《内经》云："阳气者，若天与日，失此则折寿而不彰。"附子历来被医家称为天然起搏器，西医药理证明能强心，增强内源性皮质激素分泌，促进血液高动力循环。《本草经读》云："附子味辛气温，火性迅发，无所不到，故为回阳救逆第一品药。"《本草正义》云："附子，本是辛温大热，其性善走，故为通行十二经纯阳之要药，外则达皮毛而除表寒，里则达下元而温痼冷，彻内彻外，凡三焦经络，诸脏诸腑，果有真寒，无不可治。"配麻黄、细辛、桂枝辛温通阳化饮，景岳云："病痰饮者，当以温药和之，温阳化饮不伤阳气。"时时以顾护真阳为先。

患者年老久病，以党参、黄芪、白术、山药、甘草补益后天治其本，黄精气阴双补，仿保元意，益气温阳。任启松云："慎柔以顾护脾胃为先，宝贵中气。'人之一身，生死系乎脾胃。'中土不枢，会火浮水沉。'大凡内伤症，下俱虚寒。'中虚不能枢转，肺胃之气不降，君相之火不能下收，所以下俱虚寒。"虽无升降之药，然有补中之法，故可以使其升降浮沉。慎柔曰："圣人不过升降浮沉之法。"

张景岳说："阳非有余，阴常不足。"仁斋说："人身水火，原自均平，偏者病也，火偏多者，补水配火，不必去火，水偏多者，补火配水，不必去水，譬之天平，此重则彼轻，一边重者，只不足轻者一边，决不凿去法码，今之欲泻水降火者，凿法码者也。"汪笔花说："肾无实证。"故辅以生地黄、麦冬、当归、百合、玉竹甘润养阴，坎离交而后既济。查氏曰："凡久病用补脾、补命门之药，皆燥剂，须用当归身以润肝，恐燥能起肝火故也。"刻刻以保存真阴为念。

心主血脉，五脏六腑之大主，心气虚推动无力定见血瘀，兼之久病入络，方中丹参、当归活血化瘀通经，改善微循环。另有海螵蛸固肾抑酸；鸡内金益五脏、补虚损，运化脾胃，行散药力；生麦芽"为肾行气，力能疏肝，善助肝木疏泄以行肾气"，乃正气亏虚而需疏肝时最佳之品，且微咸更能行上焦滞血，使营和而卫益畅；甘草调和诸药共建功。

（金州区中医医院　王达）

4. 心衰案

季某，男，76岁。

反复胸闷、气喘、乏力发作8年余，再发加重3周。

8年前患者因情绪激动后出现胸闷、气喘、乏力等症。此后每因情绪激动或剧烈活动后复发，经休息后症状可缓解。曾多次因上述症状住院治疗，诊断为"高血压病，慢性心衰"。3周前患者因劳累后胸闷、气喘、乏力再发加重，夜间时有憋醒，不得平卧，自服比索洛尔、卡托普利、降压零号后症状未见好转。饮食差，睡眠欠佳，小便量少，大便可。舌质暗红，有瘀斑，苔白腻，脉涩数。血压168/105mmHg，心率92次/分。查体：颈静脉无怒张，双肺底可闻及少量湿啰音，心脏左下扩大。心尖区可闻及收缩期杂音。双下肢指压痕++。辅助检查：心电图示ST-T段改变，偶发室性早搏。心脏彩超示左室扩大，二尖瓣中度反流，射血分数为41%。

中医诊断：心衰、胸痹。

西医诊断：高血压病、高心病、慢性心衰。

辨证：气阴虚竭，心脉瘀阻，瘀水互结。

治法：益气滋阴，强心活络，化瘀利水。

方药：党参30g，黄芪30g，炒白术15g，丹参15g，红花

10g，鸡血藤 30g，夜交藤 10g，益母草 30g，泽兰 15g，葶苈子 10g，炒蒲黄 10g，炙甘草 9g。7 剂，水煎 250mL，早晚 2 次饭后分服。

二诊：胸闷、气喘、乏力症状减轻，小便量尚可，下肢浮肿明显消退，睡眠欠佳明显改善，偶有夜间憋醒，可平卧。舌质淡暗，苔白，脉涩。原方基础上加远志 15g，合欢花 15g，以交通心肾，安神益智，取 10 剂。

三诊：胸闷、气喘、乏力明显改善，小便量可，下肢浮肿明显消退，无夜间憋醒，睡眠尚可。舌质淡暗，苔薄白，脉略涩。上方加山药 30g，桑寄生 15g，肉桂 1g，以固本培元，又取 10 剂。

四诊：胸闷、气喘、乏力尽消，睡眠可，小便正常，下肢无水肿。舌质淡，苔薄白，脉缓。效不更方，上方又取 10 剂巩固疗效。

后随访 3 个月病情稳定，胸闷、气喘、乏力等症未再发，下肢水肿未再发，睡眠及二便可。复查心脏彩超：左室扩大，二尖瓣轻度反流；射血分数为 62%。

按语：血瘀是多种慢性疾病特定阶段的共同病理基础，所谓久病多瘀；血瘀日久可导致水液输布代谢障碍而形成水肿。心衰势必会发生血脉不利，导致血瘀，并最终形成血瘀水停的病理状态。仲景云"血不利则为水"，以"血不利"为其因，"水"为其果，而"水"一经形成，必然阻滞气机，影响血液的运行，进而加重瘀血状态，成为致病因素。在心衰治疗过程中，应抓住疾病的主要矛盾，故益气活血利水法可作为本案治则。方中丹参、红花、鸡血藤活血化瘀通络，可达去瘀生新之功；炒蒲黄既可化瘀，又可防止上述活血药之弊；夜交藤既能通络又可安神，一药两得；益母草、泽兰既能加强本方活血之力，又能增助葶苈子利水消肿之功；党参、黄芪、白术、甘草可益气健脾扶正，气虚，必致血瘀，故善治血者，必先益气行气，气为血帅，血为气母，气行则血行，血荣则气充，脾健则水运。诸药合用，寓通于补，补而不滞，气血得和，血通水利，诸症可除。

（大连医科大学附属第二医院　张洋、尹晓磊）

5. 甲亢案

王某，女，38岁。

流产1个月后出现双手颤抖、心悸、心烦意乱、自汗出、倦怠乏力、颈部略粗、大便溏薄。于当地医院化验确诊为"甲亢"，服用甲巯咪唑片每天15mg，1月后症状无明显改善，遂来求助中医治疗。化验：白细胞 3.0×10^9/L；转氨酶无异常；TSH 0.01mIU/L，FT_3 16.5Pmol/L，FT_4 48.4Pmol/L。

西医诊断：甲状腺功能亢进症。

中医诊断：瘿病。

辨证：冲任不调，气血不足，脾虚生痰，瘀阻内热。

治法：温补冲任，补益气血，健脾祛痰，养血化瘀，益阴退热。

方药：温经汤加减。吴茱萸4g，桂枝6g，丹皮10g，党参10g，白术10g，山药20g，当归10g，白芍15g，川芎6g，半夏6g，麦冬10g，阿胶10g，生姜3g，炙甘草6g，生麦芽10g，甲珠6（研粉冲服）。14剂，水煎服

二诊：患者精神状态可，双手颤抖、心悸、倦怠乏力、颈部略粗、大便溏薄症状明显减轻，纳可，大便成形，但时有夜寐欠安，烦热汗出。前方中加入玄参15g、酸枣仁10g、五味子

10g。

继续服药 2 个月，诸证缓解，睡眠改善，二便正常。复查：白细胞 $3.8 \times 10^9/L$；转氨酶无异常；TSH 0.35mIU/L，FT_3 7.62Pmol/L，FT_4 22.56Pmol/L。较前明显好转。予六味地黄丸合乌鸡白凤丸善后。

按语：甲状腺功能亢进症简称"甲亢"，是由于甲状腺合成释放过多的甲状腺激素，造成机体代谢亢进和交感神经兴奋，引起心悸、出汗、进食和便次增多和体重减少的病症。多数患者还常常同时有突眼、眼睑水肿、视力减退等症状。甲状腺激素可促进新陈代谢，促进机体氧化还原反应。代谢亢进需要机体增加进食；胃肠活动增强，出现便次增多；虽然进食增多，但氧化反应增强，机体能量消耗增多，患者表现体重减少；产热增多表现怕热、出汗，个别患者出现低热；甲状腺激素增多刺激交感神经兴奋，临床表现心悸、心动过速，失眠，情绪易激动、甚至焦虑。甲亢患者长期没有得到合适治疗，可引起甲亢性心脏病。

甲亢属中医"瘿病"范畴，病机多为肝郁化热，久病多兼脾虚，一般从肝论治，常用方多以加味逍遥汤为主。但所谓有常病而无常方，三因制宜，辨证论治，若兼何证自然以何法治之，方为中医精髓。本方证虽属瘀、寒、虚、热错杂，然以冲任虚寒，瘀血阻滞为主，治当温经散寒，祛瘀养血，兼清虚热之法。方中吴茱萸、桂枝温经散寒，通利血脉，其中吴茱萸功擅散寒止痛，桂枝长于温通血脉。当归、川芎活血祛瘀，养血调经；丹皮既助诸药活血散瘀，又能清血分虚热。阿胶甘平，养血止血，滋阴润燥；白芍酸苦微寒，养血敛阴，柔肝止痛；麦冬甘苦微寒，养阴清热；三药合用，养血调肝，滋阴润燥，且清虚热，并制吴茱萸、桂枝之温燥。党参、白术、山药、甘草益气健脾，以资生化之源，阳生阴长，气旺血充；生麦芽健脾同时亦有轻宣疏肝之意；半夏、生姜辛开散结，通降胃气，以助祛瘀调经，其中生姜又温胃气以助生化，且助吴茱萸、桂枝以温经散寒；甲珠软坚散结，西医药理学提示其有提升白细胞之功效。甘草调和诸药。诸药合用，共奏温经散寒，补益气血，健脾祛痰，养血化瘀，益阴退热之功。本方的配伍特点有二：一是方中温、清、补、消并用，但以温经补养为主；二是大队温补药与少量寒凉药配伍，能使全方温而不燥、刚柔相济，以成温养化瘀之剂。

本证针对其变法中所见之脾虚痰盛，流产或过服凉药所致之冲任虚寒而选用温经汤治之，应手而效。貌似变法，实乃正治。体现了"善补阴者，必于阳中求阴，则阴得阳升而泉源不竭"的治法，深得中医辨证求本、具体问题具体分析之神髓。

（大连市中医医院　安照华）

6.月经期口疮案

侯某，女，39岁。

反复经行口舌溃疡发作3年余，再发加重5个月。

患者3年余前无明显诱因出现经行口舌溃疡，经净后逐渐自愈，曾求诊多地，前医多予石膏、大黄、栀子、生地黄、丹皮、赤芍等苦寒清热之剂，所效甚微。患者近5个月来自觉经行口舌溃疡发作较前加重，伴有畏寒喜暖，胸闷气短，倦怠乏力，腰膝酸软，自服牛黄上清丸、复合维生素、口腔溃疡散（同仁堂）等均无效。平素喜食冷饮，月经周期尚规律，时有痛经、经量少、色淡，伴少量血块。纳差，寐可，小便可，大便稀溏。舌淡红欠华，脉沉弦滑。

西医诊断：慢性经期口腔溃疡。

中医诊断：月经期口疮。

辨证：脾肾阳虚，虚火上浮。

治法：温肾补脾，导龙入海，引火归原。

处方：巴戟天15g，熟地黄30，茯苓15g，麦冬15g，肉桂1g（后下），党参30g，山药30g，炒白术15g，炙黄芪15g，炒薏苡仁30g，丹参15g，鸡内金30g，生麦芽15g，海螵蛸15g，炙甘草10g。10剂，水煎服，每日1剂，每日3次口服。嘱忌生冷。

二诊：口舌溃疡较前大为好转，倦怠乏力，腰膝酸软明显减轻，时有胸闷，无气短，无恶寒，纳可，寐可，小便可，大便质稀成形。舌淡红，脉沉弦。前方加山药至50g，海螵蛸30g，生麦芽30g，以健脾疏肝实便。又服14剂。

三诊：口舌溃疡痊愈，偶有胸闷，无倦怠乏力，腰膝酸软，无气短，无恶寒，纳可，寐可，二便调。舌淡，脉略弦滑。月经周期规律，经量略少，无痛经及血块。效不更方，上方再服1个月，诸症皆除，随访6个月，未见复发。

按语：经行口疮是以每值月经来潮前或行经期间出现的口腔内唇、颊、舌、牙龈等部位黏膜破溃糜烂，自觉灼热疼痛，影响进食，经净后可自愈，月月如期为特点的疾病。古今医者多从心火上炎、胃中炽盛等方面论治此病，常用两地汤、导赤散、玉女煎等方药。本案前医多以火热论治，多予石膏、大黄、栀子、生地黄、丹皮等苦寒清热之剂。古训言"不可苦寒伐胃腑，阳明无热不轻攻"，且该患平素喜食冷饮，上述均易伤及脾胃阳气。该患病已3年余，久病及肾，恶寒喜暖，胸闷气短，倦怠乏力，腰膝酸软，纳差，便溏，舌淡红欠华，脉沉弦滑等均为脾肾阳虚之象。阳主生化阴液，若脾肾阳气虚衰，可影响阴液生化，导致阴液亏损，形成虚火上浮的病理变化，即为"阳损及阴"。本案为脾肾阳虚，虚火上浮，导致经行口疮。案中以阴阳并调、气血双补药物为基础。巴戟天、熟地黄、茯苓、麦冬、肉桂，取引火汤之义，导龙入海、引火归原。党参、山药、白术、黄芪、薏苡仁，益气健脾、扶正固本。久病多瘀，入丹参可活血化瘀、内清痈火。鸡内金消食化积，以防补药内生壅滞。生麦芽可助内金消食化积，又能疏肝健脾。海螵蛸可实大便，又可抑疡止溃，一药两得。甘草调和诸药、益气扶正。诸药合用，共奏温肾健脾，引火归原之效。经行口糜在治疗上不同于普通口腔溃疡，在治疗中需要始终顾及月经情况。如单纯苦寒清泻之剂，不仅会影响到经来不畅，更易伤及脾胃。如存瘀证，用活血化瘀药时，要注意月经周期及量的情况，如在月经周期或平素月经量多，可适当减少活血化瘀药，可加止血化瘀之品，如蒲黄、茜草、三七之类。在治疗阳虚所致口疮时，肉桂一定要注意用法、用量，肉桂常用宜少，一沸即可，否则易致温燥。本病总有火热表象，无论为虚火、实火，均忌辛辣发物，注意调摄情志。

（全国名老中医药专家传承工作室　尹晓磊）

7.灼口综合征

杨某，女，77岁。2019年7月19日初诊。

舌部灼痛感1年余。

近1年自觉口干、舌部灼痛，曾辗转就诊沈阳及大连多家医院，服用维生素B族、甲钴胺、谷维素、帕罗西汀等，不见好转。转求中医诊治，临证见：口干、舌部灼痛感，急躁心烦，夜眠不佳，怕热，易汗，乏力，腰酸，大便日一次稍秘。舌淡红，苔薄白，左脉弦细尺沉，右脉细。

西医诊断：灼口综合征。

辨证：水不涵木，心肾不交，虚火上炎。

治法：滋水清肝，交通心肾，引火归原。

方药：乌梅6g，黄连6g，黄柏6g，牛膝15g，炒栀子6g，麦冬10g，丹皮10g，郁金10g，熟地黄15g，肉桂2g，炒鸡内金15g，炒蒲黄6g，川断20g，玄参15g，五味子6g。5剂，水煎早晚分服。

7月24日二诊，舌痛大减，可安然入睡，去栀子加龟甲15g。7剂。

后患者回老家未来复诊，半月后联系其女儿，知其舌部灼痛感消失，稍有口干，嘱其可口服六味地黄丸善后。

按语：灼口综合征是以舌部为主要发病部位，有烧灼样疼痛为主要表现的一组综合征。其口腔及舌部外观无异常，而仅有灼痛感，现代医学病因不甚清楚，常多见于中老年人，尤以围绝经期及绝经后期女性多见。中医认为本病可因情志内伤、饮食不节、劳逸失调、年老体虚等因素引发。心开窍于舌，脾经连舌本、散舌下，肝经络舌本，肾经循候夹舌本。故本病可见心火亢盛，脾经湿热上犯，也可见心肾不交、上热下寒，亦有肝肾阴虚虚热上浮者，皆可致舌部灼痛，病久则可兼血瘀。本患老年女性，厥阴当令，肝肾阴虚，阴不敛阳，心火偏亢，故以乌梅丸合六味地黄丸为基础，因无下寒之证不用川椒、细辛、附子，而用熟地黄养阴补肾，黄连、黄柏、丹皮清心肾之火，乌梅收敛肝气、生津止渴为厥阴病之要药，《本草经疏》载乌梅"能敛浮热，吸气归原，除热烦满及安心也。……敛虚火，化津液"。加菊花平肝潜阳，加栀子、郁金清心泻火，川断补肾壮腰，牛膝补肝肾并引火下行。黄连配肉桂是交泰丸，交通心肾。熟地黄、麦冬、牛膝取玉女煎之意，滋阴降火。熟地黄、玄参、五味子、肉桂取引火汤之意，使阴虚之火归于肾宅。久病夹瘀用蒲黄化瘀止痛。以鸡内金健运中焦脾胃，助阴阳气机之升降。本病常虚实夹杂，寒热并见，以虚热为主，或为阴阳两虚之证，临症当宗石师所倡导之"和"法，不可过用苦寒清泄，须注意调和阴阳、平其亢厉。该患虽迅速获效，尚须以补益肝肾、燮理阴阳之法善后，方可巩固疗效。

（大连市中心医院　张奎军）

8.白塞综合征案

金某，女，33 岁。2011 年 7 月 18 日初诊。

口腔及外阴溃疡反复发作 2 年，加重 1 个月。

患者 2 年前于大连医科大学附属一院确诊为"白塞氏病"，当时予免疫抑制剂治疗，有所好转。近 2 年反复发作，因患者耐受不了西药的副作用，欲寻求中药治疗。此次 1 月前刚发病时就诊于某中医诊所，口服中汤药 1 月（具体用药不详），未见好转，病情愈来愈重。接诊医生建议其到大医院就诊，故来我处就诊。临证见：痛苦貌，行走不便，因阴部疼痛，右腿于地面拖行，于口唇内侧、舌头、颊黏膜处见大小不等的溃疡面，最大处约 0.4×0.4cm，表面附有灰白色纤维膜，周边泛红。口干，心烦，纳差，便秘，寐欠宁。舌质淡红少津，苔白，舌体胖大，边有齿痕，舌下络脉瘀紫，脉弦细滑，右脉明显。末次月经 7 月 5 日。妇科检查：右侧大阴唇局部及外侧组织深大溃疡 1 处，面积约 4.0×2.5cm，最深处约 1.5cm，表面黄脓苔渗液，周边红肿。因患者自述阴道无异常感觉，加之阴部疼痛难忍，故此次未行内诊检查。

西医诊断：白塞综合征。

中医诊断：狐惑病。

辨证：湿浊夹毒化热，气阴两虚。

治法：益气健脾，滋阴清热，化浊解毒。

方药：生地黄15g，知母15g，山药30g，太子参20g，黄精20g，桑寄生30g，麦冬15g，女贞子15g，旱莲草20g，薏苡仁30g，苦参10g，僵蚕15g，蜈蚣3条，生甘草20g，柏子仁15g，鸡内金15g。7剂，水煎早晚分服。

同时予蛇床子汤（院内制剂）熏洗外阴，以杀虫解毒化湿。糜烂散（院内制剂）外敷于溃疡处，以收敛生肌。嘱其禁服辛辣刺激之物及大枣、桂圆等温热之品。

二诊：行走较前自如，口干减轻，大便正常，睡眠好转，疼痛减轻，查见小的口腔溃疡已愈，大的有所减轻，阴部溃疡范围缩小收敛，表面已无脓苔，见肉芽组织长出，舌脉如前。去知母，加制附子10g久煎，引火下行，进药7剂。外用药同前。

三诊：行走正常，轻微口干，大便正常，寐可，纳可，查见口腔溃疡已愈，外阴溃疡范围明显缩小，周围无红肿，局部见新组织长出，月经将至，自述以往月经量多，有血块。前方去僵蚕，改蜈蚣为2条、旱莲草30g，加炒蒲黄20g（包煎）、茜草20g。进药7剂。外用药同前。嘱经期应用内置卫生棉，保持外阴清洁干爽。

四诊：纳可，睡眠尚可，大便略稀，月经刚净，经量及血块较以往有所减少，外阴溃疡面已愈，只是表面组织凸凹不平，前方去茜草、制附子、麦冬，加僵蚕15g、丹参15g。进药14剂巩固治疗。

而后患者在压力大、劳累，自感口腔溃疡要发作的时候就来我处间断服用中药未病先防，偶尔有小的口腔溃疡，外阴溃疡未再复发。2016年1月查出意外怀孕二胎保留，整个孕期顺利，溃疡未复发。于2016年9月向我报喜其二胎顺产一男婴，母子平安。

　　按语：白塞综合征亦称眼、口、生殖器综合征。临床主要表现为反复口腔和会阴部溃疡、皮疹、下肢结节红斑、眼部症状等。西医认为本病是一种全身性免疫系统疾病，属于血管炎的一种，可侵害人体多个器官，病因尚不清楚，可能与遗传、感染、生活环境有关。中医归属于"狐惑病"范畴，首见于《金匮要略》，多为感受湿热虫毒；或湿热蕴久化热；或过食辛热肥甘；或热病之后余毒未尽，而致热毒内攻肝、胆、脾、心、肾等诸脏，循经而致口咽、眼部、前后二阴腐蚀溃疡为主证的一种疾病。

　　西医治疗本病主要是非甾体类抗炎药、免疫调节药或免疫抑制药，由于药物的副作用大及停药后易复发，多数患者不能坚持用药。辨证用中药从根本上治疗本病有很大优势，副作用小及不易复发。中医认为本病以肝为中心，病理乃湿热瘀久成"疮"。《灵枢·经脉》言肝足厥阴之脉"循股阴，入毛中，过阴器，抵小腹，上通于咽喉"，可见，足厥阴肝经与阴器的联系最为密切，其湿热浊毒循经自下而上冲，出现口腔、外阴溃疡及其他症状。

　　石师曾教导我治疗此类痰瘀浊毒互结，寻常草木难以取效，需用虫类药走窜搜剔，通络追拔，方可尽祛其邪。本病例尤以蜈蚣、僵蚕为重点。蜈蚣，辛、温，归肝经，解毒散结，消肿止痛，化瘀排脓。《医学衷中参西录》说："蜈蚣善解毒，凡疮疡诸毒皆能消之。"《玉楸药解》云："拔脓消肿。";《本草备要》云："蜈蚣入厥阴肝经，善走能散，杀虫。"现代药理研究表明蜈蚣具有杀菌作用，蜈蚣水提取液对金黄色葡萄球菌，大肠杆菌有弱的抑制作用，对各种致病性真菌则具有较强的抑菌作用。此外，蜈蚣还具有镇痛、促进免疫功能等作用。僵蚕，味辛、咸平，入肝经，化瘀通络，解毒散结，走经窜络，无处不致，善逐恶血、死血以生新。《本草经疏》中指僵蚕"能入皮肤经络，发散诸邪热气也";《得配本草》云："平相火逆结之毒痰，治风热乘肝之恶疾。"现代药理研究表明僵蚕具有抗病毒及镇痛的作用。二药合用使顽痰久瘀浊毒得除，而不伤正气，用之最宜。又本证病久兼气阴亏耗，津液不足，须兼顾益气养阴，生地黄清热凉血、养阴润燥，知母滋阴降火、生津止渴，二药合用使虚火降，口干、便秘得以治疗，现代药理研究表明地黄苷可增强体液免疫和细胞免疫功能，增强人体的免疫力。山药、太子参、黄精补气健脾；桑寄生、麦冬、女贞子、旱莲草滋阴补肾，两组药物气阴双补以固本。苦参泻火、燥湿、杀虫，薏苡仁健脾利湿、清热排脓，促进溃疡面的愈合。辅以柏子仁养心安神，润肠通便；鸡内金健脾消食，运化脾胃，以助药物吸收；生甘草解毒，调和诸药。诸药合用，故收卓效。二诊加制附子引虚火下行，"导龙入海""引火归原"。三诊经期将至，为减少月经量及血块，加入炒蒲黄、茜草以化瘀止血。故在继承《金匮》原方基础上，注重虫类药应用，化浊解毒，顾护气阴，形成了独特的治疗方法，而收卓效。

（大连市中医医院　张雪莉）

9.反流性食管炎，慢性非萎缩性胃炎案

王某，女，63岁，退休教师。

患者以反复心前区疼痛不适半年余，加重1周为主诉就诊。

近半年来无明显诱因出现心前区疼痛不适，以胸骨后疼痛为主，疼痛性质为烧灼感，每于餐后平卧或服食酸性水果后症状尤甚。曾因上述症状多次就诊，多次行心电图、动态心电图、胸片、心肌标志物、D-二聚体检查均未见发现异常，于外院诊断为：心前区疼痛待查，冠心病待除外，经口服丹参滴丸、冠心救心丸等药物后症状无改善。1周前患者自觉胸骨后疼痛较前加重，伴反酸、呃逆、腹胀，时觉胃中嘈杂，饮食及睡眠可，小便可，大便质稀不成形，2～3次/日。入院查体：心率为72次/分；血压为130/80mmHg；心肺查体未见异常，腹部平软，剑突下压痛（++），无反跳痛，余查体未见异常。舌红苔黄腻，脉弦滑。

就诊后于患者行胃镜检查，胃镜提示：反流性食管炎，慢性非萎缩性胃炎，幽门螺旋杆菌测试为阴性。

西医诊断：反流性食管炎，慢性非萎缩性胃炎。

中医诊断：胃脘痛，胃反。

辨证：湿热阻滞，胃气上逆，脾胃气虚。

治法：辛开苦降，清热燥湿，补益脾胃。

方药：清半夏9g，黄连5g，黄芩10g，竹茹15g，瓜蒌15g，党参30g，山药30g，炒白术15g，枳实10g，海螵蛸30g，吴茱萸2g，厚朴15g，鸡内金30g，生甘草6g。7剂，水煎服，每日1剂，日3次口服。嘱清淡饮食，忌辛辣酸冷。

二诊：已无胸骨后疼痛不适，反酸、呃逆、嘈杂感明显减轻，腹胀感较前略有减轻，大便成形，每日1~2次。原方加生百合15g、炒莱菔子15g，加强养胃降逆功效，再服14剂，诸症皆除。

按语：本案患者因湿热阻滞中焦，致气机不利，胃气夹胃内容物上逆，发为本病，治疗上需清热燥湿以除发病之本，调和中焦气机、制酸以减轻症状。方药以半夏泻心汤加减化裁，方中半夏、黄连、黄芩辛开苦降，既除湿泄热，也可升降脾胃之气；腑病以通为用，胃气以降为顺，本病胃气上逆致病，故用枳实、厚朴、竹茹、瓜蒌，辅以吴茱萸意取左金丸；党参、山药、炒白术、内金益气健脾，使得脾气畅达，中焦得健；海螵蛸制酸、实大便一举两得；甘草调和诸药兼清热，使湿热之邪得去，气机升降有常。

体会：本案心前区疼痛性质为烧灼感，且每于餐后平卧或酸性水果后症状尤甚，于外院诊断为心前区疼痛待查，冠心病待除外，反流性食管炎。随着近年冠心病发病率急速攀升，以心前区疼痛不适为主诉的患者很容易被误诊为冠心病，患者多自述为心口痛，从而更易误导医生的诊疗。而民间所说的心口，系指剑突下的胃脘部。心口痛多见于胃食道反流症（反流性食管炎，容易被怀疑为冠心病），其典型症状表现为胸骨后疼痛伴烧灼感（烧心），烧心是指胸骨后向颈部放射的烧灼感。反流症状多发生于饱餐后，夜间反流严重时影响患者睡眠。当然，临床还是要注意，冠心病患者确实也可以出现心口痛的表现，临床也一定不能忽略。

（大连医科大学附属第二医院　张洋、尹晓磊）

10.糜烂性胃炎案

齐本义，男，62岁。2019年3月11日初诊。

患者以胃脘部嘈杂、灼热感2周为主诉来诊。

自述进食后饱胀，口干、口苦，易饥饿，偶有两胁肋胀满不适，二便可。舌质暗红，苔薄黄腻，脉弦滑数。曾于当地医院检查胃镜：糜烂性胃炎，幽门螺旋杆菌阳性。服用西药一段时间，略有缓解，停药后又有所加重。

西医诊断：糜烂性胃炎。

中医诊断：胃脘痛，嘈杂。

辨证：肝胃郁热。

治法：疏肝泄热，和胃。

方药：柴胡6g，黄芩10g，半夏6g，瓜蒌15g，炒白芍15g，生百合20g，枳实6g，内金20g，海螵蛸15g，竹茹15g，丹参25g，蒲公英20g，川楝子6g，元胡10g。7剂。

3月18日二诊：服汤药后，嘈杂、灼热感十去七八，两胁已适，口干、口苦较前缓解，已不甚饥饿，大便稀溏，每日2～3次。舌质淡暗，苔薄腻，脉弦滑。续上方加炒白术15g，炒山药30g。7剂。

3月25日三诊：胃已适，口干、口苦偶有，大便日一行，已成形。舌质淡暗，苔薄白，脉弦滑。前方去蒲公英、元胡、川楝子，加生麦芽30g。7剂。

4月2日：病已告瘳。舌质淡，苔薄，脉弦滑。守上方7剂，嘱其调情志，节饮食，慎起居。

按语：糜烂性胃炎是以胃黏膜有不同程度的糜烂、出血为特征的病症，一般慢性浅表性、萎缩性胃炎，消化性溃疡等病程中均可出现。冲繁要道，为患最易。胃病之由，总有两途：一者饮食之不慎，二者喜怒之无常。本例病位在胃，故胃脘部嘈杂灼热；由木贼土，是以两胁肋胀满不安。况夫吐酸嘈杂为木郁之象，口干口苦为化热之征，肝胃郁热显而易见。既知郁久必化热，何疑化热必伤津？治从前后，应当细推。而舌现暗色，明是由气及血，病已久深，不可不察。

故效仿石师治疗本病本证喜用柴胡陷胸之定法，入白芍以敛肝泻肝，加百合以养阴解毒，丹参走血擅解郁，公英走气化食毒。枳实、竹茹、海螵蛸，内金为阳明对症之药，小剂金铃子散为厥阴引经之方。于是肝胃、气血、津液均有顾及，收功较捷。

所不足者，初诊后，病虽向愈，但大便转溏，应为寒凉过病所致，乃加入山药、白术以补偏救弊。回顾侍诊时，老师于脾气、胃阴均有所眷顾，自愧不懂深意、不求甚解，由此慨叹：辨证方为真功夫，真功夫着落在精微妙处；平淡才是高境界，高境界得力于胸有成竹。

（全国名老中医药专家传承工作室　薄文斌）

11.慢性尿路感染反复发作案

肖某，女，85 岁，大连金州人。2019 年 2 月 15 日初诊。

患者是我友母，既往高血压病史 40 余年。冠心病病史 15 年，期间反复 PCI 手术两次。葡萄糖调节受损病史 1 年余。反复尿痛病史 10 余年，平素尿痛发作时常常自服头孢、甲硝唑、三金片等药物改善，多次于大连三甲医院诊治均未见明显改善，观近年口服中药方均为清热利湿、行气化瘀之剂，自说初服有效，久服无效。本次因头晕反复发作、双腿肿胀、反复尿痛住院。入院检查见：头 CT 示脑白质脱髓鞘改变，脑萎缩。血常规示红细胞 3.58×10^{12}/L，血红蛋白 106g/L，红细胞压积 0.31。尿常规示尿胆原（+−），白细胞 252.0/μL，白细胞（高倍视野）45.82/μL，白细胞团 23/μL，芽殖酵母 36/μL。血糖：7.21mmol/L。肾功、下肢静脉彩超均未见异常。住院诊断为：①短暂性脑缺血发作；②脑白质脱髓鞘改变，脑萎缩；③双下肢静脉功能不良，泌尿系感染；④高血压 3 级（极高危）；⑤2 型糖尿病；⑥冠心病 PC 术后，慢性心功能不全。

临证见：尿液浑浊滴沥涩痛，小腹拘急，神疲面色萎黄，头昏乏力，动则晕甚，胸闷心慌时作，气短畏寒，口苦喜饮（怕尿痛故少饮），下肢肿胀，按之凹陷不起，腰痛活动加重，四肢不温，纳少寐差，大便秘结。舌质暗苔薄白无津有裂纹，脉沉涩无力，双尺脉按之近无。

西医诊断：慢性尿路感染久治不愈。

中医诊断：劳淋，虚劳。

辨证：脾肾虚衰，胆火内炽，瘀血阻络，湿浊留恋。

治法：温阳益气，和解利胆，活血通络，清化湿浊。

方药：盐杜仲15g，熟地黄15g，柴胡6g，白芍15g，牛膝15g，党参15g，山药30g，生白术30g，黄精15g，丹参15g，泽泻15g，桃仁6g，蜈蚣1条，藿香3g，栀子10g，炙鸡内金20g，夜交藤30g，炙甘草15g，茯苓15g。10剂，每日1剂，水煎温服。

二诊：2月23日。头晕明显改善，体力渐复可步行，尿痛明显减轻，双腿略肿，大便调。舌暗苔白有裂纹，脉沉数无力。因患者出院，效不更方，原方10剂带出院继服，嘱多饮水。

三诊：3月7日。诸症基本消失，无尿痛。复查尿常规示正常（门诊）。

按语：尿路感染又称泌尿系感染，是临床常见多发病，主要是由细菌进入泌尿系统导致的炎性反应，导致尿痛、排尿烧灼感和下腹疼痛等症状的疾病，口服或静点抗生素通常能治愈。女性因特殊的生理结构，发病率高于男性，尤其老年女性体内性激素水平急剧下降，各器官免疫力低，更容易发病，又常常口服抗生素致体内菌群耐药，缠绵不愈。中医此类病名，始见于《内经》，称为"淋"，临床大多为湿热蕴结下焦，肾与膀胱气化不利。

石师治疗此类疾病久治不愈，本元大伤者，主张补气滋阴之法，尤其注重顾护脾肾，固护正气为先，最忌屡犯虚虚实实之戒，"但扶其正，听邪自去"，再查知犯何逆，灵活辅佐祛邪之品，则可效矣。

本病患淋，年已耄耋，长期误用苦寒攻伐药物和抗生素，时轻时重遇劳加重，诊断劳淋无误。头昏动甚，纳少畏寒，气大虚已显；下肢凹陷肿胀，腰痛肢冷，肾阳虚水邪不化亦知；面黄气短，当知气血亏虚；气机逆乱必见小腹拘急；口苦咽干，心下悸，尿胆原阳性，知其伏邪久藏少阳，胆火上炎，水饮蓄而不行；喜饮便结，苔薄白无津有裂纹，亦知虚热伤阴，渴欲饮水自救；舌暗脉涩，当知久病入络。

薛立斋云："虚淋者，肾虚精败也。"《冯氏锦囊》曰："若肾气不足，热入膀胱，致水道涩而不利。"予盐杜仲温阳强健腰膝，肾无实证，先天水火之脏，予熟地黄填补真阴，婴儿姹女之交。《冯氏锦囊》云："肾气虚者，脾气必弱；脾气弱者，肾气必虚。盖肾为先天祖气，脾为后天生气，而生气必宗于祖气也。"中土不枢，会火浮水沉。"大凡内伤症，下俱虚寒"中虚不能枢转，肺胃之气不降，君相之火不能下收，所以下俱虚寒。予党参、白术、山药、黄精、甘草益气补中，和济水火，升降金木。故《证治汇补》曰："淋有虚实，不可不辨。若气虚不运者，又宜补中。劳淋有脾肾困败之状，非养正不除。"

《素问》云："少阳作二气，风火郁于上，胆热，其病淋。"

予小柴胡汤调其枢机，恢复中轴升降之职，升清降浊。心下悸、小便不利，知三焦决渎失常，水饮蓄而不行，"病痰饮者，当以温药和之"，故去黄芩加淡渗之茯苓；渴，亦知津气受伤，去辛燥之半夏，入白芍于土中泄木，柔肝和脾而止腹痛；栀子"利五淋，通小便"，利湿泻迂曲之火除烦；鸡内金益五脏、补虚损，运化脾胃，行散药力；柴胡、牛膝、丹参、桃仁为血府之意，兼引热下行，再调畅气机升降浮沉，谓气活小便通，血活大便行，有形之邪从二便去。更有蜈蚣祛邪毒而效著，黄精补气阴而固本，藿香芳香而化湿浊；现代药理三味中药可抗严重的菌群失调和继发的霉菌感染。泽泻渗湿行水，泄热坚阴，"仲景地黄丸，用茯苓、泽泻者，乃取其泄膀胱之邪气"；夜交藤滋阴养血安神，火归于水而成既济之象，改善其焦虑寐差。诸药相合，直中肯綮，故能覆杯而愈。

（金州区中医医院　王达）

12. 脑梗死后遗症之双下肢痿软无力案

陶桂芝，女，64 岁。2019 年 6 月 20 日初诊。

双下肢痿软无力 1 个月。

患者 1 个月前突发语言表达障碍及左侧肢体活动不灵，于开发区盛京医院急诊确诊为"脑梗死"，并收入院治疗。出院后，辅以功能恢复训练，语言表达与肢体运动基本恢复正常，但遗留双下肢无力，偶尔进食水时咳呛，烘热、汗出，烦躁，腰酸，大便干燥，夜尿频（每晚 4 ～ 6 次）。舌质淡红，苔少，脉弦细而数。

西医诊断：脑梗死后遗症。

中医诊断：中风，痿病。

辨证：肝肾不足，精血耗伤，筋络不荣。

治疗：补肝滋肾，益精养血，滋荣筋络，通络息风。

方药：熟地黄 30g，山萸肉 15g，肉苁蓉 6g，炙首乌 20g，女贞子 15g，旱莲草 20g，牛膝 20g，五味子 6g，菖蒲 6g，丹参 20g，地龙 6g，僵蚕 6g，石斛 20g，茯神 15g，天冬 15g。7 剂。

6 月 27 日：双下肢无力较前有所改观，夜尿每晚 2 ～ 3 次，汗略少，偶有头晕，大便干。舌质淡苔薄，脉弦细数。续前方加钩藤 15g，火麻仁 15g。7 剂。

7月4日：双下肢较前轻松有力，夜尿每晚 1 ～ 2 次，汗略少，烘热减轻，大便先硬后溏，偶有头晕。续上方去火麻仁，加生白术 30g。7 剂。

7月11日：诸症缓解，双下肢已觉有力，二便可。舌质淡苔薄，脉弦细。守方 7 剂。嘱其常服左归丸，以兹善后。

按语：本例中风后遗症患者以双下肢痿软无力为主要临床表现，中医根据症状命名，定为"痿病"。腰酸、烘热汗出、二便异常，肝肾精血亏乏显然；络热则痿，知其在络而不在经；体内阳气变动之内风为类中而非真中。导师石志超教授于本类疾病喜用河间地黄饮子法，因此本处亦取法石师，而于补肝滋肾，益精养血之余，参以滋荣筋络，通络息风之法，暗合叶天士"养肝之血以息风，滋肾之液以祛热"之宗旨。方中熟地黄、苁蓉、山茱萸、首乌、二至滋养肝肾之精血，丹参、地龙、僵蚕以通络，石斛、天冬以滋阴清热，茯神去痰结以安神，牛膝以降，五味子以收，钩藤以凉肝坚阴使滋肾无有偏党。石师常言"大便头硬后溏，必是脾虚"，故于三诊中加入生白术，虽此一味，但治法已由肝肾而涉及中焦，别开生面。盖本病虽定为痿躄，但治疗不离内中，虽河间主于火，东垣主于气，丹溪主于湿，临证还需灵活。

（全国名老中医药专家传承工作室　薄文斌）

13. 儿童抽动症案

姜某，男，8 岁。2019 年 6 月 2 日初诊。

反复发作面部抽动半年。

近半年每于学习紧张时发作面部肌肉抽动，曾于儿童医院诊断为"儿童抽动症"，经朋友介绍求中医治疗，症见：烦躁易怒，下眼睑泛青，频繁挤眉弄眼，嘴角时有抽动，头发杂有白发，饮食可，有口气，手足心热，夜眠可，易有梦话，大便略干 2 日一便，小便正常。舌质淡尖红，苔薄白，脉弦细。

西医诊断：儿童抽动症。

辨证：心肝火旺、脾胃积热。

治法：清心平肝、健脾清热、滋水涵木。

处方：柴胡 3g，香附 6g，郁金 6g，合欢皮 10g，连翘 10g，黄芩 10g，黄柏 6g，黄连 3g，佩兰 6g，百合 15g，生地黄 15g，炒白术 10g，生龙骨 15g，生麦芽 10g，炒鸡内金 10g，生甘草 6g。7 剂，水煎，早晚分服。

6 月 9 日二诊：抽动减轻，夜眠可未说梦话，烦躁感减轻，惧其药味苦去黄柏加丹皮 6g、山茱萸 5g。进药 7 剂。

6 月 16 日三诊：未发抽动，急躁感减轻，自述因学习压力大时有一过性生气不久即好，饮食可，口气消失，大便略干。

舌淡红，脉细，前方改百合 20g。7 剂。

7 月 10 日随访未发抽动，情绪稳定。

按语：儿童抽动症是以反复出现的、不自主的、一个或多部位肌肉抽动或不自主的发声抽动为特征的慢性疾病，多在精神紧张时加重。病因复杂，与先天禀赋、饮食所伤、感受外邪、情志失调，甚至学习紧张、劳累、久看电视及电脑游戏都可能诱发。《素问》云"风胜则动""诸风掉眩，皆属于肝"。本病病位在肝，而与心、脾、肾关系密切。名医万全有"五脏之中肝有余，脾常不足肾常虚""心常有余而肺常不足""小儿脾常不足，尤不可不调理也"之论，甚为中肯。石师治疗小儿病，多从脾胃入手，重调和五脏，平衡阴阳，用药以轻灵见长。患儿平素护养失当，脾胃失健，土虚木乘，而致肝疏泄太过，故以白术健脾以平肝。小儿患病易从热化，脾不运化则食积化热，热扰心肝，故以连翘、内金消积热。教育失当、心理失和、情志失调，心肝火旺，引发抽动，以黄连清心胃伏火，黄芩清肝火，黄柏清肾火，以柴胡、香附解郁疏肝，郁金解郁兼能清心，生麦芽健脾胃兼疏肝一药两用。龙骨、合欢皮安神定志。用百合清心安神、利大便，兼补中益气。《日华子本草》云："安心，定胆，益志，养五脏。"《本草述》云："百合之功，在益气而兼之利气，在养正而更能去邪。"《景岳全书》云"盖小儿之真阴未足，柔不济刚，故肝邪易动。"故以生地黄、山茱萸滋水涵木、补养肝肾，生地黄又清热凉血，养阴生津，治阴伤便秘。《别录》载生地黄"利大小便，去胃中宿食，补五脏，内伤不足，通血脉，益气力，利耳目"。《医学衷中参西录》载："山茱萸，大能收敛元气……收敛之中兼具条畅之性，通利九窍治肝虚内风萌动。"诸药合用，健脾抑肝、清心泻肝、补肾敛肝，五脏调和，则抽动停止。

（大连市中心医院　张奎军）

14. 精囊炎案

秦某，男，43岁，放射科医生。2018年2月14日初诊。

房事时精液带血2周。

近两周连续3次房事排精时带血，排尿时有小血块随尿液排出，查肾、膀胱、前列腺、精囊超声未见异常，经泌尿外科诊为"精囊炎"，介绍来中医科就诊。现症见：情绪不佳，食欲不振，形体略瘦，小腹凉微胀，略有腰酸，房事时间偏短，晨勃不显，大便稀溏，小便频次正常，舌质淡红，脉弦细。

西医诊断：精囊炎。

中医诊断：血精。

辨证：肝失疏泄、瘀血阻络。

治法：通精行滞、化瘀止血。

方药：柴胡6g，牛膝15g，水蛭2g，蒲黄10g，茜草15g，桃仁10g，炒白芍15g，旱莲草20g，仙鹤草30g，白术15g，淫羊藿6g，川断20g，薏苡仁30g，炮姜6g，黄芩10g，甘草8g。7剂，水煎，早晚分服。

2月23日二诊：服药期间，未有房事，2次排尿时见微小血块，晨勃较前明显，仍觉食欲不振，大便较前略好。前方加炒麦芽15g，砂仁2g。续服9剂。

3月14日随访，两次房事，第一次精液见少量酱红色血丝，第二次精液未见血迹。又两月及半年后随访血精未发，房事勃起及时间较前有所改善。

按语：血精为房事时精液中夹有血液，或鲜红、或暗红不等，其量或多或少，每见有排精不畅，腰骶阴部酸胀疼痛，排尿、排精涩痛等症状。西医多对应为精囊炎，常用抗生素及止血药等治疗而效果不显，故本例同事患病排除他病即转介绍中医治疗。石师善治血精，认为血精有肾气虚失于封藏者；有肾阴不足相火灼扰精室者；亦常有湿热内蕴、败精瘀血，邪扰精室，伤及血络者。故临床治疗，必当分清标本虚实，而不可单纯拘泥温肾养阴等法，方不失辨证论治之要旨。吾随师跟诊时尤常见青壮年之血精，多以湿热瘀血论治，用通精化瘀止血治法，而临床疗效卓著。如《先醒斋医学广笔记》所论"宜行血不宜止血"，不可一见出血即止血。故而本例肝失条达，败精瘀血阻络，血溢精窍，瘀血不去则血不循常道而外溢，唯祛除瘀血为第一要务，故逍遥散疏肝解郁，畅达肝脉，以桃仁、水蛭破血通经，祛瘀通精道。《神农本草经》记载水蛭"主逐恶血，瘀血……破血逐瘀"。《医学衷中参西录》论道"水蛭破瘀血不伤新血……于气分丝毫无损，而瘀血消于无形"，故不必担心水蛭加重出血。用蒲黄、茜草化瘀止血；仙鹤草又称脱力草，止血而兼能补虚；用牛膝引药下行而兼补肾，瘀血去则血归经脉而不外溢，精道通则勃起恢复而房事亦好转。因患者体瘦、食欲不振，为旧有脾肾不足之证，不可一味攻伐，故辅以白术、炮姜、麦芽、砂仁、川断、旱莲草、淫羊藿等健脾、散寒、补肾，随证进退，以顾护正气。本例出血用活血化瘀药，通因通用为中医治则中之"反治"，治病求本的生动体现，疗效显著。

（大连市中心医院　张奎军）

15. 顽固性身冷不愈病案

赵某，女，77 岁。

周身严重怕冷、乏力 1 个月。

发作性脚麻，先从脚掌开始麻木，逐渐发展到整个下肢，然后出现胸闷、气短、乏力。自觉胸中异常憋闷，直到憋闷得全身出汗，然后才能逐渐缓解，每天反复发作数次。怕冷、乏力逐渐加重，三伏天了还要穿着厚衬裤，因为乏力，行动困难，出门需要坐轮椅。就诊于大连医科大学附属医院心血管科、神经内科、骨科等科室，经系统检查，没有发现阳性结果，于是求诊于中医。

一诊：扶入诊室，精神不振，三伏天还穿长衣裤和衬衣衬裤。舌质暗红，苔白腻，有细裂纹，舌边尖红，边缘肿大。脉弦滑有力。

西医诊断：顽重身冷待查。

辨证：少阳郁滞，阴阳不交。

治法：疏达少阳，和阳布气。

方药：柴胡 15g，黄芩 6g，木香 6g，桂枝 15g，白芍 15g，浮小麦 30g，大枣 10g，茯苓 15g，龙骨 15g，牡蛎 30g，百合 15g，生地黄 15g，党参 15g，葛根 30g，麦芽 30g，甘草 6g。

二诊：用药 1 周，症状明显缓解，只是前一两天病情发作了几次，后来一直很好，身冷减轻，体力也逐渐恢复。效不更方，继续治疗 1 周。

三诊：患者非常高兴，一切恢复正常，也不怕冷了，心也不慌了，体力也好了，以前根本就不能下楼，在家里行动都需要人照顾。这次很高兴，由儿子领着自己从家走到医院来了。

患者不愿继续服用汤剂，嘱以血府逐瘀丸善后。

按语：老师石志超教授曾反复教导我们，临床遇到怕冷乏力的情况，不能只知道肾阳虚，还要想到少阳阳气郁闭也可以出现四肢厥冷。患者怕冷、乏力、心悸，很容易想到的就是肾阳虚证。但她两手的脉都是弦滑有力的，说明是少阳的问题。舌边尖红，舌边肿胀，也说明是个少阳的问题。我们讲水生木，木生火。水是指肾精化气，肾精经过气化，产生了阳气。通过肝木的疏达，上输于心。心火出于瞳孔，周行全身而形成我们的卫气。因此，阳气的输布和心火、肝火和肾火都密切相关，就是水生木，木生火。我们讲的君火、相火、命火这三者出问题，都可以引起卫气的不足而出现全身的怕冷。所以这是一个肝气郁闭，少阳不能疏达，少阳不能布气，引起的一系列的症状。绝不能当作少阴虚寒来论治。

少阳阳气郁闭首先选方就是四逆散。我用木香替换了枳实，因为木香舒达阳气的力量更强一些。因为患者时有憋闷，有明显的心慌、气短，有阵发性出汗，手心也潮，所以又加了桂、苓、龙、牡。舌两边红，大小鱼际红，少阳有热，所以加黄芩。

四逆散加黄芩、桂、苓、龙、牡，那就是我们治疗少阳神志病代表方柴龙牡汤的思路。因为患者脚掌麻木之后出现胸闷，有这种气上冲胸少阳奔豚的意思，所以又加上一味葛根，黄芩、芍药加葛根，这就是奔豚汤的思路。因为患者发作的时候有烦闷欲死的表现，所以加浮小麦、大枣，以养心、敛汗，取甘麦大枣汤之意。患者的舌上全是细小裂纹，裂纹里面很干燥，没有津液。有阴伤的迹象，肝体阴而用阳，又加百合和地黄来填精，取百合地黄汤之意。所以这个方子，首先是从木来立论、来治疗的，以木生火，此少阳布气，用四逆散、柴龙牡汤，甘麦大枣汤、小柴胡汤的思路通过少阳以布气。因为水生木又加了百合、地黄，来补水，填精，因为患者年龄比较大，肾精暗亏，而且舌上有很多细小的裂纹，明显的水不足，所以用百合地黄来补水。木旺生火，用桂枝来振奋心阳，使阳气能够出表，周行全身。所以这是少阳不能布气而导致全身阳气不得出表，引起的全身怕冷，心慌，胸闷，烦躁，乏力等一系列的表现。

（瓦房店市中心医院　李享辉）

16. 风湿性关节炎案

张淑花，女，82 岁。2019 年 2 月 11 日初诊。

双膝关节疼痛 2 个月。

双膝关节酸胀疼痛，屈伸不利，伴见腰酸，烘热，双下肢无力且略有畏寒，小腿抽筋偶有，大便干结，小便频。舌质淡暗，苔薄少略干，脉弦细。

西医诊断：风湿性关节炎。

中医诊断：痹病。

辨证：肝肾不足，经络痹阻。

治法：补益肝肾，荣通经络。

方药：桑寄生 30g，牛膝 20g，当归 15g，炒白芍 30g，熟地黄 15g，炒杜仲 6g，盐黄柏 15g，知母 15g，生白术 30g，木瓜 20g，鸡血藤 20g，夜交藤 30g，丹参 20g。7 剂。

2 月 18 日二诊：老人就诊时已喜笑颜开，膝关节痛势已衰大半，且双下肢较前有力，步履轻快，烘热略好，大便不干，偶有抽筋，但较前次发作频率已明显减低，现偶有腰酸、尿频。舌质淡暗，苔薄，脉弦细。续上方加菟丝子 6g。7 剂。

2 月 25 日三诊：诸症已大安，双膝关节偶有不适。舌脉同前。守方 7 剂。

按语：人过四十，阴气自半，而况八旬老者？无怪乎张景岳氏早早提出"中年修复，再振根基"之说。老年久病，虚故可知。本例腰膝酸痛，烘热便结，畏寒脉细，为肝肾不足之症。治以补肝肾，强筋骨，止痹痛。且古医家论痿与痹往往同源而两歧，而肝肾不足恰为二者的关联处，此又为异病同治之一端。

吾师石志超教授治痹，喜用固本培元，慎用辛窜攻邪，且发明独活寄生汤亦独具慧眼，直言方中之法原有两种：一者以寄生带出一组补益，一者以独活引出一队攻逐，王霸之用，存乎一心。故本案因其虚而用补：当归、白芍、木瓜、牛膝、杜仲以养肝；熟地黄、寄生、黄柏、知母以补肾。《金鉴》有言："五痿皆由肺热生，阳明无病不能成。"故用生白术运中焦、滑大肠、利腰脐，一举三得。借老师常用之鸡血藤、夜交藤以养血荣通，又虑诸补而不灵，故选丹参以制其静，尚恐诸寒而不行，因增杜仲辛润温通。

（石志超全国名老中医药专家传承工作室　薄文斌）

17.类风湿关节炎案

李某，女，57岁，2016年7月23日初诊。

患者因四肢关节间断性肿胀疼痛十余年而来诊，曾经多家医院诊为"类风湿关节炎"，初时发作时红肿热痛，近来发病时多见关节漫肿，长期服用"芬必得、双氯灭痛"等药物，身体日见虚弱，症见：四肢肘、膝、腕、踝关节肿痛，皮色萎黄，身体消瘦，食少，便溏，夜寐欠佳。舌淡有齿痕、瘀斑，苔白腻，脉沉细无力。

西医诊断：类风湿关节炎。

中医诊断：痹证。

辨证：外邪久厉，气血不畅，痰浊瘀血阻痹经络，气血亏虚。

治法：补养气血、祛痰化瘀。

方药：乌蛇10g（炙黄研末服），桑寄生30g，鸡血藤30g，夜交藤30g，红花10g，牛膝15g，秦艽10g，当归15g，赤芍10g，熟地黄20g，党参30g，苍术10g，薏苡仁20g，炙甘草15g。14剂，水煎服。

二诊：疼痛略减、稍有肿胀，略觉纳呆腻膈，前方加鸡内金20g、茯苓15g。20剂继续调理治疗。

三诊：肿消痛减，纳食渐旺，夜寐转佳，去薏苡仁、茯苓之淡渗利湿，以护津血。14剂善后。

按语：痹证初发多因感受风、寒、湿之气，痹阻经络、气血运行不畅，病久必兼正气亏损，本虚标实，老师石志超教授临证经验，论治之时须刻刻以补养固护正气为念，祛邪而不伤正，常用之祛风湿之药多为辛燥之剂，久用必伤气血阴液。吾治本病即取功擅祛风除湿，通络透骨之乌蛇，主治风湿顽痹，肌肤不仁；《开宝本草》言乌蛇"主皮肤不仁，顽痹诸风"。张璐《本经逢原》云："蛇，治诸风顽痹，皮肤不仁。"为治疗风湿骨痹的主药。辅佐以养血通络，活血止痛之桑寄生、鸡血藤、夜交藤、红花、赤芍、牛膝；散风祛湿、通络止痛之秦艽、苍术、薏苡仁；养血补气、扶正固本的当归、熟地黄、党参、炙甘草等药，使邪去而不伤正，陈年痼疾，终获良效。

（石志超全国名老中医药专家传承工作室　石鉴泉）

18.慢性气管炎伴遗尿案

刘玉梅，女，62岁。2018年3月18日初诊。

咳嗽伴遗尿3月余。

患者为吾姑邻居，年后吾姑身体不适，前去探望，吾姑跟我谈到此病患，久病似有难言之隐，常闻吾姑谈及侄子随石师志超院长学医4年有余，闻师门显达，常有求治之心愿，吾遂赴邻居家中诊治，病患为一老妪，年虽不大，却老态尽显，头发业已全部花白，面色苍白，动则咳嗽、气短，自汗出，问及病史即而言语吞吐，似有难言之隐，言语开导后详细问诊，既往有腰椎间盘突出症病史10年，慢性支气管炎病史近3年（近年来常反复"急性发作"）。于3个半月前受凉出现咳嗽、咳黄白色痰，质稀，喘息气短伴留清涕，于大连市第三人民医院呼吸科予氧氟沙星、头孢菌素抗感染近半月，咳痰，流清涕稍减，唯咳嗽伴遗尿，更增乏力消瘦，虚象显著。行胸片示：肺纹理增强，并无肺炎征象。查血细胞分析：未见明显异常。西医束手，便于多处中医治疗，遍服中药止嗽散、养阴清肺汤、补肾壮腰丸之类，皆似效非效。因腰痹日久，行动不便，苦不堪言。患者自述此次发病时令又在冬天寒冷之际，故咳嗽频繁发作，一咳嗽就要小便，稍不及时则会失禁。今咳嗽每伴遗尿已3月余，且日益加重，每咳必尿，甚则湿透衣裤，尴尬万状。现症见：精神委顿，体倦乏力，语音低微，咳嗽频作，伴汗出，咳痰量少，咳甚则伴有遗尿，腰膝酸软。舌红少苔，脉虚。

西医诊断：慢性支气管炎伴遗尿。

中医诊断：膀胱咳。

辨证：气阴两虚，风邪阻络。

治法：养阴益气，疏风止咳。

方药：炒杜仲15g，桑寄生30g，党参15g，炙甘草10g，白芍30g，麦冬30g，白僵蚕10g，蝉蜕6g，生地黄30g，茯苓30g，五味子10g，鸡内金30g，山药50g，玉竹30g，牛蒡子10g，怀牛膝30g。7剂。

3月26日二诊：服汤药后，咳嗽已愈大半，劳作后仍觉乏力，腰困，小便频数，夜尿2～3次，排尿感无力，已无遗尿，余证皆大减。舌苔淡红少苔，脉弱无力，外症渐去。减僵蚕、蝉蜕、牛蒡子，加肉桂3g、制附子6g、炮姜6g。7剂，温补肾阳，化气通阳，调整阴阳。

4月2日三诊：精神、气力均增加，面色红润，口略干，无喘息、咳嗽及遗尿，排尿有力，无尿频，予七味都气丸善后，嘱重食补，勿忘劳作，慎避风寒。随访至今，"慢性支气管炎"再未发作。

按语：侍诊之余，常闻石师言及"五脏六腑皆令人咳，非独肺也"，咳虽为肺病，但五脏六腑皆能致咳，又分外感（新感）和内伤（久病）两端。外感先病肺，以肺为主；内伤则先病他脏而后传肺，故肺为标。故咳不离乎肺，然不止于肺。此患者久病肾虚，平素腰困酸乏，外感后又现咳而遗溺之象，非肾中阴阳虚惫、气阴不固，何至于此，然按图索骥，《内经》虽云症状如何，似无有现成之方药可用，遂取法于石师以肺肾两虚，气阴不固法立论，补肾摄纳，益气养阴顾其本；疏风散邪，宣达肺络治其标，仿师意自拟方药治之，竟于覆掌间获痊愈。

究其成功原因，有三层含义：一者，咳不离乎肺，肺位居上焦，为五脏之华盖。外合皮毛，开窍于鼻，主气司呼吸，主宣发肃降。肺为娇脏，不耐寒热。外邪侵犯人体，从口鼻、皮毛而入，影响肺主气、司呼吸之功能，肺气不畅，呼吸不利，发为咳嗽。正如张景岳云："咳嗽虽多，无非肺病。"亦不止于肺，"五脏六腑皆令人咳"，不能简单理解为除肺咳外，若其他脏腑功能失调，影响到肺气的宣降都有可能发生咳嗽。《内经》谓肾脉"从肾上贯肝膈，入肺中，循喉咙"，所以肺金之虚，多由肾水之涸，而肾与肺又属子母之脏，呼吸相应，金水相生，苟阴损于下，阳孤于上，肺苦于燥，不咳不已，是咳虽在肺，而根实在肾。从疾病传变角度来讲，人是一个有机的整体，五脏六腑之间是相互关联，互相影响的。故张志聪注云："肺主气而位居尊高，受百脉之朝会，是咳虽肺证，而五脏六腑之邪皆能上归于肺而为咳。"此病例为吾师石志超教授长于应用整体思维诊治疾病，治病必求其根本之道在余独立临症之中的具体应用，此一也。

二者，"膀胱咳"之名首见于《素问·咳论》，篇中指出："五脏六腑皆令人咳，非独肺也。"又曰，"肾咳不已，则膀胱受之；膀胱咳状，咳而遗尿。"本案患者遇寒发病，咳而遗尿，正与前论相合，参以脉症，诊为"膀胱咳"。患者此前屡服中、西药治疗，疗效欠佳，治病不求其本之故。《难经》言："呼出心与肺，吸入肝与肾。"均说明咳嗽不独在肺，且与肝、脾、肾等诸脏关系密切。肾为封藏之本，肺司制节之令，二脏虚损，封藏无力，制节不行，故随咳而溲。古有治淋之法，取上窍通，下窍泄之理，石师则以闭下窍，宣上窍，咳溺俱愈，理同而法异耳。此病例亦为石师善于以法立方，活法圆机，师古不泥古，正所谓"古方今病，不相能也"，在余临症中的学术思维体现，按图索骥，刻舟求剑，焉能治愈顽疾，此二也。再，《素问》早已提出咳嗽的证治当从"五脏六腑"的角度考虑，不能仅仅见肺治肺。《内经》中"五脏六腑皆令人咳，非独肺也"的理论是中医整体观念的典型体现，是一个指导我们进行肺系疾病诊疗的非常科学的理论。同时提示我们详细问诊也很重要。

三者，一般中老年女性，长期咳嗽且伴见遗尿者，多从益气养阴，补益肺肾入手，常获全功。总结石师经验，全在治病求本，而不是盲目的见肺治肺，见咳治咳。久病正亏或年老体虚，肾之气阴不足，难以纳气归根，不止久咳不愈；肾虚不能约束膀胱，故小便频数，咳而遗尿。

详析病情，中医诊断为"膀胱咳"，辨证属肺肾阴阳俱损，元气衰败，膀胱气化不利，失于温煦固摄。余仿师意，治以双补肺肾，温阳益气固摄之法。服药后一剂即知，周余大效，稍事加减，半月余顽疾痊愈，效如桴鼓。

（金州区中医医院　刘涌涛）

19.膝关节骨性关节炎案

朱某，女，75 岁。2018 年 7 月 8 日初诊。

双膝关节痛两年，加重 1 个月。

患者近两年双膝关节痛，长时间走路或上下楼梯加重，近一月走路 300 米即疼痛难忍，于大连医科大学附属第一医院膝关节核磁检查确诊为"骨性关节炎，关节软骨部分缺失"，建议行人工关节置换术，因天气较热等秋季气温转凉再行手术，因患者丈夫为吾岳父朋友，故转求我处门诊寻求中医治疗，症见：双膝关节肿胀及小腿痛，身体怕冷，饮食正常，夜眠可，二便正常。舌质暗紫，苔薄，右脉沉细，左脉细。

西医诊断：膝关节骨性关节炎。

中医诊断：骨痹。

辨证：肝肾不足，寒湿痰瘀阻络。

治法：补益肝肾，祛瘀化痰，祛风散寒。

方药：川断 30g，制附子 10g，杜仲 10g，桑寄生 30g，熟地黄 15g，独活 10g，川芎 6g，威灵仙 10g，牛膝 15g，五灵脂 10g，炒蒲黄 10g，炒白芍 15g，地龙 15g，炙麻黄 5g，木瓜 15g，白芥子 5g，肉桂 2g。7 剂，水煎，早晚分服。

7 月 15 日二诊：腿痛减轻，加用龟甲 10g。续服 14 剂。

　　7月26日随访，症状明显减轻，膝关节肿胀减轻。7月30日随访，疼痛消失，可步行30分钟亦不甚疼痛，肿胀消失。2019年5月随访亦病情稳定，未行手术。

　　按语：膝关节骨性关节炎为老年常见疾病，难以治愈，严重影响老年生活质量，甚至要行膝关节置换手术。该患因天热等待手术中使用中药治疗，症状明显改善未行手术治疗。中医认为本病多为年老肝肾亏虚，筋骨失养，寒湿痰瘀阻络所致，吾用独活寄生汤、阳和汤、失笑散合方获效。导师石志超教授认为此类疾病虽有关节怕冷肿痛，不可过用祛风除湿、通经活络等辛燥攻散之品，而重在补肝肾养精血。故论治本案以独活寄生汤为基础，川断、桑寄生、杜仲、熟地黄、白芍补肝肾强筋骨养气血，扶正固本为主。辅以独活、附子散寒除湿止痛，威灵仙祛风湿、通络消骨；膝关节肿痛又如鹤膝风之状，以阳和汤温阳散寒化痰散结，白芥子化痰泄浊，助关节积液吸收，麻黄发表散邪，既能透出皮肤毛孔之外，又能深入凝痰积血之中，与活血药同用助其行血活络，消肿散瘀。蒲黄、五灵脂祛瘀止痛；地龙通络除痹，通而不燥；木瓜除湿止痉。本例属本虚标实之证，瘀邪渐去，再加龟甲补益肝肾，强筋健骨。遣方用药不可偏执一端，以石师所倡导之和法，中正和缓，标本兼顾。临床疗效卓著。

（大连市中心医院　张奎军）

20.功能性子宫出血案

郝某，女，42 岁。2016 年 11 月 13 日初诊。

经血淋漓半年。

近半年因照顾生病父亲，劳累及惊吓，月经淋漓不断，曾于大连医科大学附属第一医院妇科就诊，查超声示内膜增厚，用止血药（具体不详）不效，转求中医诊治，临证见：经血淋漓不断，有血块，夜眠可，乏力怕冷，情绪不佳，时觉心悸，便稀，无腹痛，面色晦暗，目眶晦暗。舌淡红，脉弦细尺沉。

西医诊断：功能性子宫出血。

中医诊断：崩漏。

辨证：肝脾不调，气血两亏，瘀血阻络。

治法：疏肝理脾，益气养血，化瘀止血。

方药：柴胡 6g，香附 10g，川断 20g，黄芪 20g，熟地黄 15g，五味子 10g，当归 10g，炒白芍 15g，仙鹤草 30g，茜草 15g，炒蒲黄 6g，地榆炭 20g，炮姜 6g，生龙骨 15g，7 剂，水煎，早晚分服。

11 月 20 日二诊：血量稍有减少，食欲好，大便正常，仍觉怕冷。前方加菟丝子 10g。进药 7 剂。

11 月 30 日三诊：自述 11 月 26 日经血再度增多，连续三天量多后量渐减，有少量血块。前方加山茱萸 6g。进药 7 剂。

12 月 9 日四诊：仍有少量流血，少量血块，伴乏力，不觉怕冷。前方改黄芪 30g、炒蒲黄 10g，去地榆炭，加益母草 15g。进药 7 剂。

12 月 16 日五诊：流血渐止。前方减蒲黄 6g、益母草 10g。进药 7 剂。

12 月 28 日六诊：自述 12 月 21 日月经再潮至 27 日渐减少，无明显血块，困倦，稍乏力，脉细缓无力。前方去益母草，加炙甘草 6g、旱莲草 20g、女贞子 15g、阿胶 5g。进药 7 剂。

2017 年 1 月 5 日七诊：月经已止 4 日，仍有困倦感，夜眠可，心悸未发，面色转红润，大便正常，舌淡红、脉细。前方去蒲黄，加白术 15g。进药 7 剂。

后患者外出探亲，两个月后联系月经恢复正常。

按语：崩漏是经血暴下不止或淋漓不尽，是月经周期、经期、经量严重紊乱之证，西医多对应功能失调性子宫出血，月经的产生是肾、天癸、冲任、胞宫相互调节，并在全身脏腑、经络、气血的协调作用下，胞宫定期藏泻的结果。多种病因导致劳伤气血，脏腑损伤，血海蓄溢失常，冲任不固，经血失约，非时而下。崩漏之治常遵循"塞流、澄源、复旧"三法，本患崩漏因其劳累及惊吓所致，肝脾不调、气血两亏，以逍遥散合四物汤疏肝理脾、益气养血，辅以蒲黄、茜草、地榆炭等化瘀止血药，因其出血多且淋漓不断，医家多以止血为第一要务，所谓塞流。然本患出血虽有所减少，仍淋漓不尽。考虑其超声

检查有子宫内膜增厚，又有情志所伤之因致肝失条达，月经有血块，面色晦暗，目眶暗黑为兼有血瘀所致，不可一味止涩，尚需澄源，瘀血阻络，至新血不得归经，随即去地榆炭加用益母草活血化瘀，经血终获停止。石师认为益母草有活血、祛瘀、调经之功，《本草纲目》云其"活血、破血、调经、解毒。治胎漏产难，胎衣不下，血晕，血风，血痛，崩中漏下"，能下胞衣，去死胎，西医即兴奋子宫促进内膜剥脱作用。《本草正》载"益母草，性滑而利，善调女人胎产诸证，故有益母之号。然不得以其益母之名，谓妇人所必用也。盖其滑利之性则可，求其补益之功则未也"甚是中肯。故使用益母草应中病即止。蒲黄、茜草化瘀止血，祛瘀生新，祛邪而不伤正，为石师治妇科瘀血痛经所常用。月经即止当以复旧为主，以顾护正气为念。妇人月经以肾为本、以肝为用，加之久病失血心脾气血两亏，调补肝肾、补益心脾应贯穿始终，故选用当归、川断、白芍、黄芪、熟地黄、五味子、菟丝子等使邪去而不伤正。待瘀血去崩漏止，更加旱莲草、女贞子、阿胶补肾养肝，炙甘草、白术，健脾养心顾护正气，谨守病机、调经固本，方可万全。

（大连市中心医院　张奎军）

21.卵巢巧克力囊肿案

关某，女，24 岁。2019 年 2 月 14 日初诊。

经行腹痛两年，确诊巧克力囊肿 2 个月。

患者近两年月经时腹痛，2 月前于大连医科大学附属第一医院及中心医院妇科查超声示左侧卵巢 5×5cm 巧克力囊肿，确诊为"卵巢巧克力囊肿"，建议行手术治疗，因惧怕手术，故转求中医治疗。症见：行经时腹痛，时值经期第二天，经血量多有块，易急躁，饮食正常，夜眠可，二便正常。舌质淡红，苔薄，右脉沉细，左脉弦细。

中医诊断：癥瘕。

辨证：痰瘀互结。

治法：祛瘀止血，化痰消癥。

方药：桂枝 6g，茯苓 30g，蒲黄 10g，泽泻 15g，炒白芍 15g，薏苡仁 30g，皂角刺 10g，黄芪 15g，仙鹤草 30g，熟地黄 15g，柴胡 10g，香附 10g，郁金 10g，生牡蛎 20g，炙甘草 10g。7 剂，水煎，早晚分服。

2 月 22 日二诊：月经已止，新感咽痛。前方去牡蛎、熟地黄、仙鹤草，加黄芩 6g、连翘 10g、山豆根 6g 以清热解毒，加水蛭 2g 以增化瘀之力。进药 7 剂。

3月1日三诊：咽痛愈遇凉微咳少痰，稍有腹胀。去连翘、山豆根、郁金、熟地黄，加三棱10g、莪术10g、荆芥8g、厚朴6g。进药7剂。

3月10日四诊：腹胀减无咳嗽，月经将至。去厚朴、水蛭、三棱、荆芥，加茜草15g、仙鹤草30g、炮姜6g、熟地黄15g。进药7剂。

3月23日五诊：去黄芩，增水蛭至3g。进药7剂。

4月5日六诊：4月4日复查超声未见囊肿，自述水蛭味难下咽要求去之。改水蛭2g入胶囊服。进药7剂。

6月6日随访，复查超声两次，一次未发现，一次见囊肿约2×2cm，未再治疗。

按语：卵巢巧克力囊肿为青年女性常见疾病多伴有痛经，西医多手术治疗，本例病患因不愿手术改求中医治疗，服药2月效果显著。《内经》曰"任脉为病，男子内结七疝，女子带下瘕聚"，桂枝走任脉活血通经，《金匮要略》用桂枝茯苓丸治疗妇科癥瘕为祖方；气滞则痰凝，妇人癥瘕多肝脉疏泄不及，以柴胡、香附、郁金疏肝解郁，畅达肝脉；卵巢巧克力囊肿外表为纤维组织包裹，内里为血水，三棱、莪术破血消癥，黄芪扶正托邪，皂刺如针能透脓化痰散邪，黄芪配皂刺托毒溃脓见于《外科全生集》代刀散，软化囊肿包膜，促进囊液吸收；水蛭嗜血偏于攻散，能活血利水，《神农本草经》载"破血癥积聚，利水道"，张锡纯认为"水蛭破瘀血不伤新血，纯系水之精华生成，于气分丝毫无损，而瘀血消于无形"，石师对水蛭尤为推崇，以之治疗肾病、男女科瘀血顽疾临床疗效卓著，以之治疗巧克力囊肿，化血为水，消于无形，唯味道腥秽以胶囊服为宜，又逢经期不用，免经血过多。蒲黄、茜草化瘀止血，祛瘀生新，为治妇科瘀血痛经所常用。《素问》曰："大积大聚，其可犯也，衰其大半而止。"故不可攻伐太过，石师常教导用药重视和法，"无致邪，无失正""平其亢厉"，刻刻以顾护正气为念，肝肾位于下焦，妇人月经以肾为本、以肝为用，故以熟地黄、白芍补肾养肝顾护正气，甘草调和诸药，使邪去而不伤正气为上。

（大连市中心医院　张奎军）

22.带状疱疹案

患者，女，72岁。

因间歇性心前区疼痛3天入院。

发病前无诱因出现心前区疼痛不适，左胸部为重，起初呈间歇性发作，持续数小时不等，夜间较明显，自服洛索洛芬症状有所缓解。无心悸、胸闷、呼吸困难、咳嗽咳痰、发热及放射痛。于外院诊断为"心绞痛"，经口服硝酸异山梨酯、阿司匹林治疗后症状改善不明显。门诊心电图检查提示：电轴左偏，ST-T段改变，偶发房性早搏，不完全性右束传导阻滞。胸部X线检查未见异常。以"胸痛待查，冠心病心绞痛可能大"为诊断收入院。入院后测体温36.8℃，呼吸18次/分，血压145/95mmHg，心率82次/分。心、肺、腹查体未见异常。饮食及睡眠差，二便可。舌质暗红，苔黄腻，脉弦滑。入院查心肌标志物、电解质、血常规、血凝常规、D-二聚体等检查未见异常。次日查房仍有心前区疼痛不适，以左胸部为重，临时舌下含服硝酸甘油未见缓解。再次询问病史，诉胸痛沿肋骨呈束带样疼痛，考虑胸痛原因不除外带状疱疹，经皮肤会诊后考虑带状疱疹可能性大，予静点更昔洛韦，口服甲钴胺、维生素B_1。第三日查房，将左乳房抬起，见数个略高于皮肤的淡红色皮疹，无融合成片，无破溃，带状疱疹诊断明确。

西医诊断：带状疱疹。

中医诊断：蛇串疮，胸痹。

辨证：热毒内蕴，血瘀络滞。

治法：清热利湿，解毒化瘀。

方药：银花30g，白花蛇舌草30g，蒲公英30g，板蓝根30g，丹参20g，桃仁10g，红花10g，瓜蒌30g，薏苡仁30g，蜈蚣2条，鸡血藤10g，牛膝15g，生甘草20g。7剂，水煎服，每日1剂，分3次口服。

二诊：患者皮疹渐退，结痂，疼痛已缓解，大便偏溏，前方去桃仁。加山药30g，调护脾胃。

7剂后患者皮疹散发，疼痛不显，又7剂诸症尽消。

按语：本案是由邪毒外侵，湿热内蕴，邪毒湿热相搏，阻滞经络，壅于肌肤而发。因感受风热之邪，热毒瘀于肌腠，外而熏蒸发红斑水疱，内而阻滞脉络故见疼痛。方中以银花祛风清热，合白花蛇舌草、蒲公英、板蓝根清热解毒，鸡血藤、红花、桃仁活血通络，消肿散结止痛，牛膝通血脉，引热毒瘀血下行，瓜蒌、薏苡仁泄热除湿，蜈蚣可搜剔经络、清除余毒，生甘草益气和中。本方清利并行，诸药共奏清热利湿，祛风通络止痛之功。

体会：本案诊断为带状疱疹前诊断为胸痛待查，冠心病心绞痛可能大。患者为72岁老年女性，主诉为间歇性心前区疼痛，心电图示：ST-T段改变，医生易先入为主，考虑为冠心病，此种情况临床中屡见不鲜。典型的带状疱疹可表现为急性炎症性皮肤损害，成簇水疱疹沿体表一侧的周围神经呈带状分布，伴有明显的神经痛，最常见于沿肋间神经分布，不超过前后正中线，故一般容易诊断。本案患者发病时属不典型带状疱疹，临床表现只有神经痛而无疱疹，当神经痛反复发作时，剧烈疼痛亦导致心电图出现 ST-T 段改变，而多数临床医生对不典型带状疱疹缺乏认识，且易忽略查体，从而造成漏诊误诊而贻误治疗。

（大连医科大学附属第二医院　张洋、尹晓磊）